イラストレイテッド
歯冠修復
アドバンステクニック

―ハンズオンで学ぶ製作ステップの勘所：天然歯＆インプラント―

土屋賢司 著

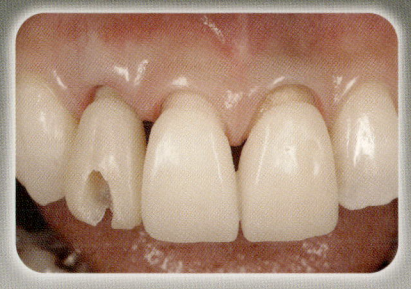
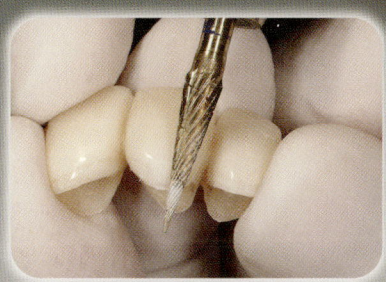
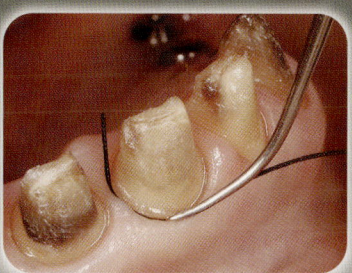

クインテッセンス出版株式会社　2011

Tokyo, Berlin, Chicago, London, Paris, Barcelona, Istanbul, Milano, São Paulo, Moscow, Prague, Warsaw, New Delhi, Beijing, and Bukarest

序　文

　私が臨床に携わり四半世紀の時を経た．その間，歯科材料および先進医療を具現化するに足る多くの機器においてもかなりの進化を遂げた．

　卒後当初の先人たちからの教えによる見様見真似の治療手技であっても，日々研鑽を積めば，それらは少しずつ進化を遂げることが可能となる．歯科治療において，患者の口腔内が現況に至った原因の究明と，それに対する診断力がまず大切であることは論を待たない．その正確な診断に基づき，個々の患者のニーズに応じた治療計画を立案し，それを実践することが重要であるが，その治療ゴールを具現化するための技術(手技)は，診断力と同等か，それ以上なければ，臨床での成功はありえないであろう．

　本書は，歯冠修復を行ううえでのスタンダードな手技の説明ではなく，私が今日までの臨床において経験してきた，陥りやすい失敗や実際の治療におけるポイントを，多くの写真と詳細なイラストを用いてまとめている．具体的には，歯冠修復において避けて通ることのできない「支台歯形成」「プロビジョナルレストレーション」「歯肉圧排・印象採得」「精密置換」の各ステップと，昨今の歯科臨床のトピックである「インプラント補綴」に焦点を当てた．

　本書が，読者諸氏の明日からの臨床の一助となれば幸いである．

2011年1月
土屋賢司

目　次

序文　**3**
イントロダクション　**8**

PART 1　支台歯形成編

支台歯形成の基本原則　**14**

臼歯部の支台歯形成のポイント　**15**

臼歯部の支台歯形成の流れ　**16**
　①頰舌側軸面の形成
　②咬合面の形成
　③隣接面の形成
　④仕上げ
　⑤フィニッシュライン

前歯部の支台歯形成のポイント　**22**

前歯部の支台歯形成の流れ　**22**
　①切端面の形成
　②唇側面・口蓋側面の形成
　③隣接面の形成
　④口蓋側第2面の形成
　⑤仕上げ
　⑥フィニッシュライン

ブリッジの支台歯形成のポイント　**29**

臼歯部ブリッジの支台歯形成の流れ　**29**

全顎的な治療も1本の支台歯形成から　**31**

COLUMN　**32**

PART 2　プロビジョナルレストレーション編

プロビジョナルレストレーションの製作法　**34**

直接法によるプロビジョナルレストレーションの製作　**35**
　既存のクラウンを使用：補綴物の状態がよい場合　**35**
　ワックスアップを利用：そのままでは直接印象してもうまく製作できない場合　**41**

間接法によるプロビジョナルレストレーションの製作　**45**
　間接法：予想支台歯形成を行い製作　**45**

リマージングのポイント　**48**
　プロビジョナルレストレーションで歯肉形態を整える　**48**

リマージングの実際　**53**
　中切歯歯頸線を考慮したステップ　**53**

エンブレジャーコントロール　**58**
　エンブレジャーコントロールのポイント　**58**

目　次

PART 3　印象採得編

歯肉圧排：シングル＆ダブルコードテクニック　62
- ダブルコードテクニック　63
- 一次圧排のポイント　64
- 二次圧排のポイント　65
- タイミングを考慮した印象が重要　66

コマ送りでみる圧排のテクニック　69
- 補綴物の除去　69
- グロスプレパレーション〜最終形成　70
- プロビジョナルレストレーションの装着　70
- 一次圧排糸挿入のポイント　71
- 二次圧排糸挿入のポイント　73
- 一次圧排糸挿入終了時　74
- 二次圧排糸挿入終了時　74

PART 4　補綴製作編

精密置換の基本ステップ　78

スキップモデル法　79
- ポーセレンラミネートベニアケースへの応用　79
- フルカバレッジケースへの応用　85

ダイレクトプレス法（パウダーフリーテクノロジー）　88
- 高度な機能性および審美性を必要とする場合　88
- 歯周治療後のイレギュラーな歯冠形態を生物学的要求に合わせて適切につくる場合　99

アナトミカル・シェイディング・コンセプト　107
- 精密置換の実際　107

PART 5　インプラント補綴編

ティッシュカルプティング　112
 周囲組織をコントロールする　112

カスタムインプレッションコーピングの製作法　116
 ティッシュカルプティングから印象採得までの実際　116
 ケニス・ハインズ・テクニック　121

インプラント補綴＆ラミネートベニア　123
 ケースプレゼンテーション　123

 索引　131
 著者おすすめ＆本書で使用したマテリアル一覧　132

イントロダクション

　最終補綴物装着時を写した1枚の写真．われわれの目に映る補綴物の色，形態はほとんど歯科技工士が行った仕事である．では，われわれ歯科医師の仕事とは何だろうか．それは歯・歯周組織と補綴物をつなぐ境界部をコントロールし，"調和"を図ることではないだろうか．

　支台歯形成，プロビジョナルレストレーション，印象採得など，チェアサイドにおける一連の作業は歯科医師であれば避けては通れない仕事である．そして，それらのテクニックの精度が治療ゴールの結果を大きく左右する．最終補綴物をイメージして，そこに至るまでのステップを1つひとつ確実にこなしていくことが求められる．

　本書ではこれら一連の流れをステップごとに解説すべく，以下のような構成をとっている．

PART 1	支台歯形成編
PART 2	プロビジョナルレストレーション編
PART 3	印象採得編
PART 4	補綴製作編
PART 5	インプラント補綴編

　次頁からイントロダクションケースとして，筆者の主張する"歯周組織と補綴物の調和"とはどういったものか提示してみたい．

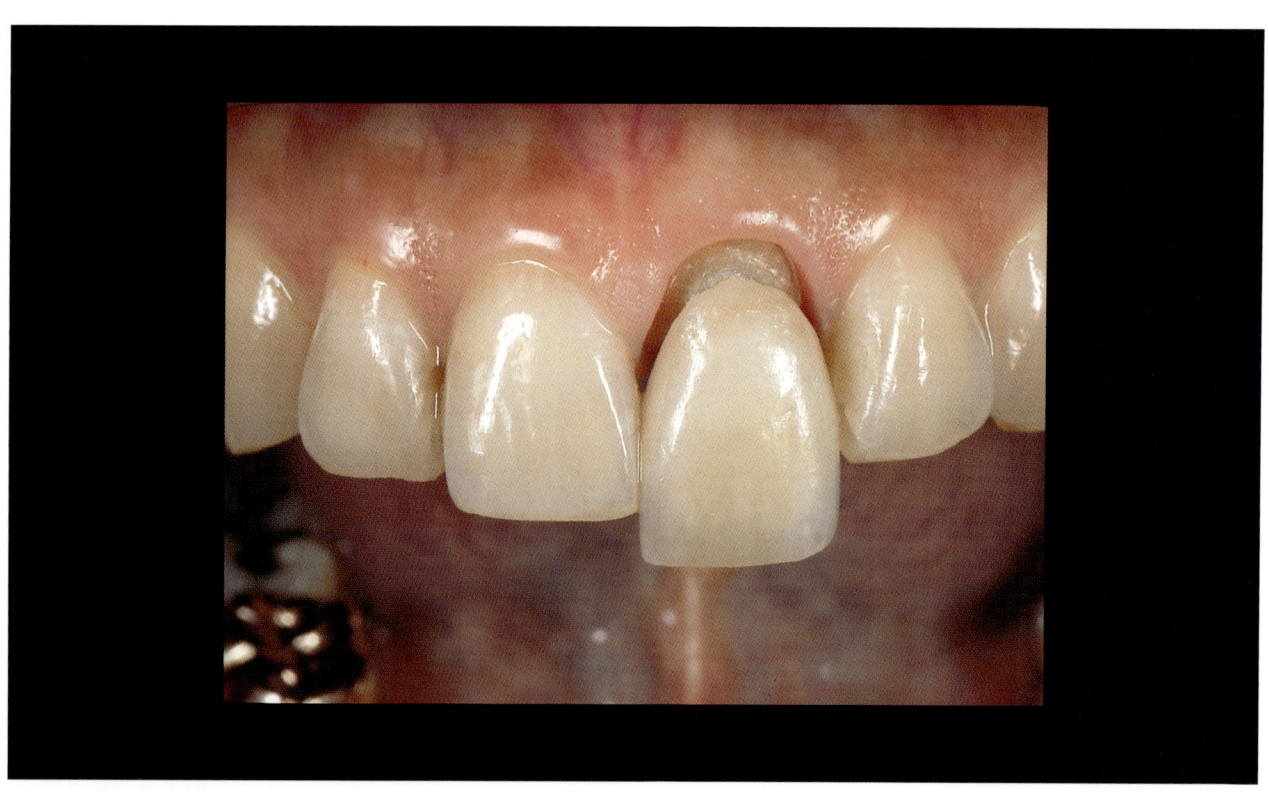

イントロダクションケース

歯周組織と補綴物の"調和"を図るのが歯科医師の仕事

まず，図 A をみていただきたい．患者は30代の女性で，前歯部からの出血を主訴に来院した．他院でも同様の主訴を伝えたが，出血の原因は不良なブラッシングであると指摘された．口腔内所見では主訴の前歯部以外は歯周組織においてとくに問題はない．では，なぜここだけが出血するのだろうか．修復物が入っている場合の炎症の原因を追究するには，Kois の分類から探ってみるのがよいだろう（表 a）．

まず炎症の原因を考える

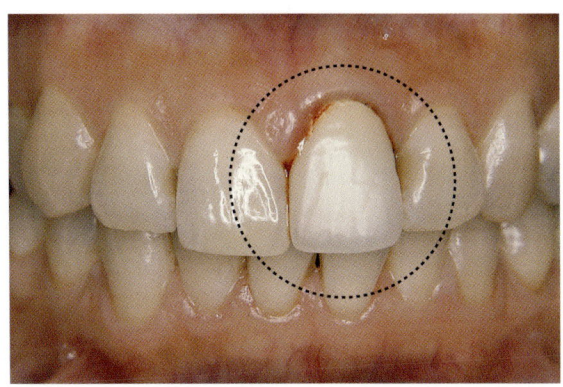

図 A　30代の女性．前歯部からの出血を主訴に来院．前歯部以外は歯周組織においてとくに問題はない．

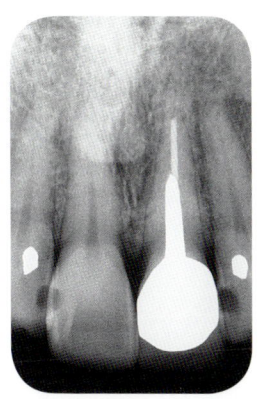

図 B　当該部のデンタルエックス線写真．

表 a　修復物が入っている場合の炎症の原因（Kois の分類を改変）．

① バクテリアの存在
② マージンの精度
③ クラウンカントゥア
④ マージンロケーション
⑤ 金属アレルギー
⑥ 咬合性外傷

↓

①〜⑥の項目のなかで炎症の原因がどれに該当するのかを突きとめ，確定診断することが必要である．

↓

本症例では，①・②・③・⑥が原因だと診断した．

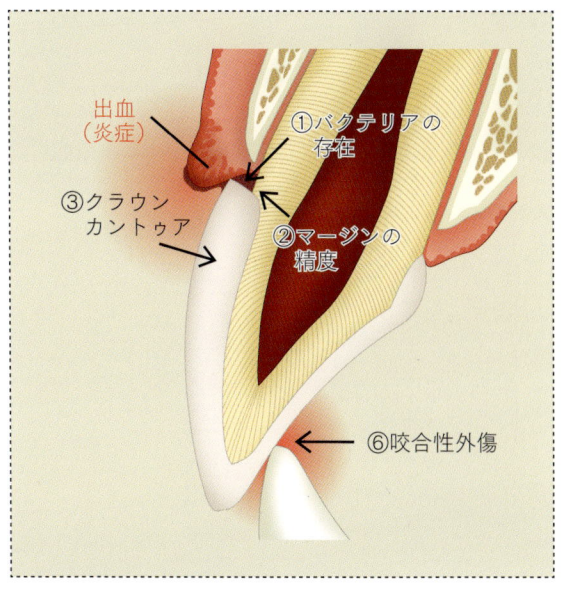

イントロダクション

原因であるオーバーハングを取り除き，クラウンカントゥアを整える

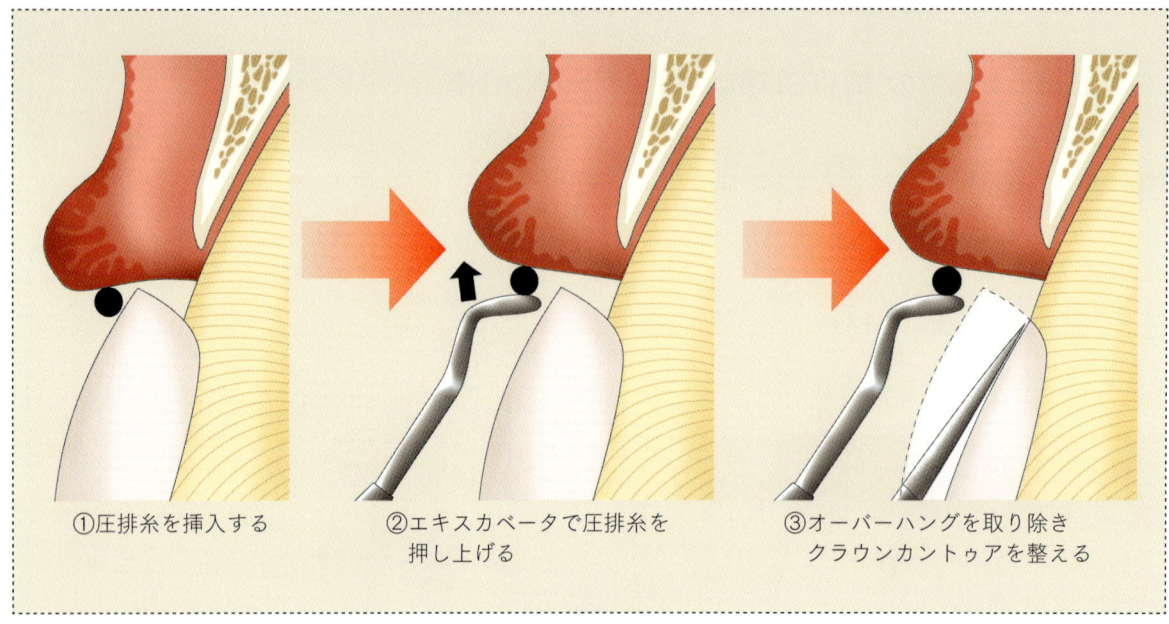

① 圧排糸を挿入する
② エキスカベータで圧排糸を押し上げる
③ オーバーハングを取り除きクラウンカントゥアを整える

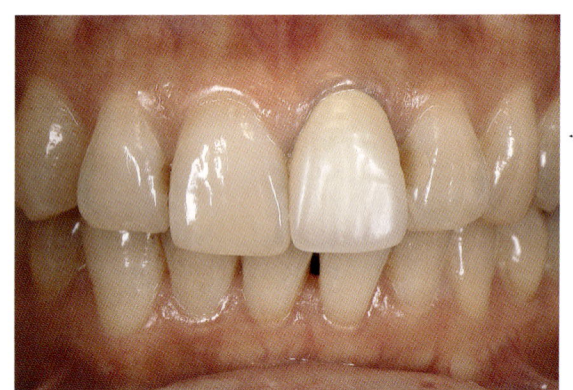

図 **C** 元のクラウンを装着したままの状態で，上記イラストのとおりに炎症の原因を取り除いた．

ここがポイント！

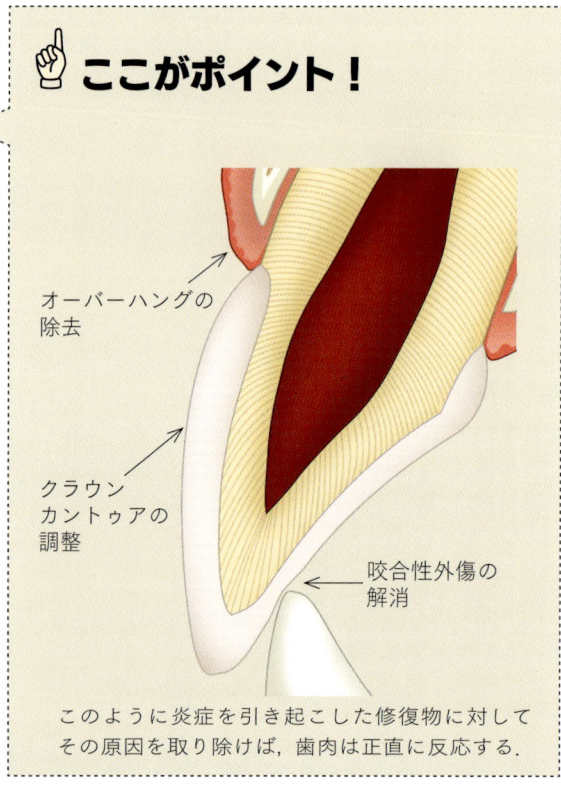

- オーバーハングの除去
- クラウンカントゥアの調整
- 咬合性外傷の解消

このように炎症を引き起こした修復物に対してその原因を取り除けば，歯肉は正直に反応する．

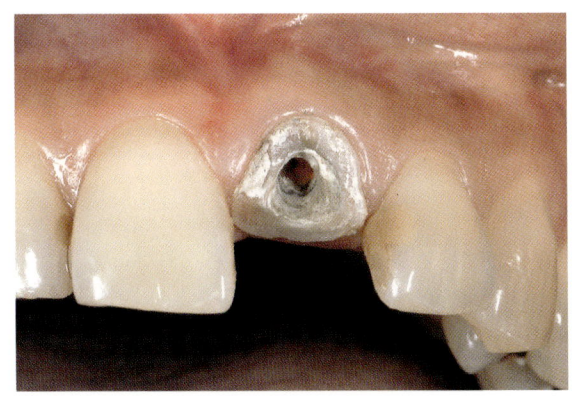

図 **D**　クラウン除去時．炎症の消失が認められる．

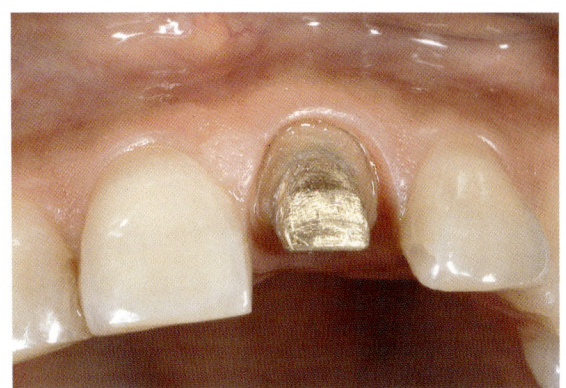

図 **E**　最終補綴物のセット前の支台歯の状態．

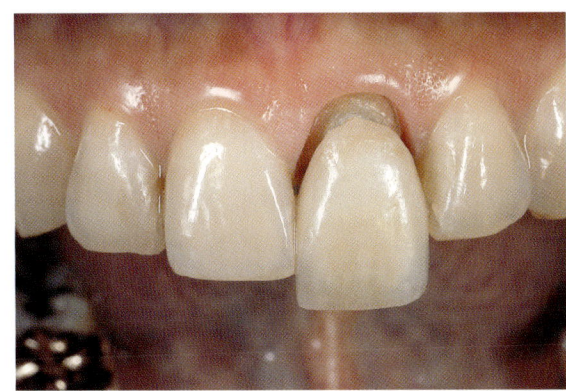

図 **F**　最終補綴物のセット時．

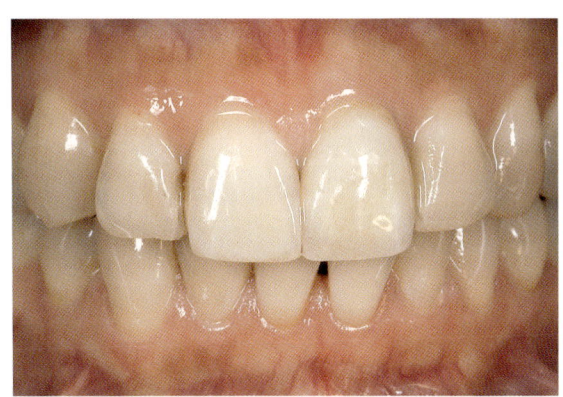

図 **G**　最終補綴物装着後 7 年の状態．

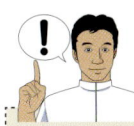

　歯肉は正直である．炎症を引き起こしている部分には必ずその原因があるはずである．それが何であるかを追究し，その原因を除去し，つぎに装着する補綴物にその原因をつくらなければ炎症は消失する．当たり前のことを当たり前にすることが，歯肉との調和のとれた修復物につながるのである．

PART 1

支台歯形成編

支台歯形成の基本原則
臼歯部の支台歯形成のポイント
臼歯部の支台歯形成の流れ
前歯部の支台歯形成のポイント
前歯部の支台歯形成の流れ
ブリッジの支台歯形成のポイント
臼歯部ブリッジの支台歯形成の流れ
全顎的な治療も1本の支台歯形成から

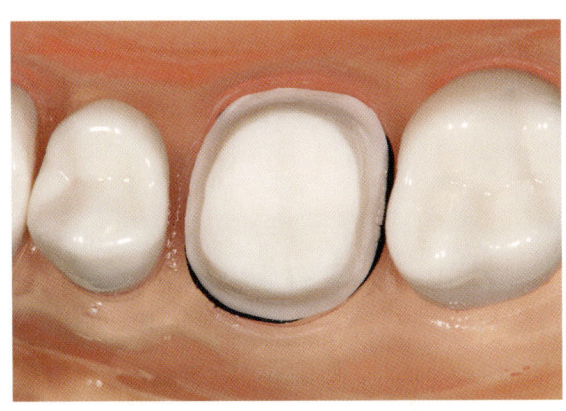 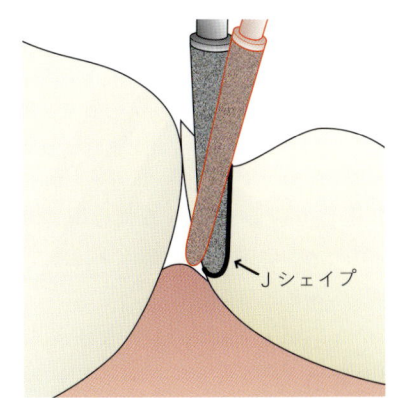

支台歯形成の基本原則

まず最初のステップは支台歯形成である．削った歯質は二度と戻らない非可逆的な処置であり，適切な形成量に基づいた正確な手技が求められる．*表1*に支台歯形成の基本原則を挙げた．これら6つの原則を忠実に守ることが重要である．

実際の症例に入る前に，はじめに歯列模型を用いながら支台歯形成の基本手技を確認してみよう．

表1 支台歯形成の基本原則．

①正確で明確なマージンフィニッシュを付与する
- 修復物のマージンが正確に支台歯に適合するように，支台歯形成時，マージンフィニッシュを一線で仕上げる
- 修復物に応じて，マージンフィニッシュはシャンファーもしくはショルダーの形態を選択する

②修復物の維持または保持力，抵抗力を考慮する
- 保持形態……修復物が着脱方向に離脱することを防ぐ形態
- 抵抗形態……斜方向からの外力（咬合力）により修復物が離脱することを防ぐ形態
- 保持・抵抗力を増大させるための原則
    a）マージン部より歯冠長1/3以上の軸壁は，片側3°，両側6°のテーパーで形成する
    b）修復物との接触面積を大きくするため，必ず歯と相似形にする
    c）できるだけ臨床歯冠長を長くとる．不可能な場合は付加的なグルーブ，ボックス，ホール等の形成により離脱経路を制限する
    d）マージン部および隅角部を除き，支台歯の形成面を必要以上に研磨しない

③修復物の耐久性を考慮する
- 修復物の強度を高めるため，十分なクリアランスを付与する

④歯質をできるだけ保存する
- 必要最小限の形成を心がける
- 最終補綴物の外形をあらかじめ決定しておくことが重要

⑤歯周組織に侵襲を与えないための配慮を行う
- Supragingival が重要である
- 歯肉縁下にフィニッシュラインを設定する場合0.5〜1.0mmを目安にする
- フィニッシュラインが骨頂まで2.0〜2.5mm より少なくなってはいけない

⑥生活歯の場合，歯髄にできるだけ配慮する
- タービンの回転軸はブレていないか注意する
- 十分な注水による冷却を行う
- 摩滅していないダイヤモンドバーを使用する（生活歯，失活歯とでバーを分ける）
- 圧をかけずフェザータッチにて形成する
- できるだけ短時間で形成する

臼歯部の支台歯形成のポイント

ここでは臼歯部の支台歯形成におけるポイントとその流れを解説する．以下の5項目を参照されたい．

1. 機能側において3面，非機能側において基本的に2面とする．
2. 第1面は歯の長軸もしくは着脱方向と平行な歯頸部寄りの面で，最大の保持形態を得る．
3. 第2面は歯冠の中央部に形成し，歯の外形に相似させる．
4. 第3面は機能咬合面における強度および抵抗形態付与として咬合面寄りに内側傾斜に形成する．
5. フィニッシュラインは機能側においてアクセンチュエイテッドシャンファー，非機能側ではシャンファー形態を付与する．

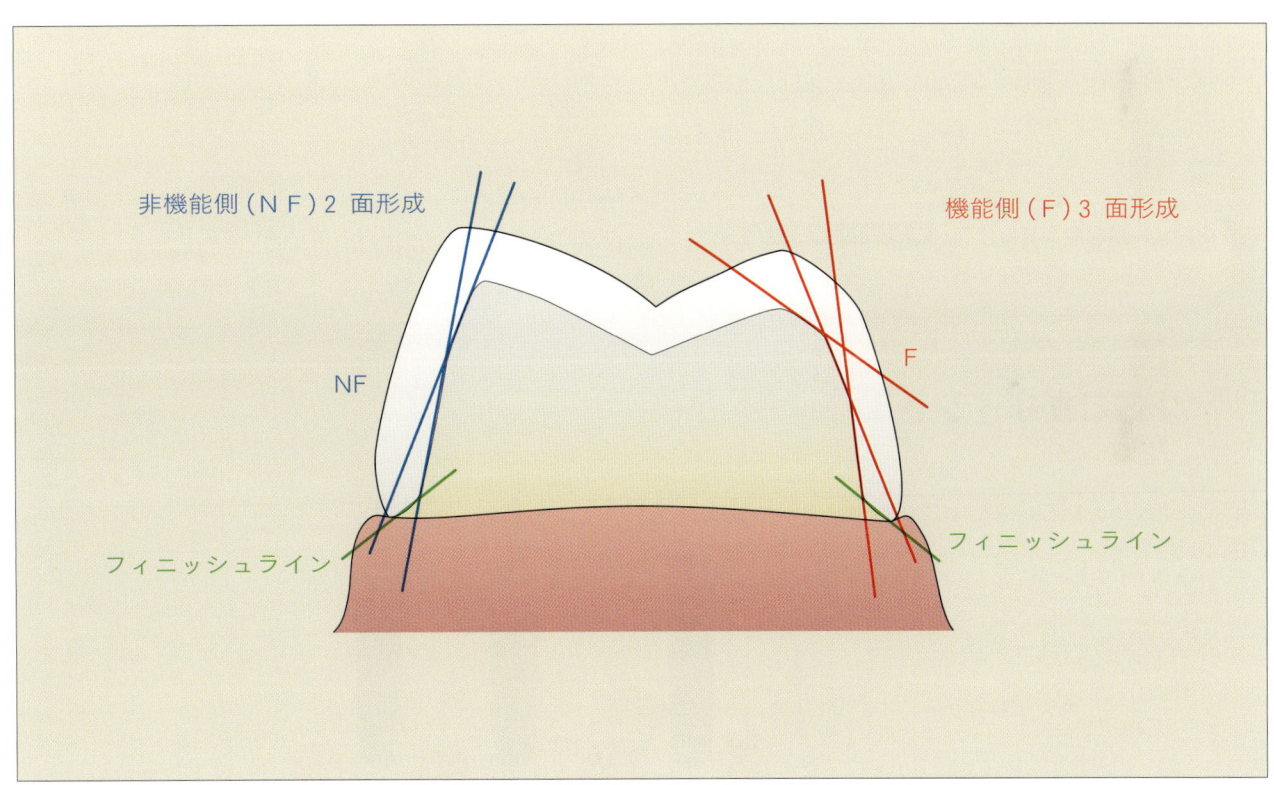

PART 1　支台歯形成編

臼歯部の支台歯形成の流れ

①頬舌側軸面の形成

1. 第1面から第3面までパイロットグルーブを形成する（#1のバーを使用）．非機能咬頭側は2面で形成する．

2. 付与させたパイロットグルーブをつなげるようにしながら慎重に軸面の形成を行う．この際，削り過ぎないように細心の注意を払う．

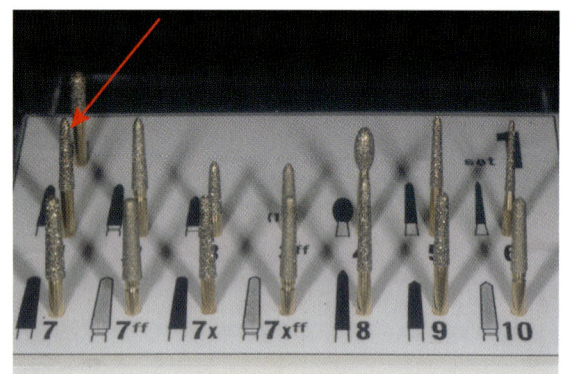

図1a　筆者が日々臨床で使っているSJCDバーの#1を用い，軸面の形成を行う．➡P132・マテリアル①

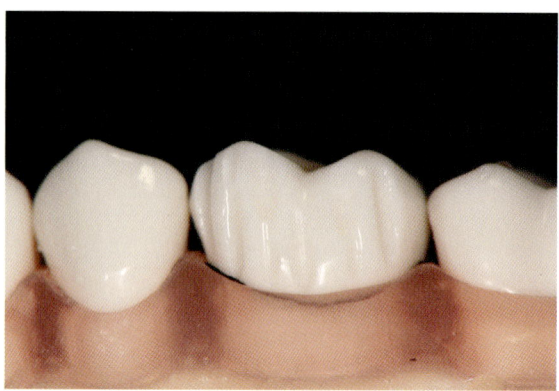

図1b　頬側におけるパイロットグルーブである．頬側2面を下記イラストのように互い違いに入れることがポイント（第1面が赤色，第2面が青色）．

👆 ここがポイント！

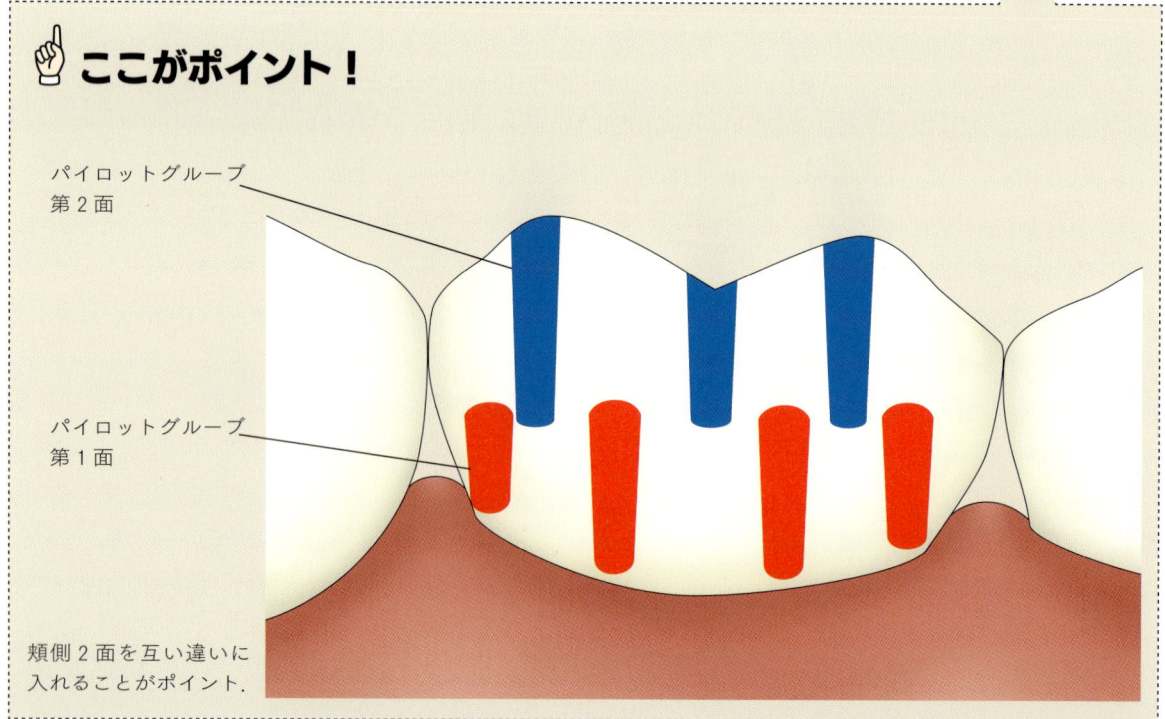

パイロットグルーブ
第2面

パイロットグルーブ
第1面

頬側2面を互い違いに入れることがポイント．

16

臼歯部の支台歯形成の流れ

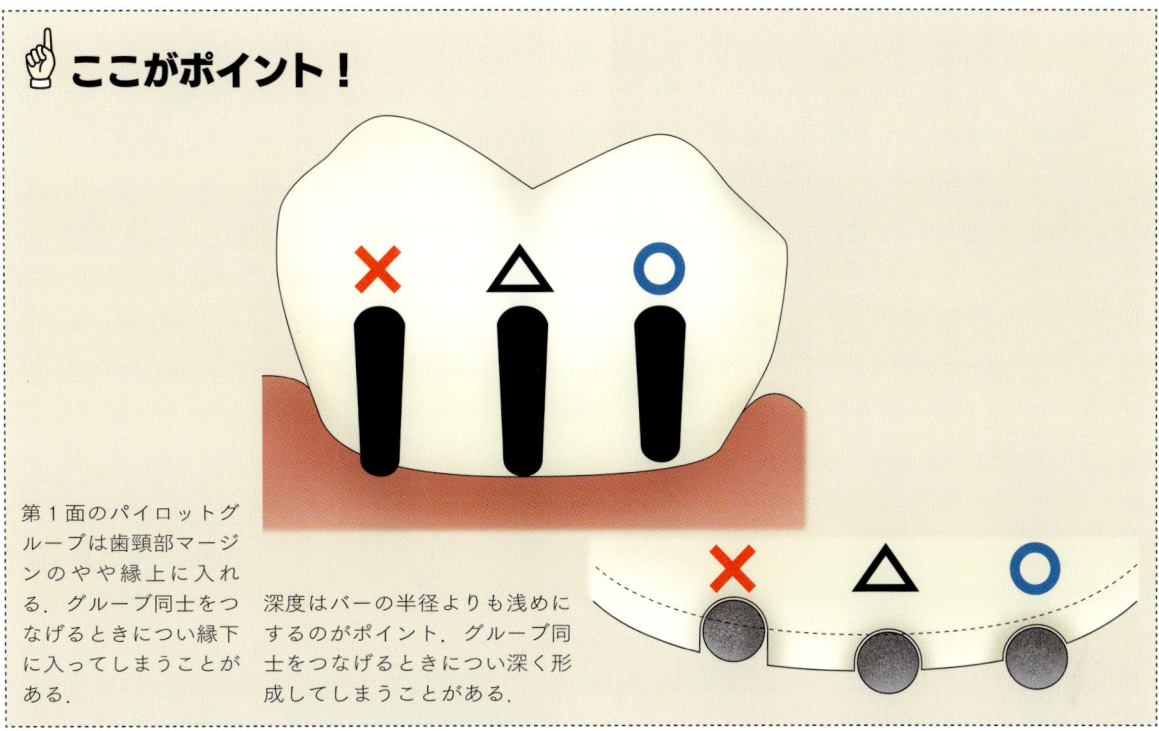

👉 **ここがポイント！**

第1面のパイロットグルーブは歯頸部マージンのやや縁上に入れる．グルーブ同士をつなげるときについ縁下に入ってしまうことがある．

深度はバーの半径よりも浅めにするのがポイント．グルーブ同士をつなげるときについ深く形成してしまうことがある．

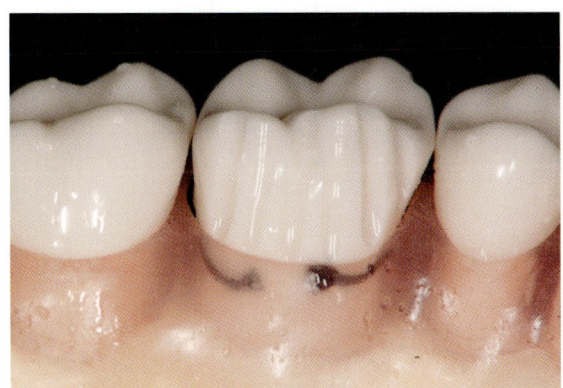

図 1c 口蓋側においても同様にパイロットグルーブを付与する．

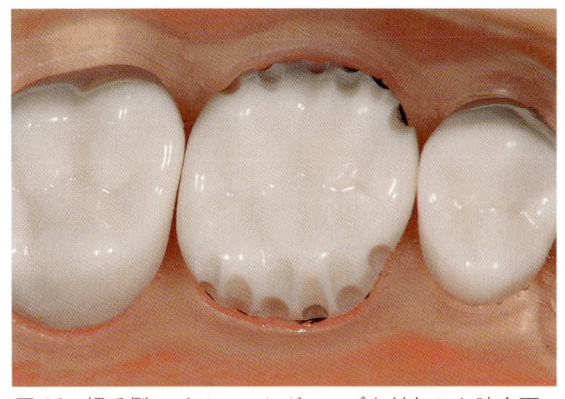

図 1d 頬舌側にパイロットグルーブを付与した咬合面．このようにあらかじめ深さを決めてパイロットグルーブを入れることにより，支台歯の歯軸を間違えることなく形成することが可能となる．

ここまでの所要時間 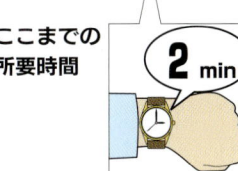 2 min

17

PART 1　支台歯形成編

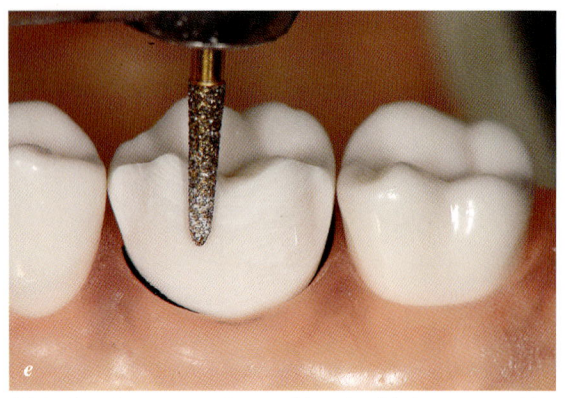
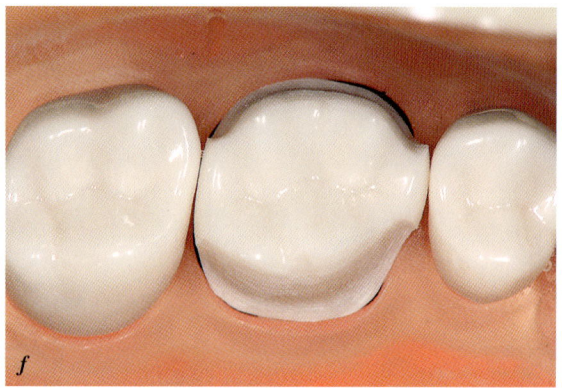

図 1e, f　パイロットグルーブをつなげたところ．一連の作業はバー＃1を使用．歯軸に沿ってバーを当て，平行移動させながら形成することが重要である．アンダーカットにならないように注意．

この操作の所要時間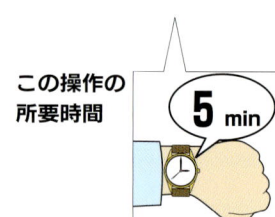

ここがポイント！

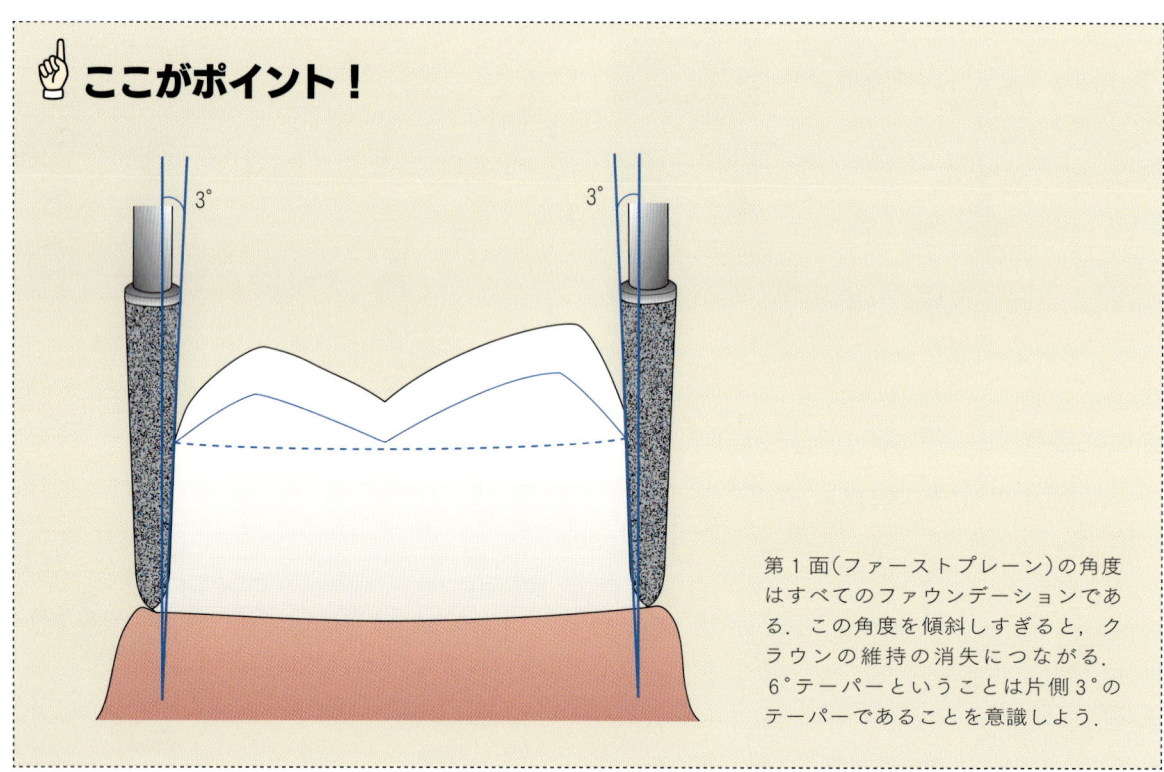

第1面（ファーストプレーン）の角度はすべてのファウンデーションである．この角度を傾斜しすぎると，クラウンの維持の消失につながる．6°テーパーということは片側3°のテーパーであることを意識しよう．

②咬合面の形成

1. 機能咬頭1.5〜2.0mm，非機能咬頭1.0〜1.5mmの目安で咬合面と相似形にパイロットグルーブを形成する(＃1のバーを使用).

2. 付与させたパイロットグルーブをつなげるようにしながら慎重に咬合面の形成を行う(＃1のバーを使用).この際，咬合面が平らになりすぎないよう注意をする.

この操作の所要時間 2 min

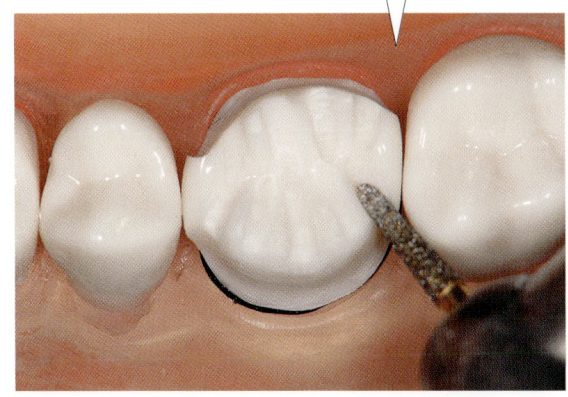

図1g 咬合面においても同様にパイロットグルーブを入れる．その際，裂溝および咬頭に放射線状に相似に入れる必要がある．

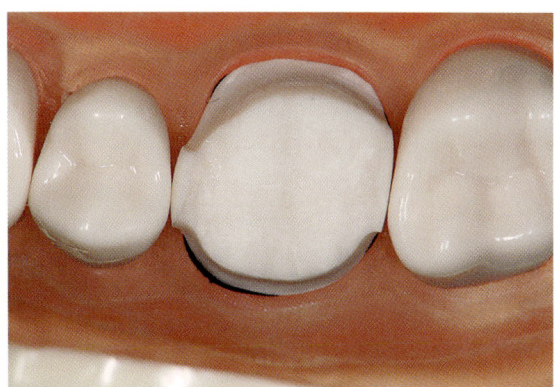

図1h パイロットグルーブをつなげたところ．

👆 ここがポイント！

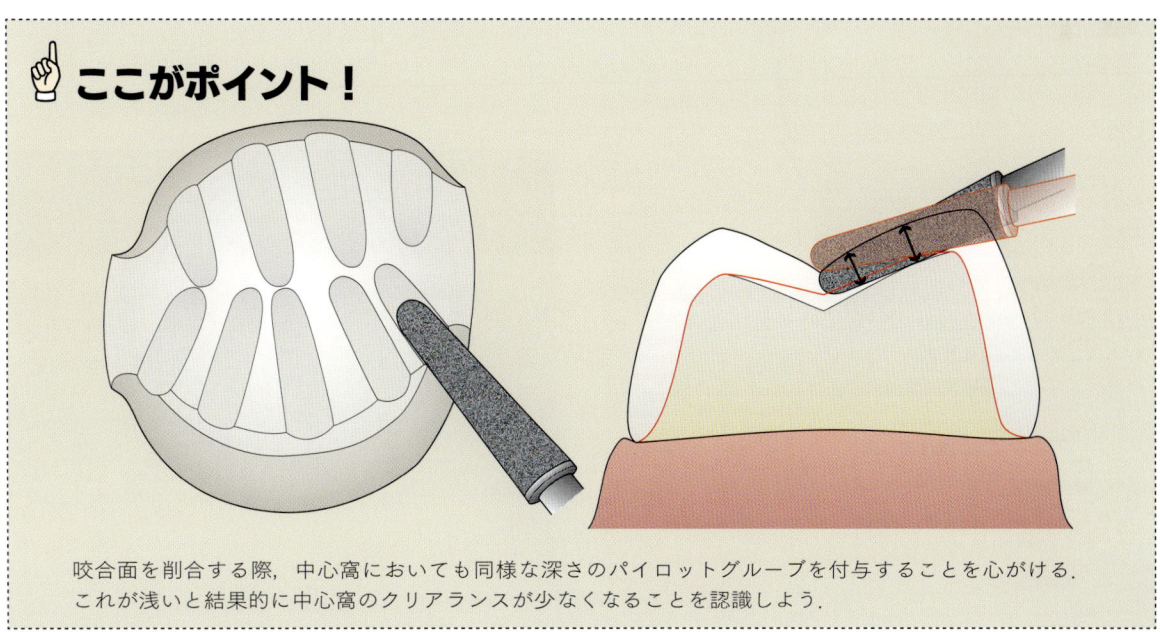

咬合面を削合する際，中心窩においても同様な深さのパイロットグルーブを付与することを心がける．これが浅いと結果的に中心窩のクリアランスが少なくなることを認識しよう．

PART 1　支台歯形成編

③隣接面の形成

1．最後に，残った近遠心のアイランドを削除する．最初は細いバーを使い，アイランドを残した状態でカットし，隣接面を傷つけないようにする（＃5，＃6のバーを使用）．

2．頬舌側の移行部は自然に仕上げるようにするが保持力の維持のため隣接面には第2，3面をつくらない．

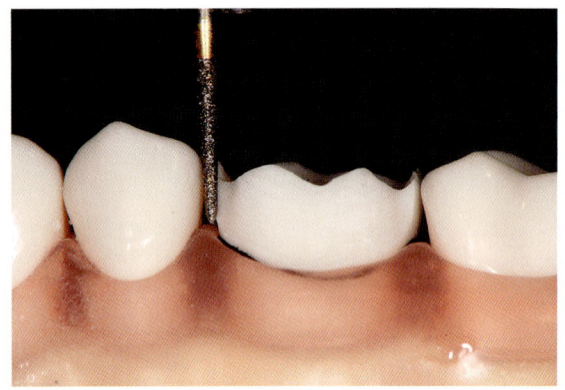

図1i　＃5および＃6のバーを使い，隣接面の形成をする．できるだけ隣接面を傷つけないようにアイランドの端を残すように形成する．

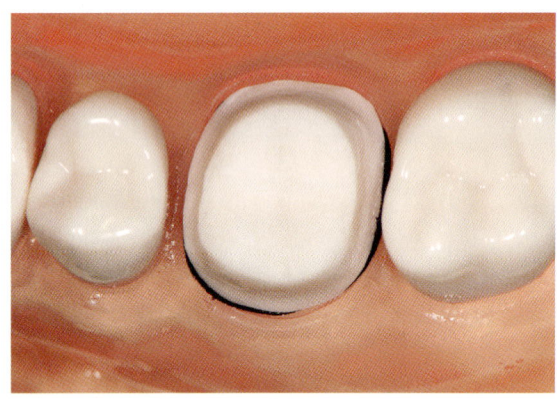

図1j　徐々に太いバーに変えていきながら縁下に入らないように隣接面を形成していく．

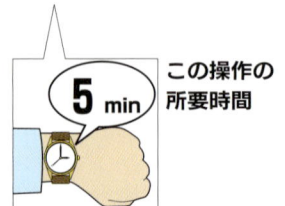

この操作の所要時間 5 min

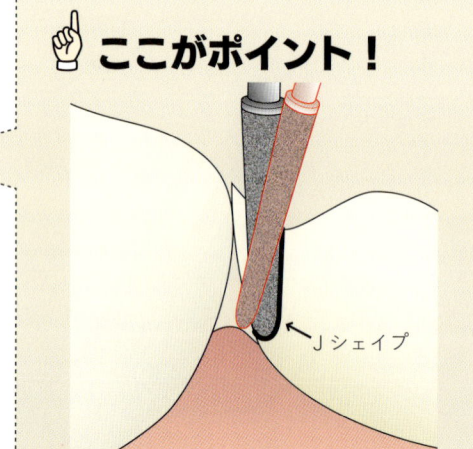

ここがポイント！

Jシェイプ

隣接面を削合しないようにと気をつけるあまり，通常より内側に削ってしまい，遊離エナメル（Jシェイプ）を形成してしまいがちである．それを防ぐには，まず細いバーを用い，やや傾斜させてアイランドを残しながら削り，徐々に太いバーに替えていく方法がよいだろう．

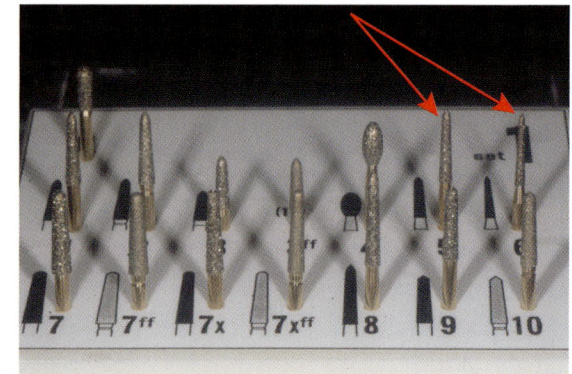

図1k　＃5および＃6のバーを使用．

④仕上げ

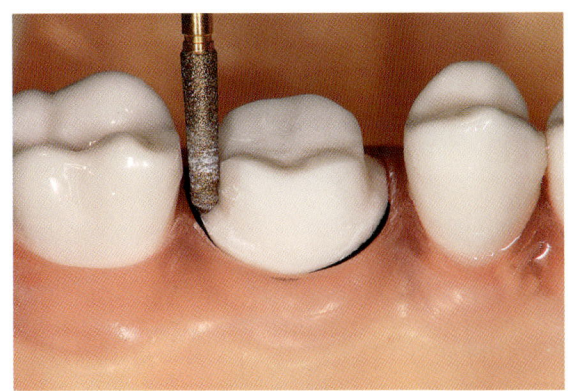

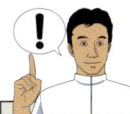

補綴物の適合性向上のため，すべての面角は丸く，スムーズな面に仕上げ，シャープな部分がないようにする．バーは目の細かなファインバーを使う．

図1l　最後にファインバーを使い，シャープな部分がないように全体を丸く仕上げていく．

⑤フィニッシュライン

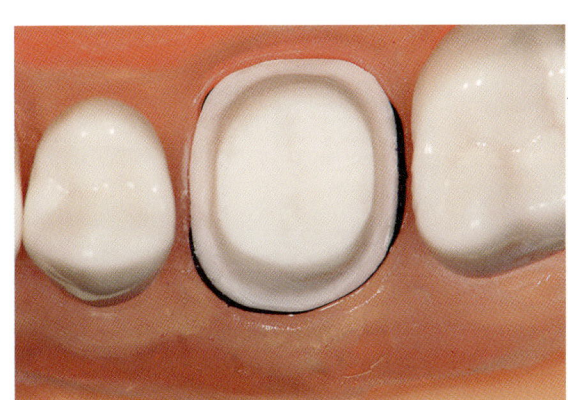

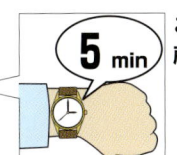

この操作の所要時間　5 min

図1m　補綴物のマテリアルに応じてフィニッシュラインを設定していく．

ここがポイント！

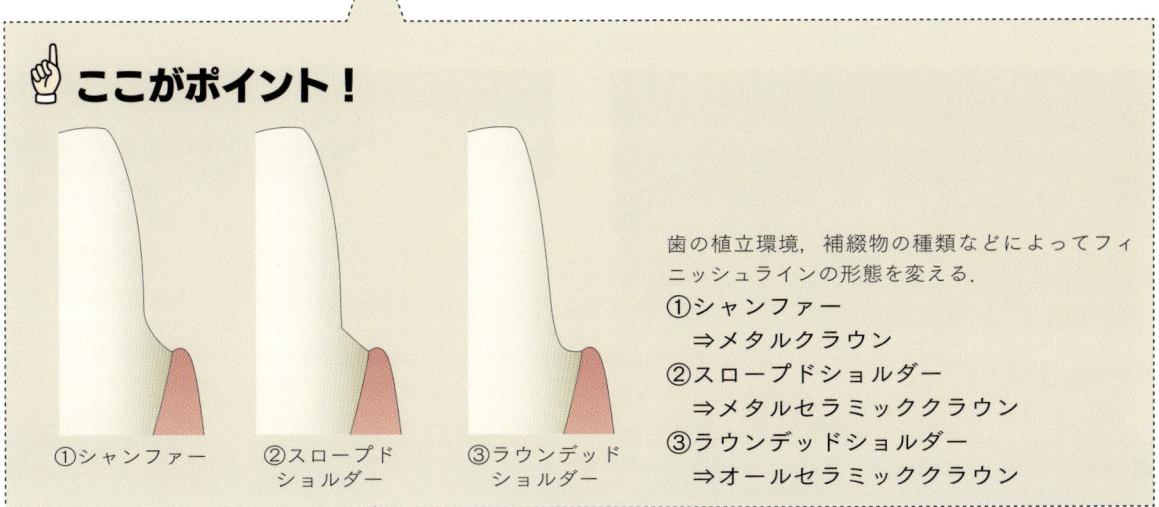

歯の植立環境，補綴物の種類などによってフィニッシュラインの形態を変える．
① シャンファー
　⇒メタルクラウン
② スロープドショルダー
　⇒メタルセラミッククラウン
③ ラウンデッドショルダー
　⇒オールセラミッククラウン

PART 1　支台歯形成編

前歯部の支台歯形成のポイント

　ここでは，前歯部における支台歯形成のポイントとその流れを解説する．以下5項目を参照されたい．
1．唇舌側面とも3面に形成する．
2．第1面は歯の長軸もしくは着脱方向と平行な歯頸部寄りの面で，唇舌側および近遠心側を6°のテーパーで仕上げることで最大の保持形態を得る（舌側1面は基底結節の位置により困難）．
3．第2面は歯冠の中央部に形成し，歯の外形に相似させる．
4．唇側第3面は切縁に内側傾斜をつけ削除量を十分にとり，とくに前歯部審美性への配慮をする．
5．フィニッシュラインはラウンデッドショルダーまたはスロープドショルダーを付与し，補綴物の強度と色調を考慮する．

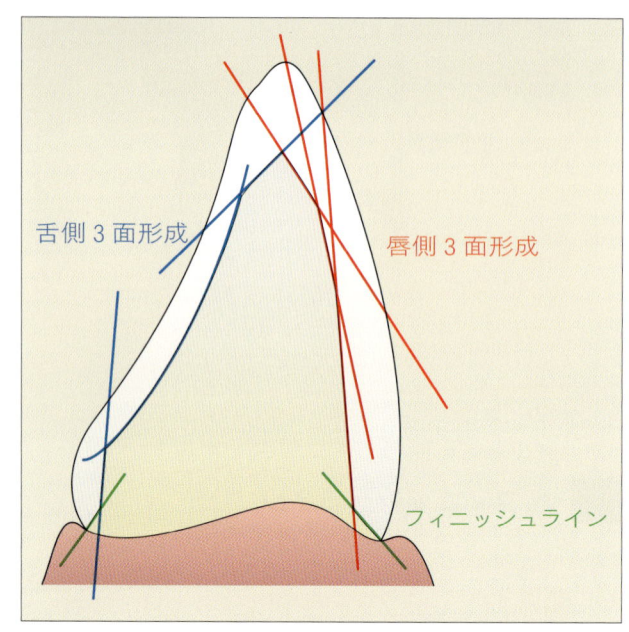

前歯部の支台歯形成の流れ

①切端面の形成

審美性の要求および強度のため，対合歯との間に最低2mmのクリアランスを設ける．
パイロットグルーブを入れ，削除する．

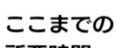
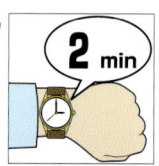

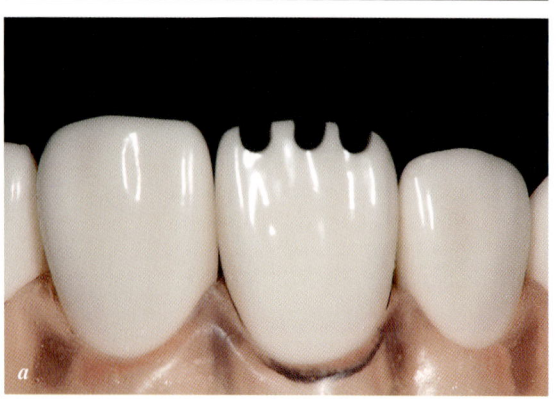
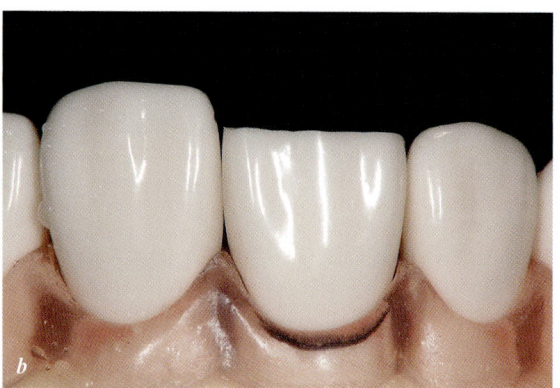

図2a, b　バー#1を切端においてパイロットグルーブを入れる．セラミック修復の場合，2mmのクリアランスを求めたいため，十分な削除を行うことが必要．

②唇側面・口蓋側面の形成

1. バーの太さ約半分を目安に第1面と第2面にパイロットグルーブを入れる（♯1，♯7のバーを使用）．
   口蓋側面の第1面もこの時グルーブを入れると立ち上がりが平行になりやすい．
2. 付与させたパイロットグルーブをつなげるようにしながら慎重に唇側面の形成を行う．第1面が倒れすぎないよう注意する（♯1，♯7のバーを使用）．
3. 口蓋側面の第1面に付与したパイロットグルーブをつなげていく．前歯部において保持力維持のためには，この部分はもっとも大切なので倒れすぎないよう注意する（♯1，♯7のバーを使用）．

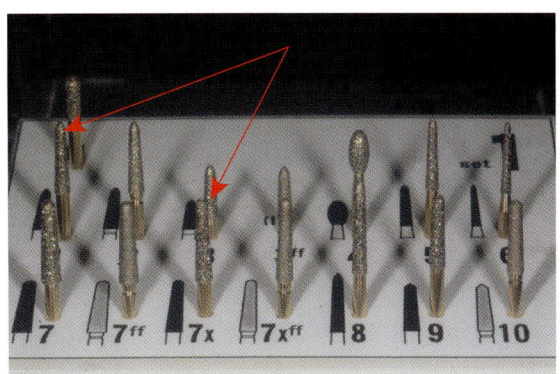

図2c　♯1および♯7のバーを使用する．

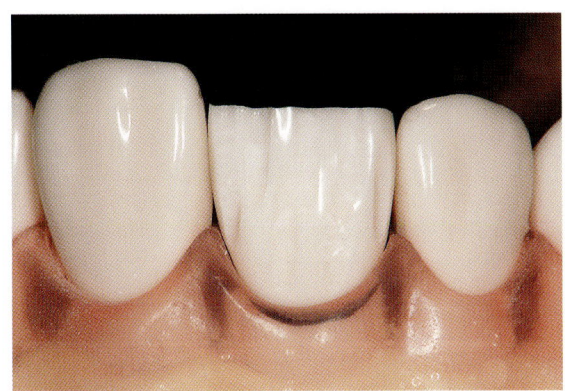

図2d　唇側面の第1面と第2面に，下のイラストのように互い違いにグルーブを入れていく（第1面が赤色，第2面が青色）．

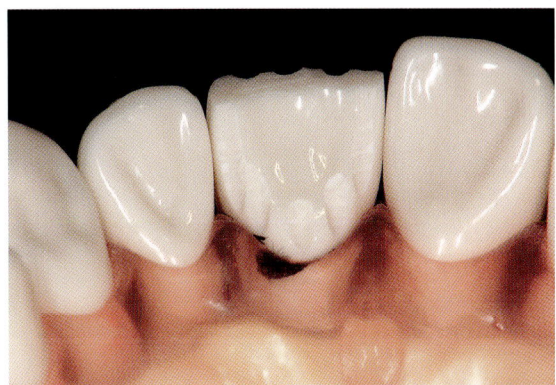

図2e　口蓋面の第1面は，次頁のイラストのように唇側面と平行になるようにグルーブを入れることがポイント．

☝ここがポイント！

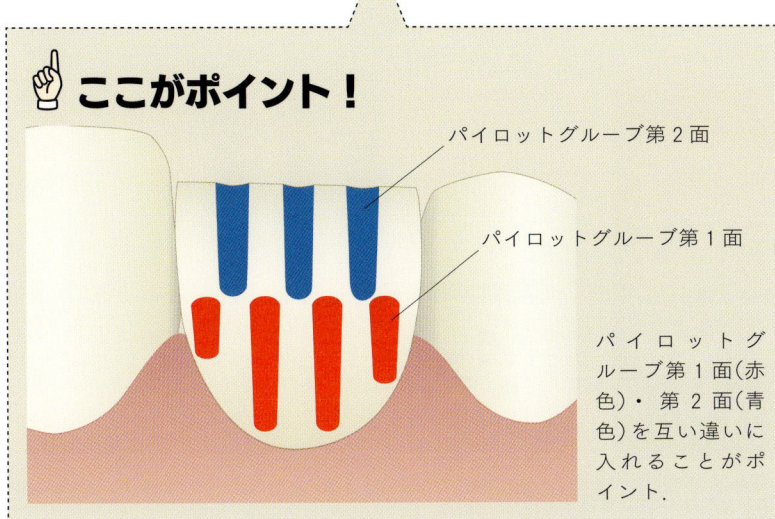

パイロットグルーブ第2面

パイロットグルーブ第1面

パイロットグルーブ第1面（赤色）・第2面（青色）を互い違いに入れることがポイント．

PART 1 支台歯形成編

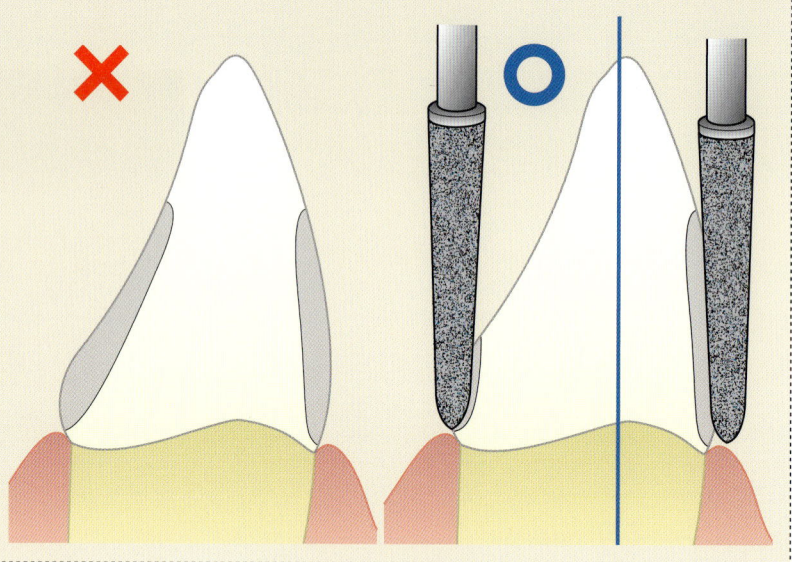

ここがポイント！

唇舌側にパイロットグルーブを入れる際，唇側と舌側のバーはややアンダーカット気味に入れるのがコツである．唇側の方向と平行にバーを舌側にもっていくと結果的に舌側の第1面がルーズとなり，クラウンの維持に支障が生じる．立ち上がりすぎたものをなだらかにすることは可能だが，なだらかにしてしまったものをシャープにすることは困難である．

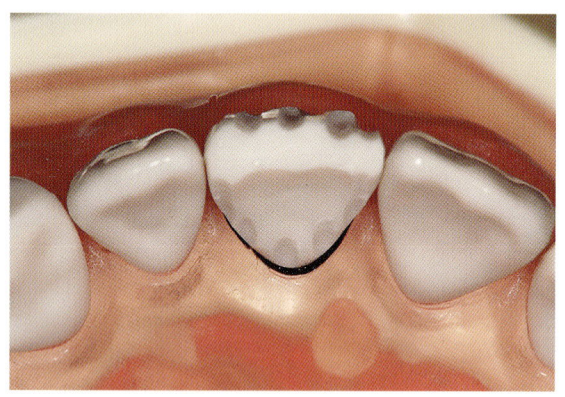

図2f　パイロットグルーブの深度は，削り過ぎを防ぐためにバーの太さの半分以下にする．

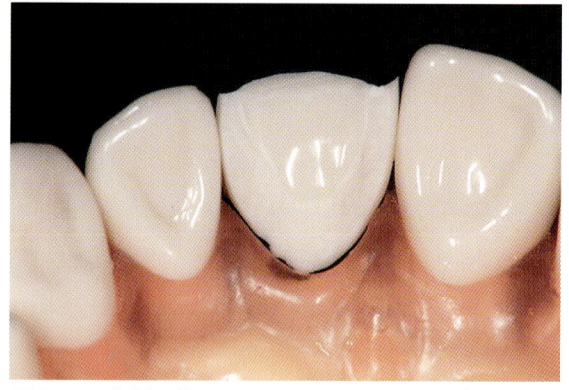

図2g　口蓋側の第1面のパイロットグルーブは，前歯部支台歯形成の成否を左右する重要な処置である．

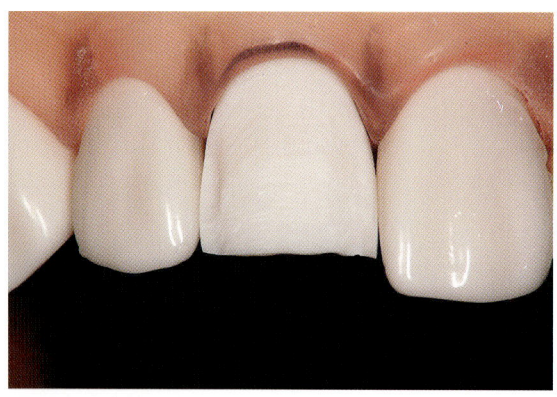

図2h　支台歯の第1面を崩さずにパイロットグルーブをつなげたところ．

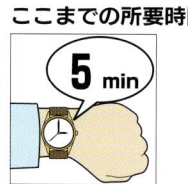

ここまでの所要時間　5 min

前歯部の支台歯形成の流れ

③隣接面の形成

1. 最後に残った近遠心のアイランドを削除する．最初は細いバーを使い，アイランドを残した状態でカットし，隣接面を傷つけないようにする（#5，#6のバーを使用）．
2. 軸面が倒れすぎないよう注意する．

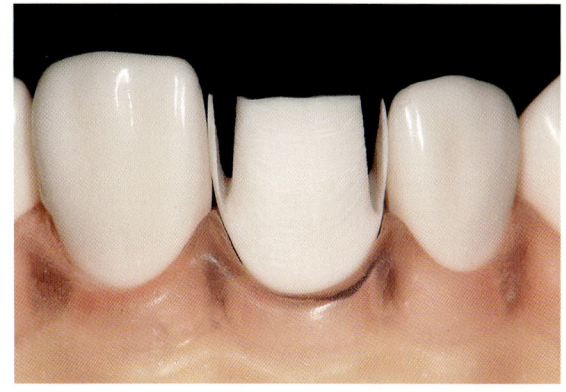

図2i 臼歯部同様，前歯部においても隣接歯の隣接面を傷つけないようにアイランドを残しながら形成していく．

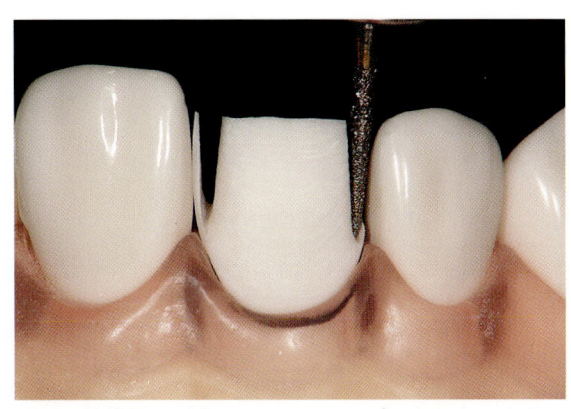

図2j 隣接面の形成では，Jシェイプにならないように注意が必要である（次頁イラスト参照）．

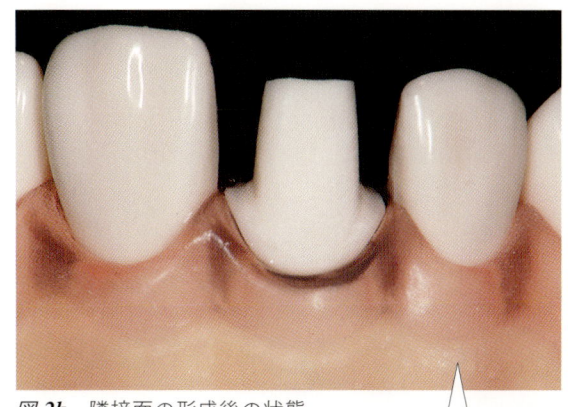

図2k 隣接面の形成後の状態．

隣接面形成の所要時間 5 min

隣接面の支台歯形成時にはマージンフィニッシュが深くならないように注意

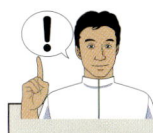

　隣接面が存在すると，削りだす際にバーを隣在歯に当てないように注意しすぎるため，横に当ててしまう．そのときに歯肉縁下に入れて形成してしまうと，その歯軸を補正しようとしたときに当然ながらバーは内側に入ってしまう．その結果，Jシェイプのマージンロケーションになる可能性がある．それでは遊離しているため形成としては不適切であり，ラウンデッドショルダーに戻す必要がある．
　いったんJシェイプで形成された形成面は，その淵の部分を削るときは必ずマージンがかなりの深さまで下がってしまう．とくに歯間乳頭のサルカスは深いために，縁下にバーが入りやすい．また，形成しているときにエアーや注水の圧によって歯肉が反対側に動いてしまう可能性があり，そのためマージンの見極めを誤ってしまうことがあり注意を要する．
　コツとしては，隣接面を削るときは可及的に縁上で形成することである．

PART 1　支台歯形成編

👆 ここがポイント！

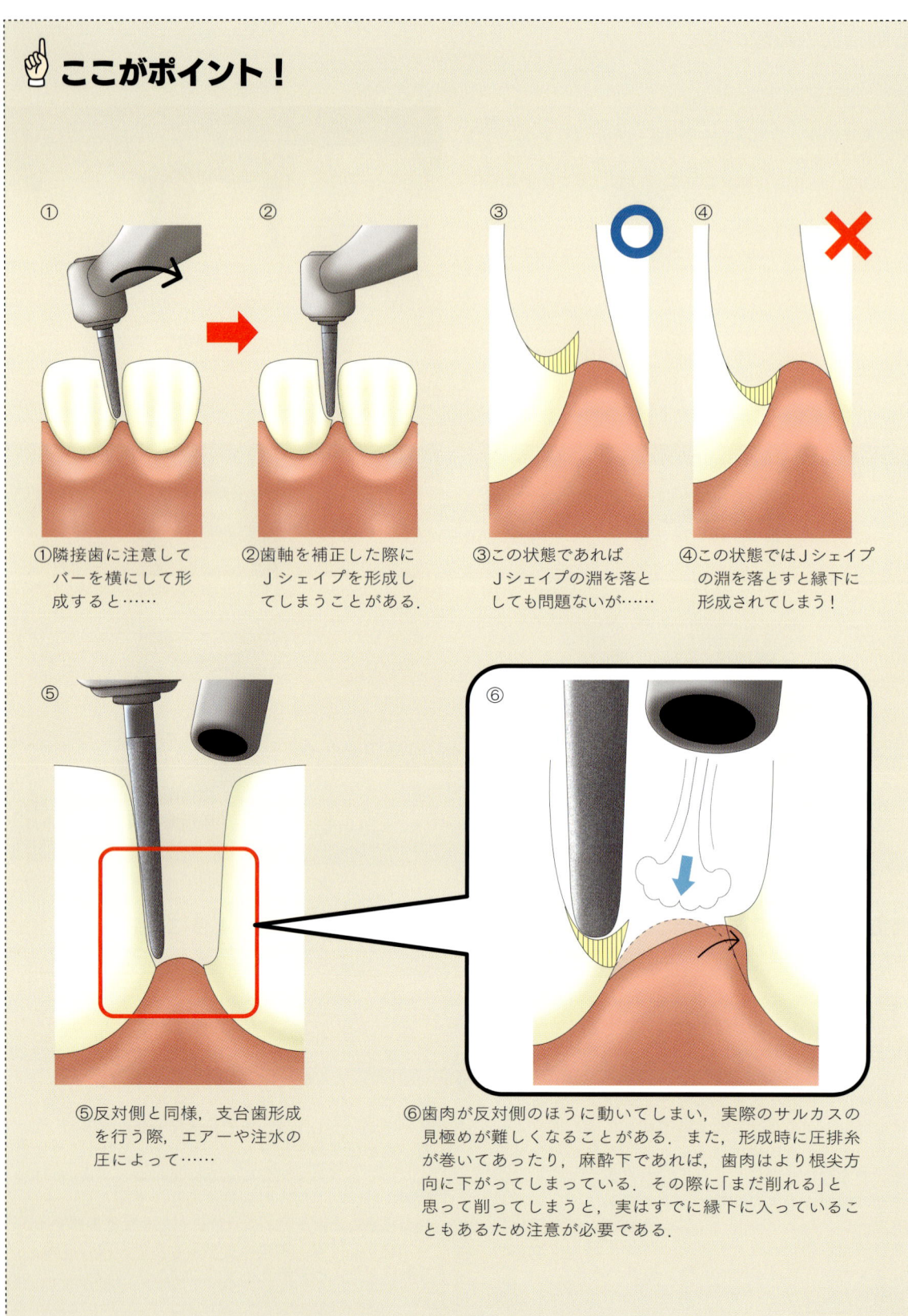

① 隣接歯に注意してバーを横にして形成すると……

② 歯軸を補正した際にJシェイプを形成してしまうことがある．

③ この状態であればJシェイプの淵を落としても問題ないが……

④ この状態ではJシェイプの淵を落とすと縁下に形成されてしまう！

⑤ 反対側と同様，支台歯形成を行う際，エアーや注水の圧によって……

⑥ 歯肉が反対側のほうに動いてしまい，実際のサルカスの見極めが難しくなることがある．また，形成時に圧排糸が巻いてあったり，麻酔下であれば，歯肉はより根尖方向に下がってしまっている．その際に「まだ削れる」と思って削ってしまうと，実はすでに縁下に入っていることもあるため注意が必要である．

④口蓋側第2面の形成

対合歯とのクリアランスをチェックしながら第2面を形成する．辺縁部分をあまり削りすぎると形がとりづらくなる（#4のバーを使用）．

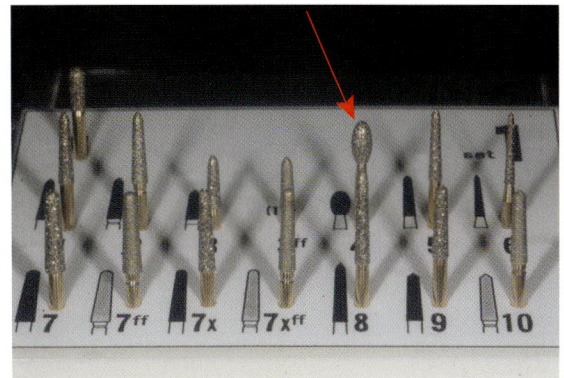

図2l　口蓋面第2面の形成には#4のバーを使用する．

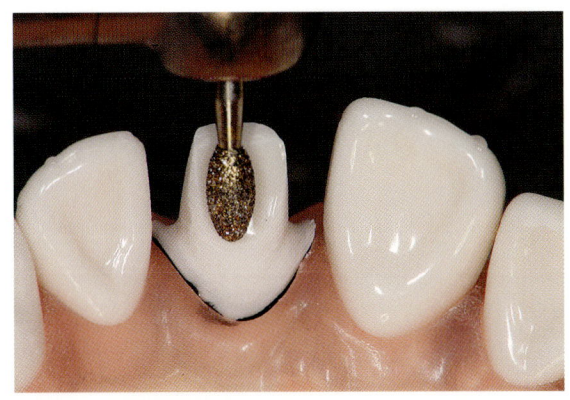

図2m　口蓋側面を削るときにあくまで"くぼみ"として削る．#4のバーの使用が好ましい．

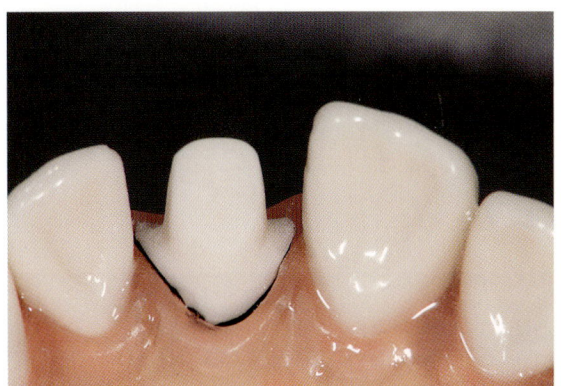

図2n　仕上がりの状態．

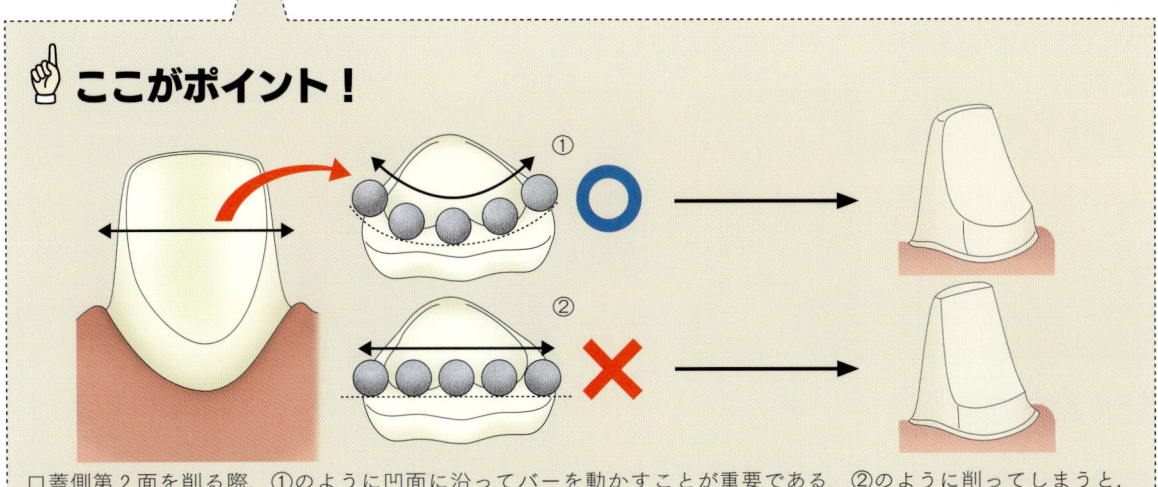

口蓋側第2面を削る際，①のように凹面に沿ってバーを動かすことが重要である．②のように削ってしまうと，近遠心の辺縁隆線をすべて落とすことになり，支台歯の強度および支台歯形態が薄っぺらくなってしまう．

PART 1　支台歯形成編

⑤仕上げ

補綴物の適合性向上のため，すべての面角は丸く，スムーズな面に仕上げ，シャープな部分がないようにする．バーは目の細かなファインバーを使用するとよい．

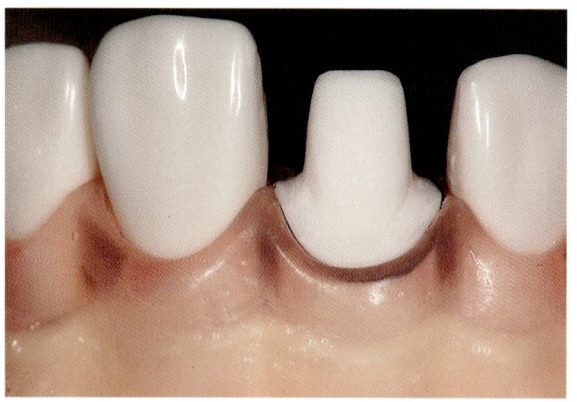

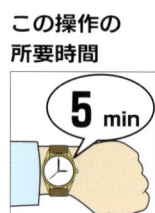
この操作の所要時間 5 min

図2o　仕上げには目の細かなファインバーを使用し，すべての面角を丸くスムーズな面に仕上げる．

⑥フィニッシュライン

補綴物の種類などによってフィニッシュラインの形態を変える．前歯部の場合，歯肉縁下にマージンを設定するため圧排糸を用いる．

- ラウンデッドショルダー
  ⇒オールセラミッククラウン
- スロープドショルダー⇒メタルセラミックス

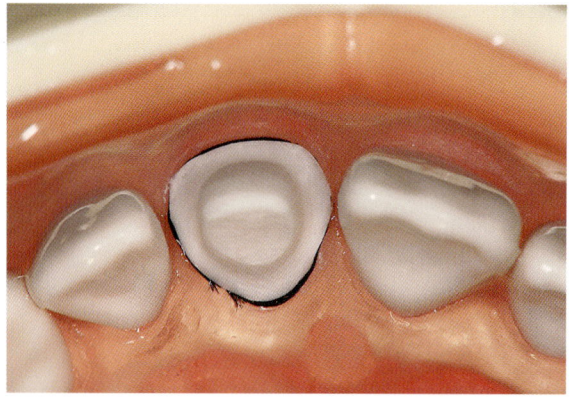

図2p　フィニッシュラインの形態は補綴物の種類によって変える．

ブリッジの支台歯形成のポイント

ここまでみてきたように，1本の前歯・臼歯の支台歯形成はきちんとマニュアルどおりに行えばよいが，たとえば ⑦6⑤ のブリッジの支台歯形成の際，⑦ と ⑤ で歯軸が異なっている場合がある．それぞれの歯をそのまま形成してしまうとブリッジが入らないことがあるため，⑦6⑤ のときは近心に傾斜して形成していく．つまり，ブリッジを着脱させる方向にパイロットグルーブを斜めに入れていくことがポイントとなる．遠心傾斜にしない理由は，着脱が遠心側からになり，奥からブリッジを入れることになってしまうこと，歯髄は近心に髄腔があるため遠心に形成すると露髄の危険性があるからである．

臼歯部ブリッジの支台歯形成の流れ

ここでは，⑦6⑤ のブリッジを想定した支台歯形成を行う．まず ⑦ と ⑤ の歯軸を確認し，着脱のことを考えてやや近心に傾斜して形成していく．1歯だけの支台歯形成とは理論が異なることを認識しよう．

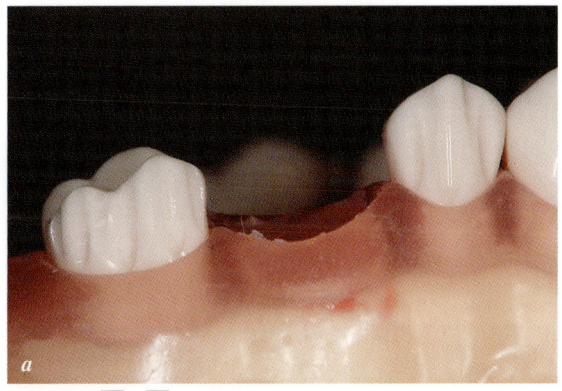 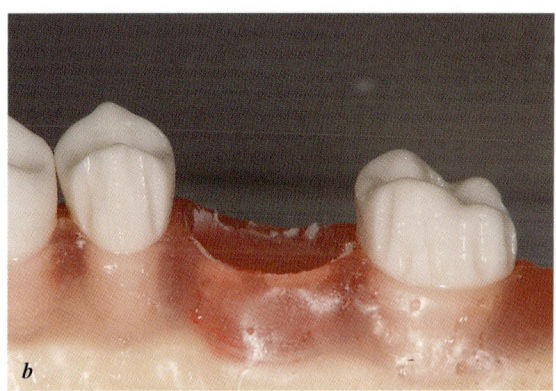

図3a, b ⑦ と ⑤ の頬側面・舌側面にそれぞれグルーブを入れたところ．⑦ と ⑤ の歯軸は異なっているが，グルーブはそれぞれ平行であることに注目．

👆 ここがポイント！

ブリッジの支台歯形成の場合は平行性が重要である．往々にして小臼歯から大臼歯に移行するにしたがって遠心のほうに歯軸が傾いていることが多い．その場合，バーの方向はできれば近心にある歯の歯軸方向に合わせるのが望ましい．着脱は近心から行ったほうが楽であり，また近心に歯髄腔が存在するため遠心に形成すると露髄する危険性があるからである．

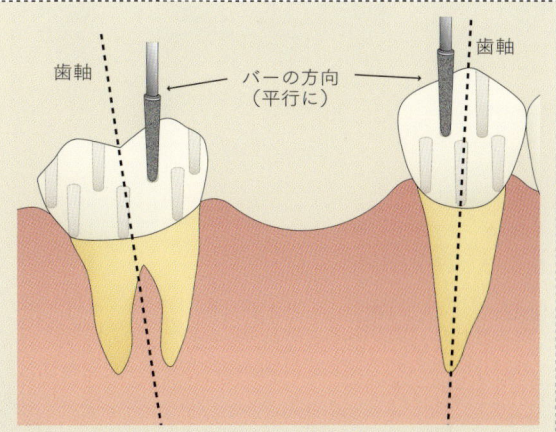

PART 1　支台歯形成編

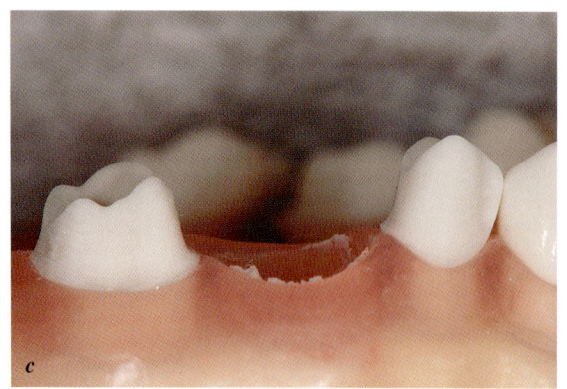
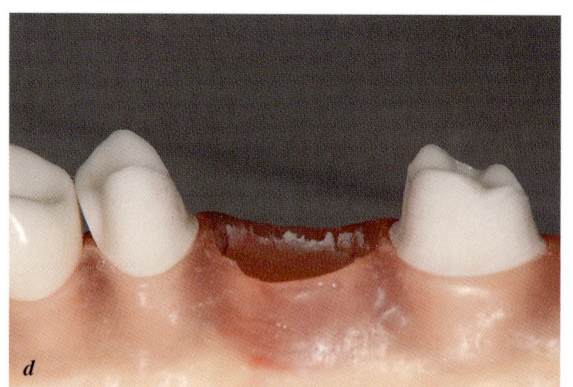

図 3c, d　頬舌面のグルーブをつなげたところ．

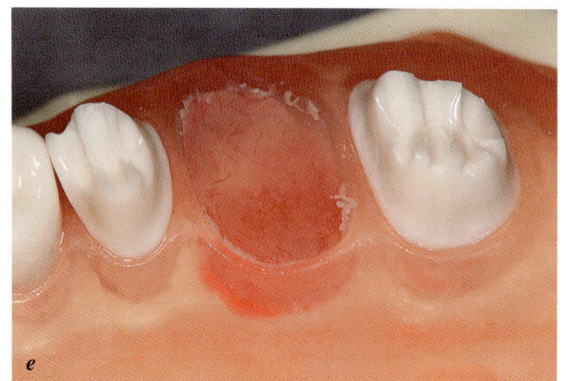
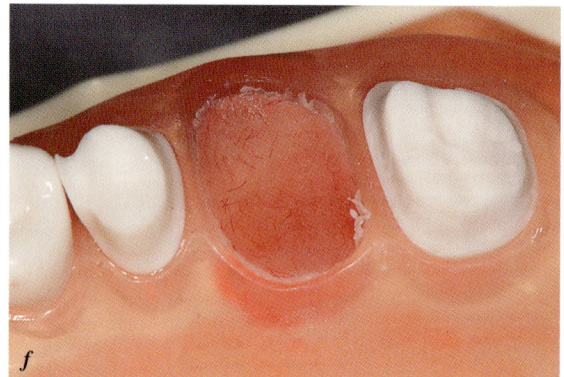

図 3e, f　咬合面のグルーブをつなげたところ．丸みを帯びたスムーズな面を意識する．

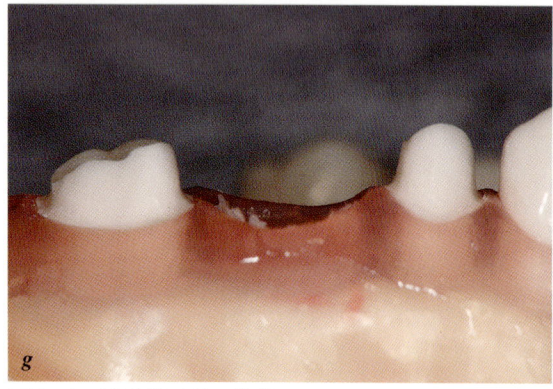
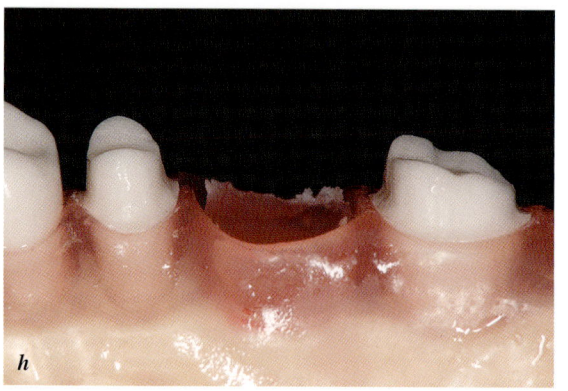

図 3g, h　形成終了後の状態．

ここまでの所要時間 20min

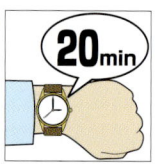

全顎的な治療も1本の支台歯形成から

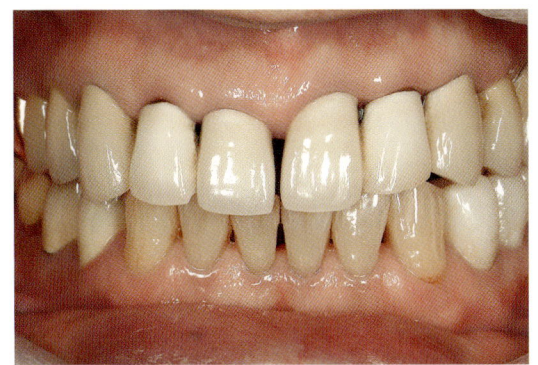
図4a 術前の状態．患者は審美的改善を訴え来院．

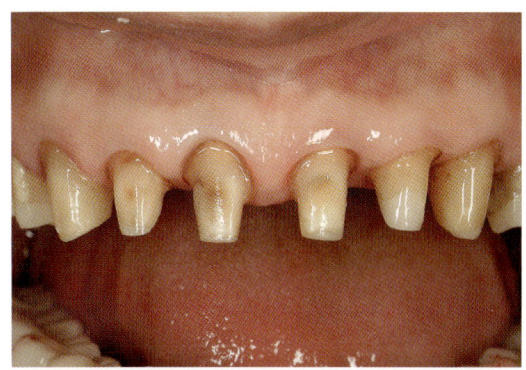
図4b 支台歯形成後の上顎正面観．

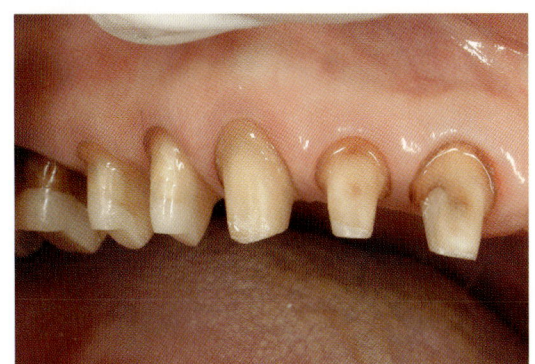
図4c 支台歯形成後の上顎右側方面観．

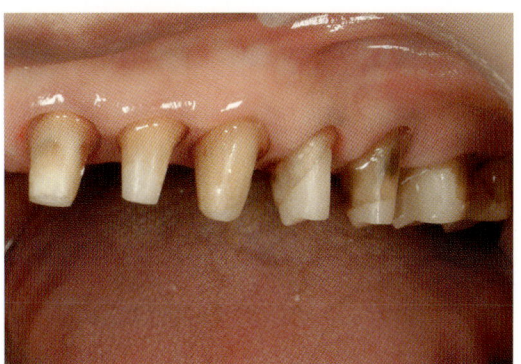
図4d 支台歯形成後の上顎左側方面観．

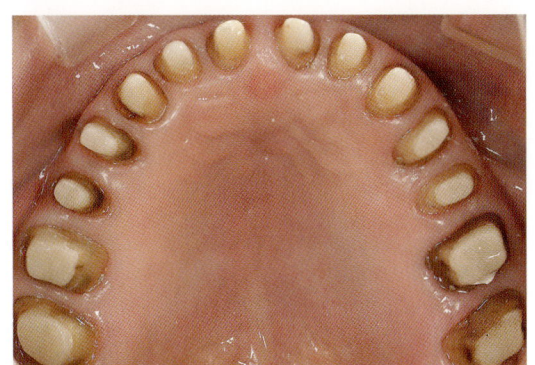
図4e 支台歯形成後の上顎咬合面観．

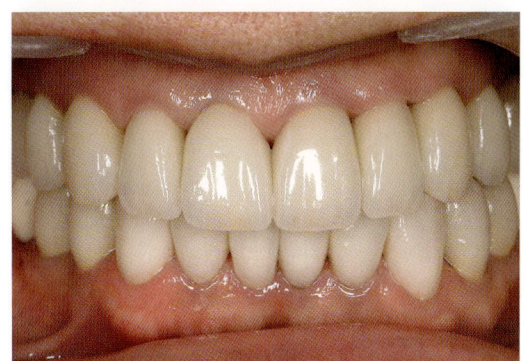
図4f 最終補綴物装着時の正面観．

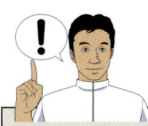

上顎14歯に対し支台歯形成を行った症例である．このような全顎的な治療であっても，すべての第一歩である1歯の支台歯形成をきちんと行うことができれば，口腔内全体としてバランスのよい支台歯形成が可能となるのである．

COLUMN：支台歯形成の上達に近道はない！　練習あるのみ！

かれこれ15年ほど前，筆者が30代のときに歯列模型を削り，このような支台歯形成を行った．若いときは時間ができたらとにかく陰でコツコツ支台歯形成の練習をしていた．そのときの努力がいまの自分のベースとなっているように思う．

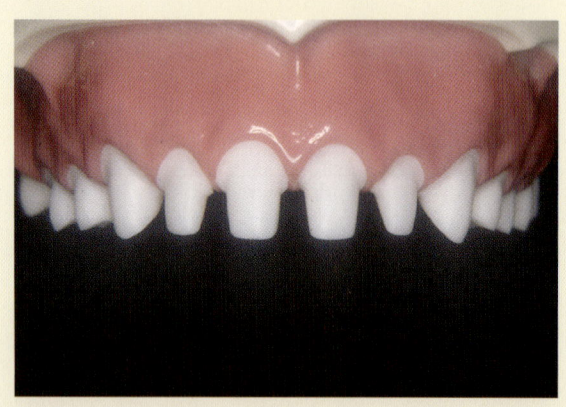
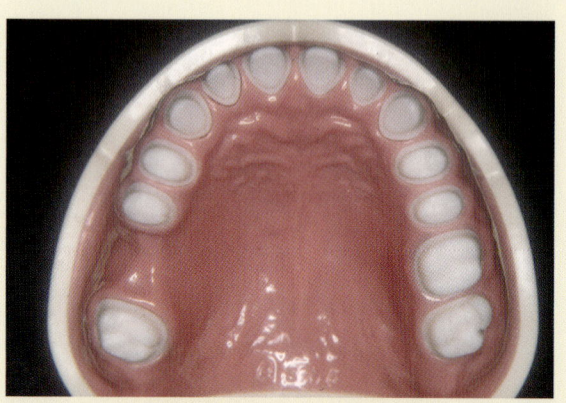
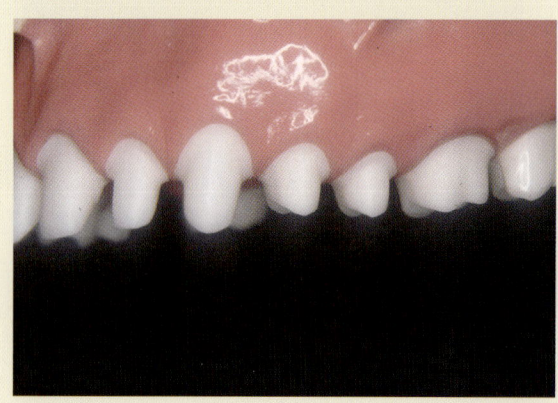
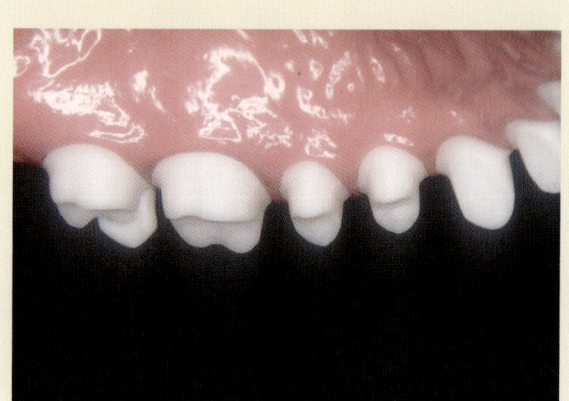
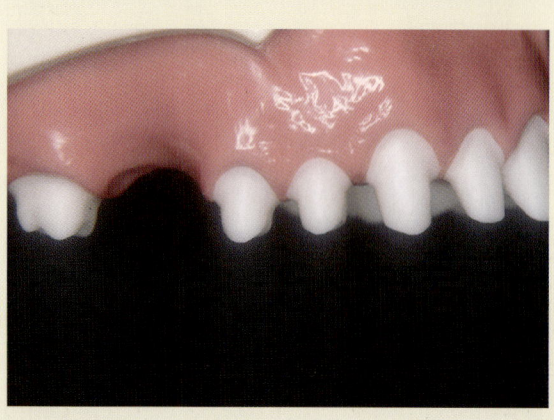
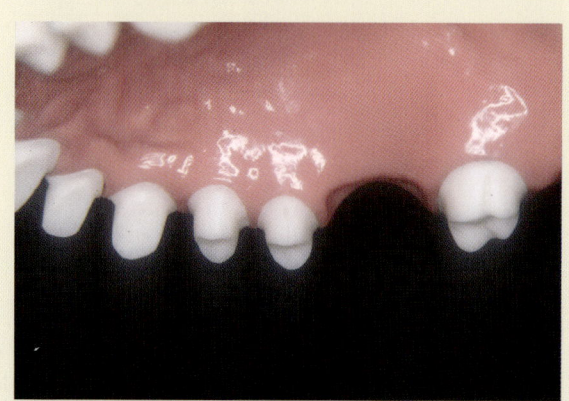

PART 2

プロビジョナルレストレーション編

プロビジョナルレストレーションの製作法
直接法によるプロビジョナルレストレーションの製作
間接法によるプロビジョナルレストレーションの製作
リマージングのポイント
リマージングの実際
エンブレジャーコントロール

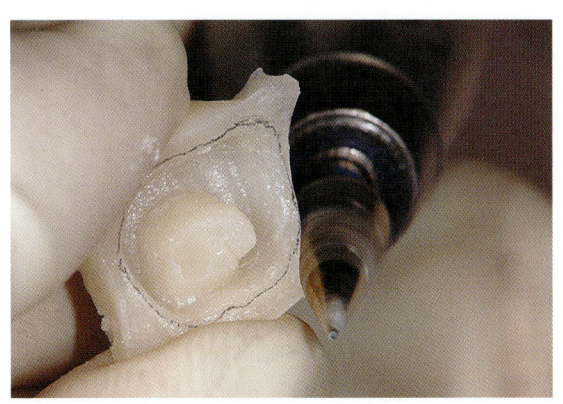
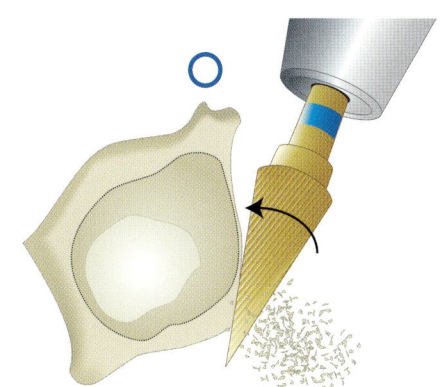

PART 2　プロビジョナルレストレーション編

プロビジョナルレストレーションの製作法

　プロビジョナルレストレーションの製作法には，チェアサイドで歯科医師が直接製作する「直接法」と，あらかじめラボで製作しておきチェアサイドで調整する「間接法」の2つがある．それぞれに利点・欠点があるため，両者の特徴をよく把握したうえで，どのような目的のためにそのプロビジョナルレストレーションを製作するのかを明確にしておくことが望ましい．
　以下に，直接法・間接法の特徴を比較したものを示す（表2）．

表2　プロビジョナルレストレーション製作における直接法・間接法の比較．

	直接法	間接法
製作法	チェアサイドで歯科医師が直接製作する	あらかじめラボで製作しておき，チェアサイドで調整する
チェアタイム	長い	短い
治療回数	少ない	多い
気泡の迷入	入りやすい	入りにくい
強度	やや劣る	直接法より強い
精度	歯数が増えると落ちる	何歯でも一定
テクニカルエラー	術者のテクニックによる	起こりにくい
レイアーテクニック	困難	容易
咬合調整	ある程度の調整	わずかな調整
具体的方法	・既存のクラウンを使用（補綴物の状態がよい場合） ・ワックスアップを利用 　そのままでは直接印象してもうまくつくれない 　1．実質欠損，脱離，歯列不正等 　2．ブリッジのポンティックがない場合 　3．咬合平面を変更したい場合 ・直接圧接して製作する	・予想支台歯形成を行い製作 ・支台歯形成模型より製作 ・直接法──→間接法 　多数歯修復の必要があり，一度に行うことに自信がない場合 ・再評価用（2nd）プロビジョナルレストレーション

直接法によるプロビジョナルレストレーションの製作

既存のクラウンを使用：補綴物の状態がよい場合

あらかじめ口腔内に既存のクラウンが装着されていて，そのクラウンがプロビジョナルレストレーションを製作する外形とほぼ相似形の場合（わずかな調整によって製作できる場合），そのクラウンをあらかじめシリコーンパテにより印象することで，プロビジョナルレストレーションを即日に製作することが可能となる．

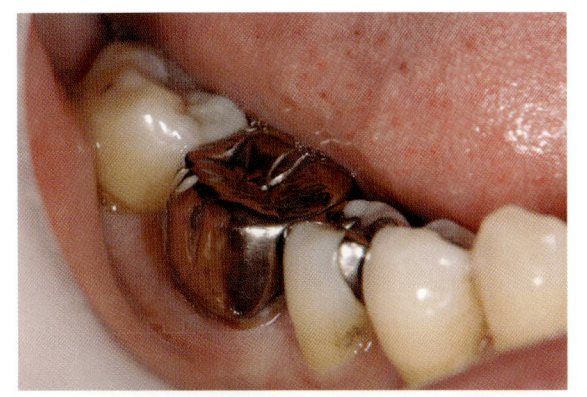

図 5a　図のように補綴物の状態がまずまず良好な場合は，この既存のクラウンをそのまま使用する直接法が可能となる．

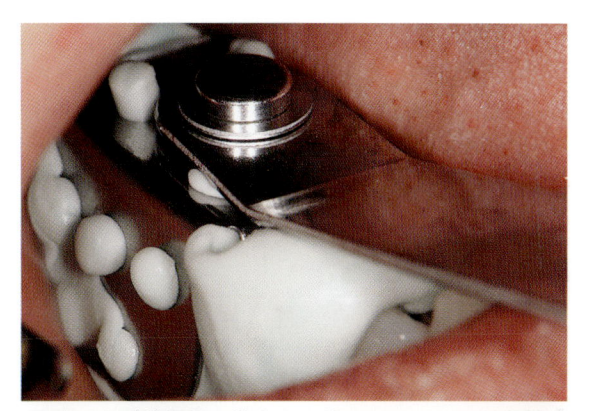

図 5b　まず補綴物を撤去する前にシリコーン印象材で印象を行う．できればヘビーボディタイプのものを使用するのが望ましい．レジンを流して込んで圧接するときに印象材が軟らかいと形が歪んでしまうため，ある程度硬いものがよい．

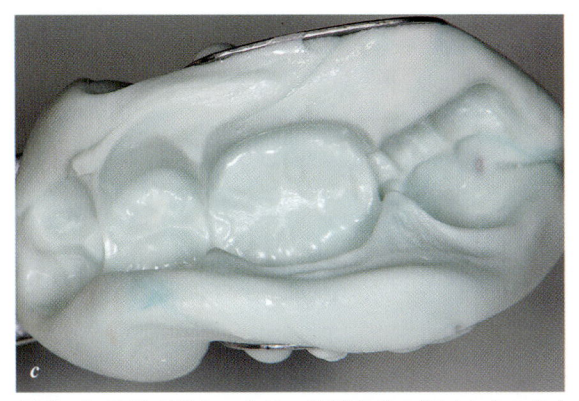

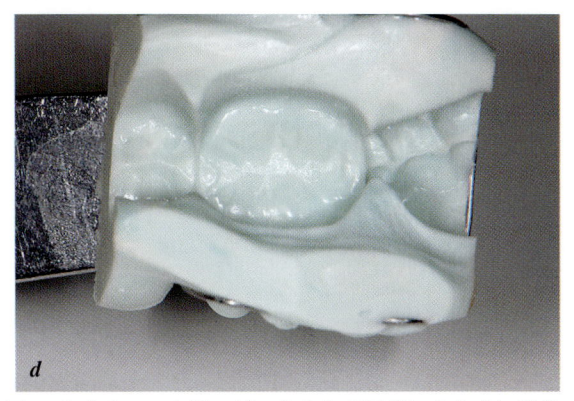

図 5c, d　印象が終わったら，両隣在歯の歯冠中央のあたりでカットする．これはレジンを入れて圧接したときに印象材が浮いていないか確認する作業である．もしアンダーカットがあったとすると浮いてしまう原因になる．そのときはナイフでトリミングを行う．

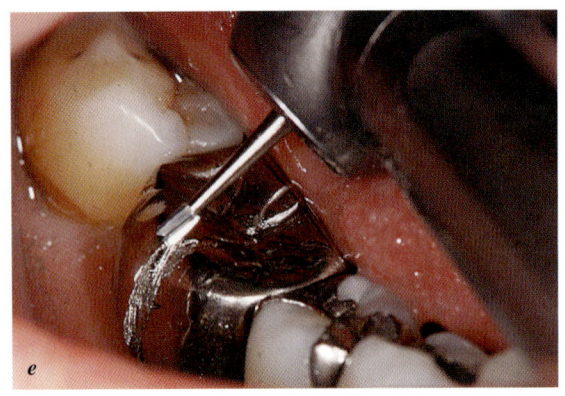

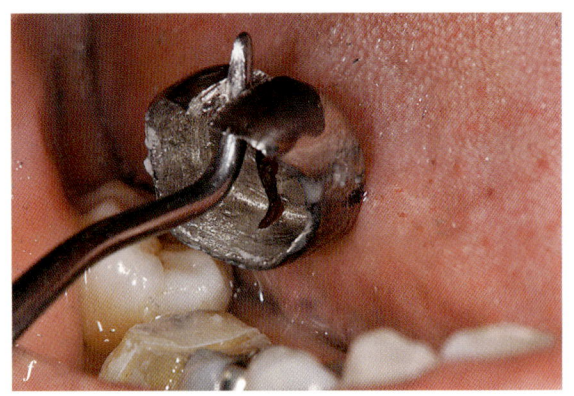

PART 2　プロビジョナルレストレーション編

図5e, f　既存のクラウンを外す．外し方としては，撤去バーを使ってクラウンを切断していく．ある程度まで切断できたら，マイナスドライバーのような形をしたクラウンリムーバーを使ってクラウンを撤去する．

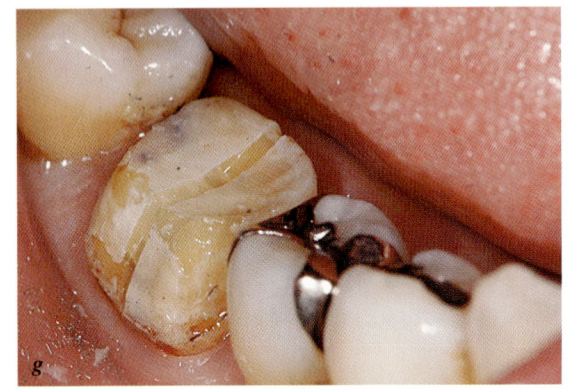

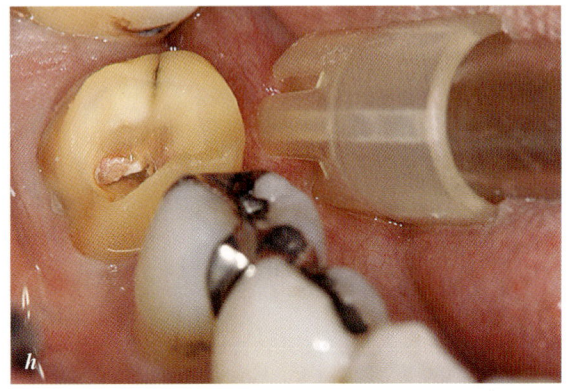

図5g, h　クラウン撤去後の状態．そこから支台歯形成をして，失活歯で根管治療が必要な場合はhのようにポストを掘っていき，根管口を明示していく．

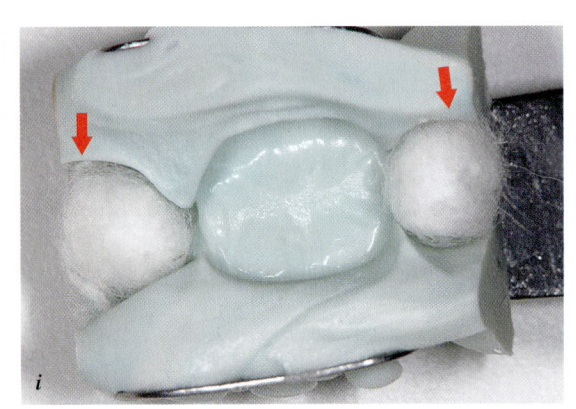

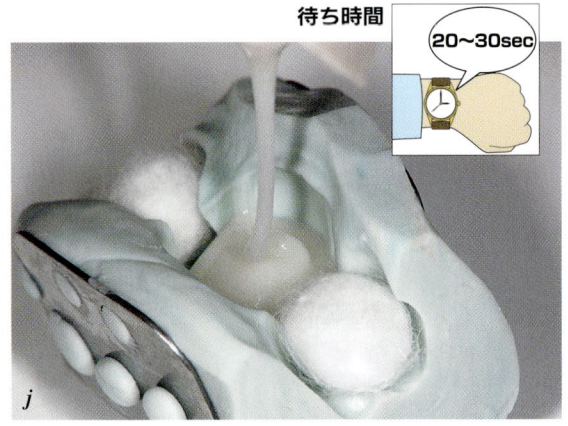

待ち時間　20〜30sec

図5i, j　支台歯形成が終わったら，あらかじめ印象していたシリコーン印象材にロールコットン（綿球）を両隣在歯のところに設置し（矢印），レジンが流れ出ないように防波堤をつくった後，レジンを流し込み，20〜30秒放置する．

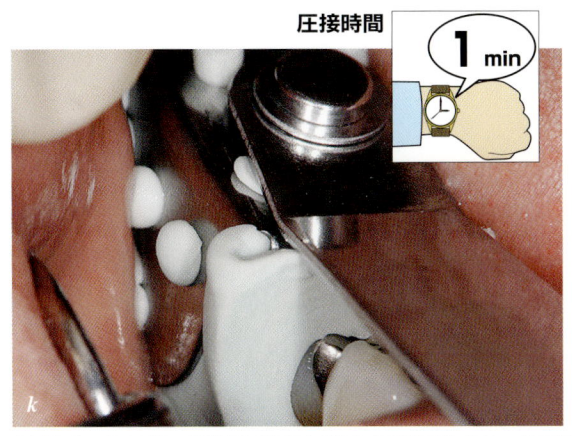

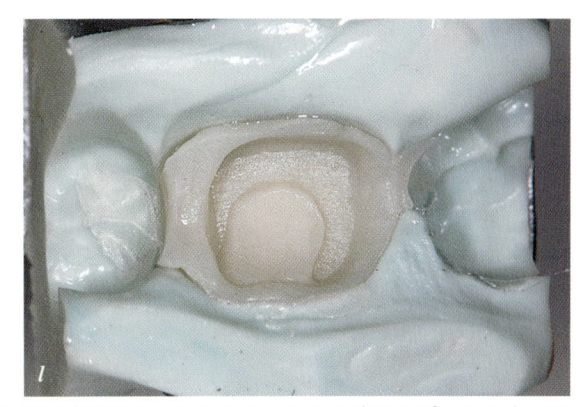

直接法によるプロビジョナルレストレーションの製作

図 5k, l　その後，綿球を撤去し約1分間圧接する．印象材を歯冠中央でカットしたことにより境界がぴったり合っているかが確認できる．

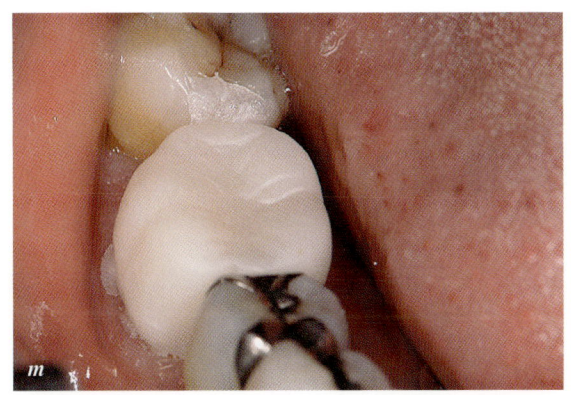

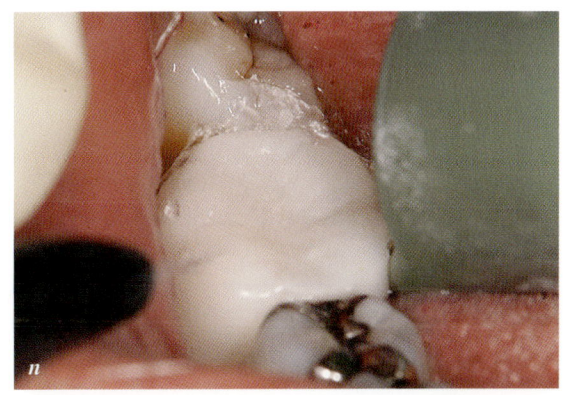

図 5m, n　撤去後の状態．固まっていないから慎重に取って，口腔内に試適して合うかどうか確認．生活歯の場合は硬化熱がでるので，注水しながらクーンダウンする．

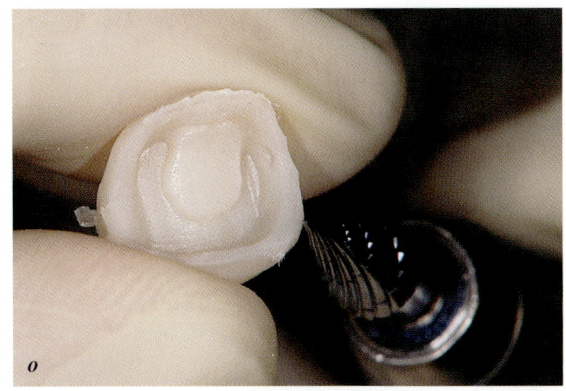

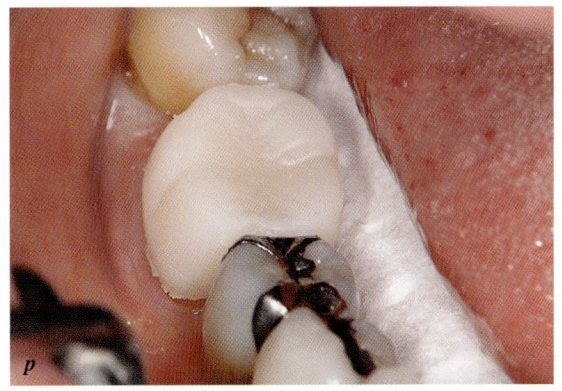

図 5o, p　硬化したらバリを取って圧接していく．その時点で歯頸部がマージンにぴったり合っているか確認する．

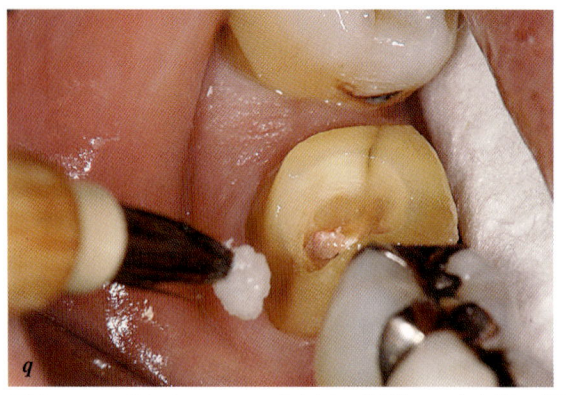

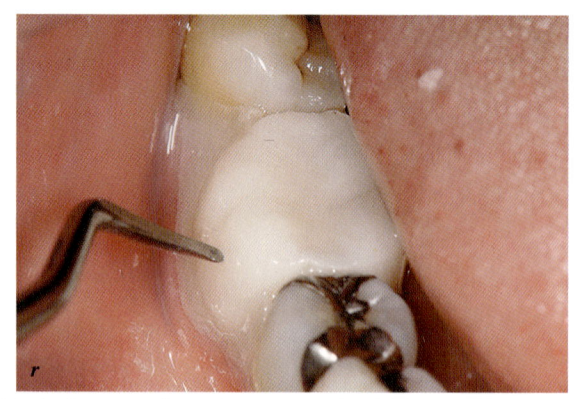

PART 2　プロビジョナルレストレーション編

図 5q, r　つぎにウォッシュを行う．筆積みで支台歯の歯頸部，とくにマージンのところにレジンを置いてクラウンを圧接する．

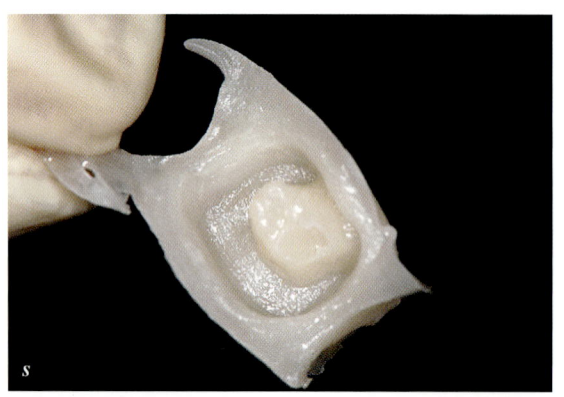

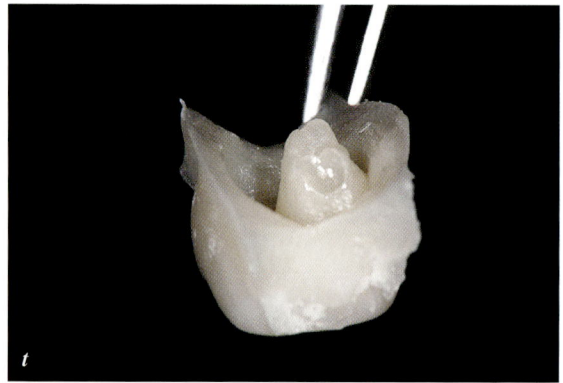

図 5s, t　この際，ある程度マージンが合っていないとシャープにでてこない．

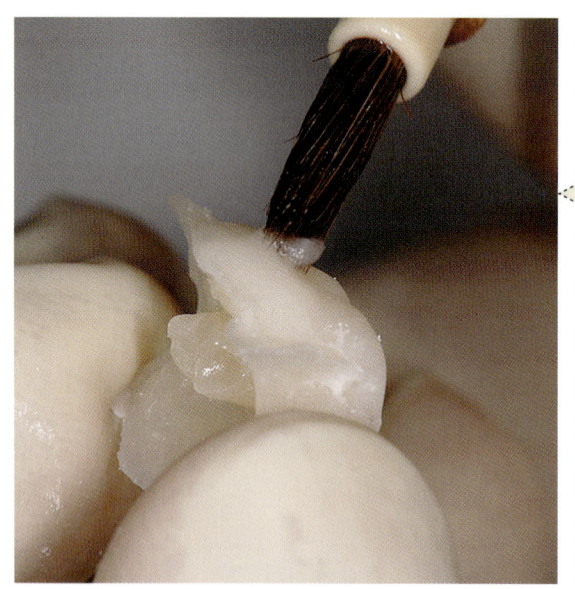

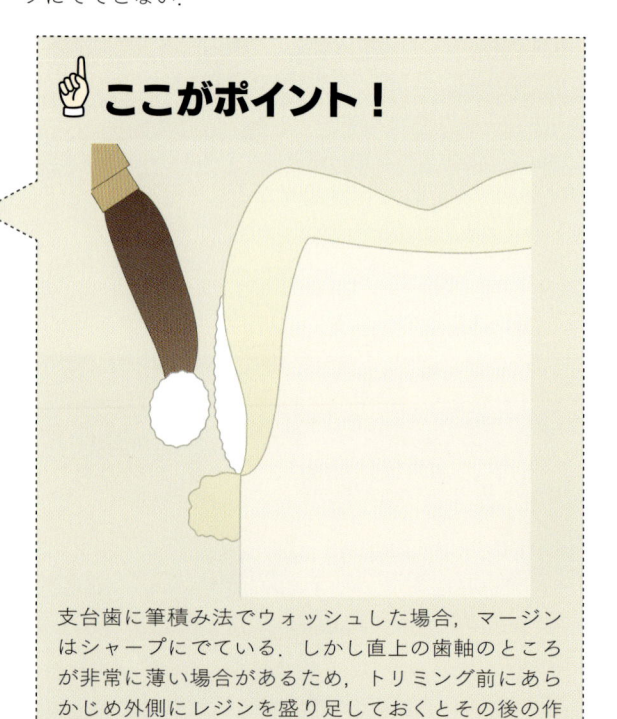

図 5u　レジンをあらかじめ足しておくことがポイント．

ここがポイント！

支台歯に筆積み法でウォッシュした場合，マージンはシャープにでている．しかし直上の歯軸のところが非常に薄い場合があるため，トリミング前にあらかじめ外側にレジンを盛り足しておくとその後の作業が行いやすい．

直接法によるプロビジョナルレストレーションの製作

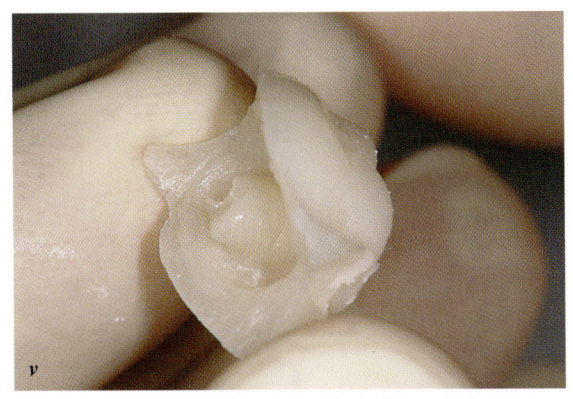

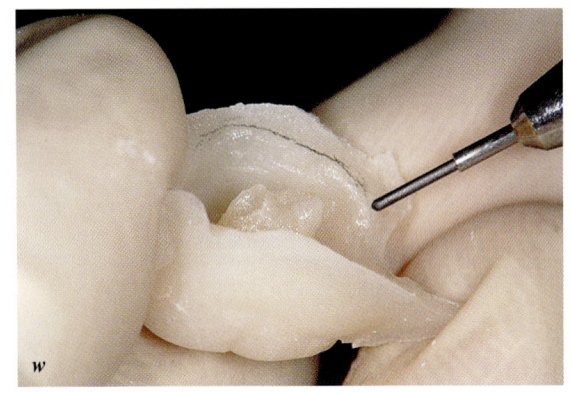

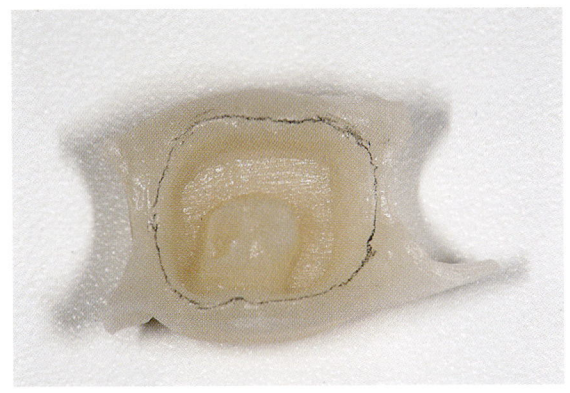

図 5v, w　マージンラインがよくわからない場合はシャープペンで書く．

図 5x　1本書きで書けないと支台歯形成がうまくいっていない証拠．

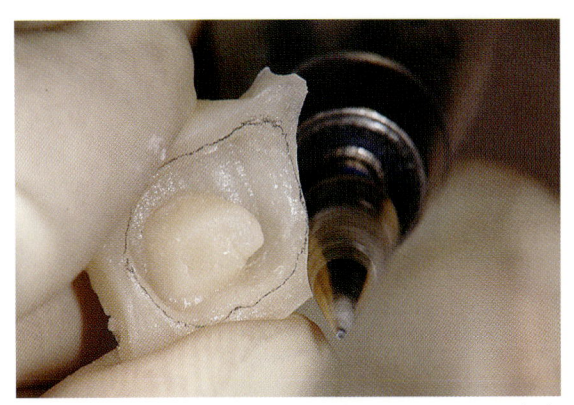

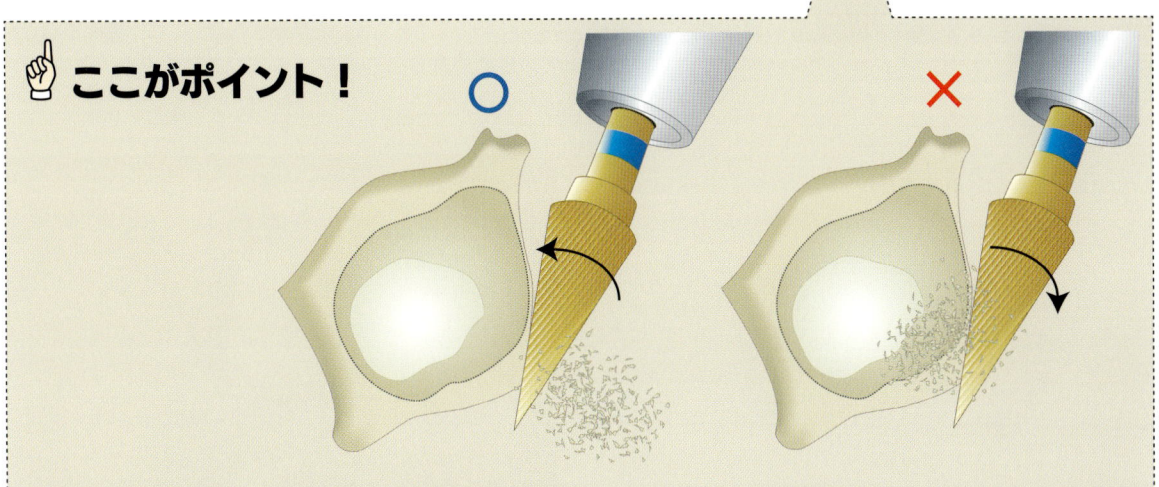

図 5y　バリの削りかすはどこへ飛ぶか，バーの回転方向に考慮する．もし内側へ飛ぶと，マージンがみえなくなるという問題が起こる．

ここがポイント！

切削時，バーの回転方向を考慮することが重要．左図のように外側に向かった回転であれば切削片がマージンを邪魔しないが，右図のように内側に向いた回転では粉塵が入ってしまうので注意が必要である．

39

PART 2　プロビジョナルレストレーション編

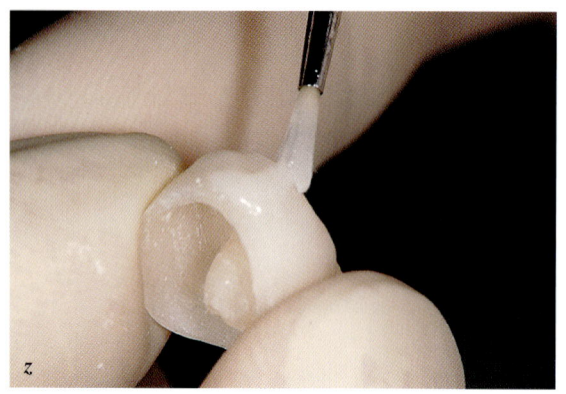

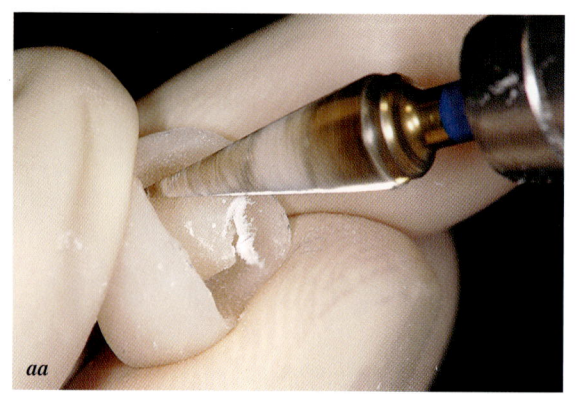

図5z, aa　マージンを削ってきれい外形ができた．なかはポストタイプになっている．

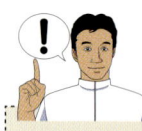

レジンは硬化すると性質上収縮する．完全に硬化してから外すことが困難なため，硬化直前に外すことになる．その後の収縮に対してなおかつ形成面はバーにより凹凸が多い，セメントスペースをつくる必要があり，内面を一層削る必要がある．

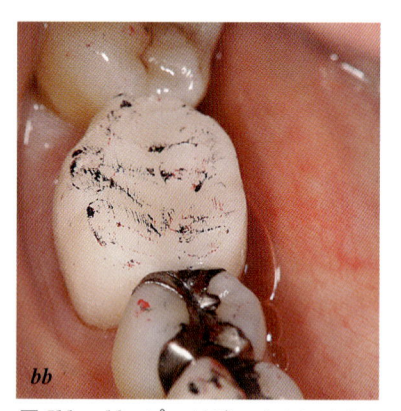

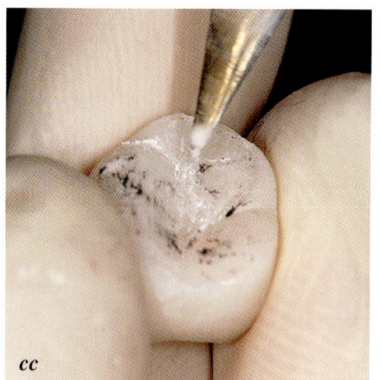

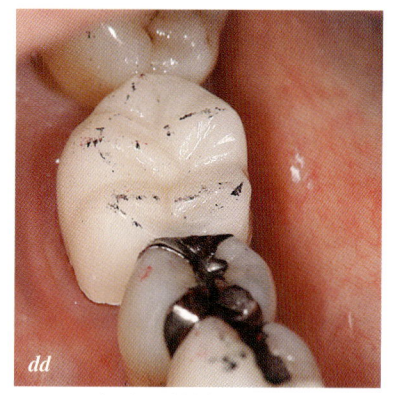

図5bb〜dd　プロビジョナルレストレーションの辺縁隆線を天然歯の隆線に合わせる．歯列の連続性を考えることが重要である．

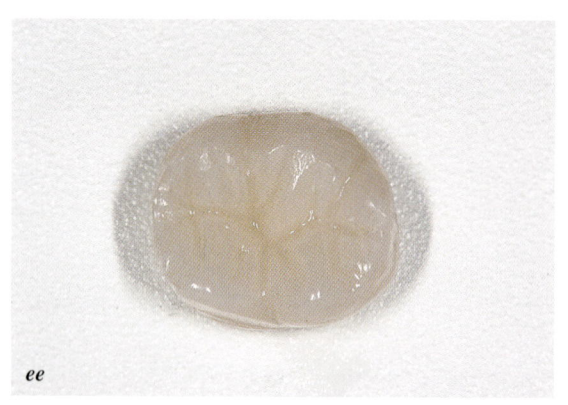

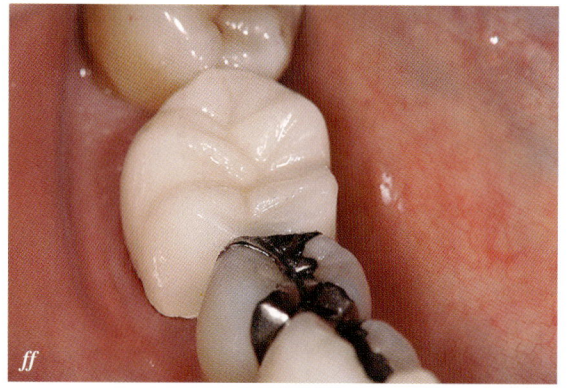

図5ee, ff　調整後のプロビジョナルレストレーションおよび装着時．

40

直接法によるプロビジョナルレストレーションの製作

ワックスアップを利用：そのままでは直接印象してもうまく製作できない場合

既存のクラウンが使えない，あるいは歯冠の崩壊が著しい場合，ブリッジの場合などは，あらかじめワックスで歯冠外形を再現しておき，それをシリコーンパテで印象して，プロビジョナルレストレーションの外形をつくるとスムーズにできる．

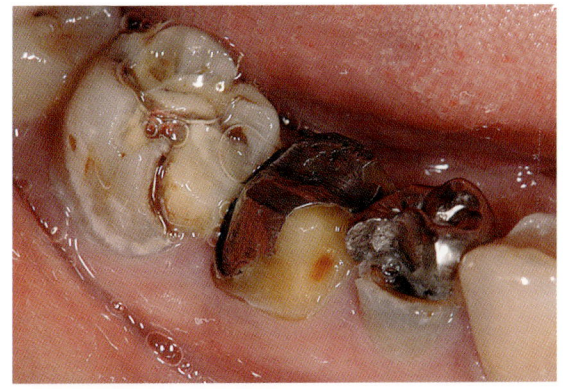

図 6a　初診時において歯冠の崩壊が著しい場合は，あらかじめ印象を採り，ワックスアップしておく．

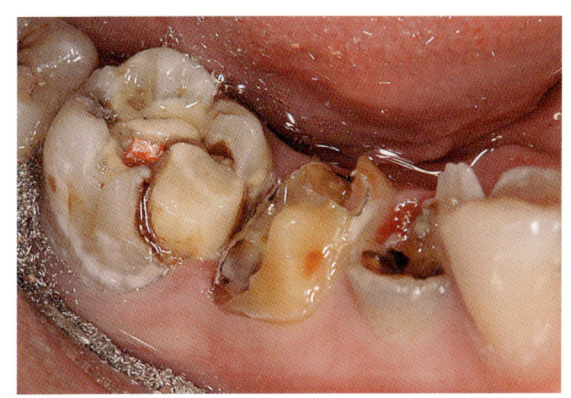

図 6b　修復物やう蝕を除去し，健全歯質を露出させる．

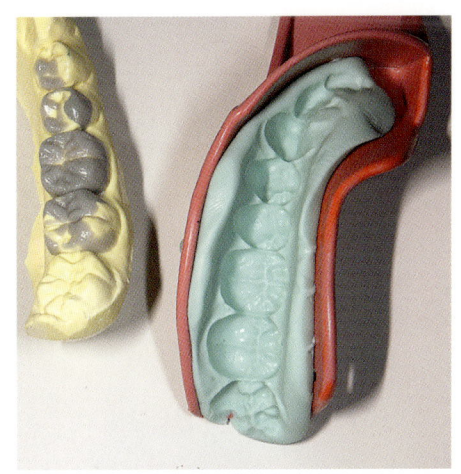

図 6c　あらかじめワックスアップしておいた模型をシリコーンパテで印象する．

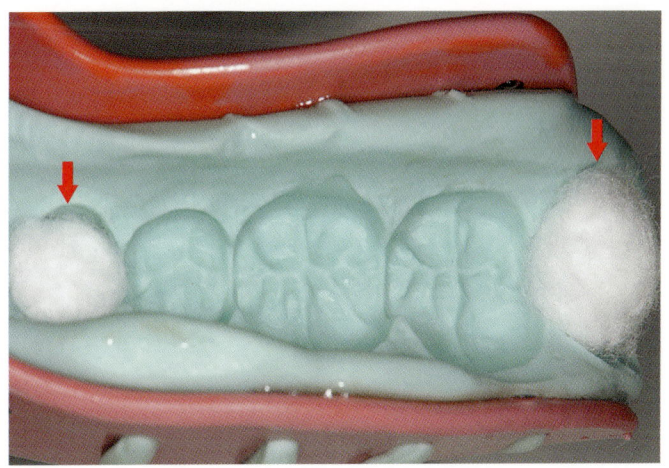

図 6d　そのシリコーンパテを用いた印象を外形としてプロビジョナルレストレーションの外形をつくる．プロビジョナルレストレーション製作の隣在歯のところには，あらかじめロールコットンを置いておく（矢印）．

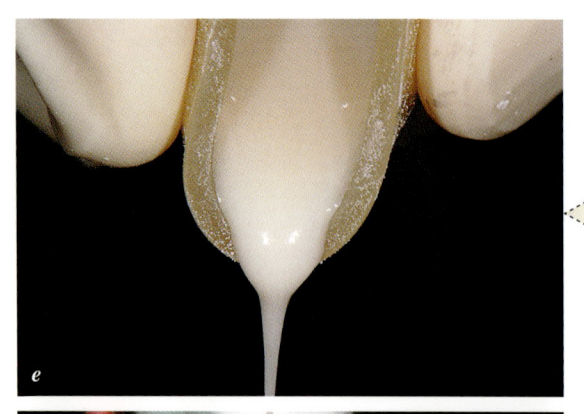

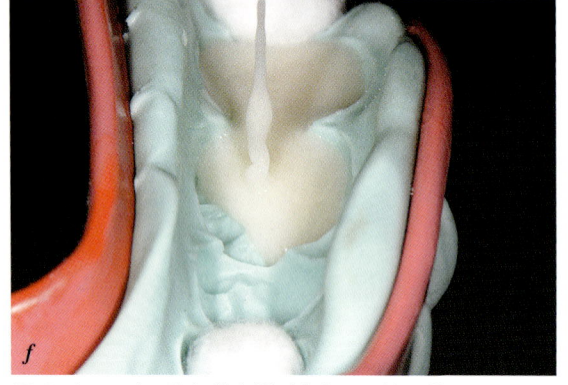

PART 2　プロビジョナルレストレーション編

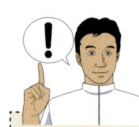

> 練和をする際に比較的やわらかめにしておくことがポイント．ラバーのダッペングラスの両側を指で押さえて，できるだけ細い滴で流し込むとよい．それによって咬合面の細部にまで気泡が行きわたらずに入れることができる．

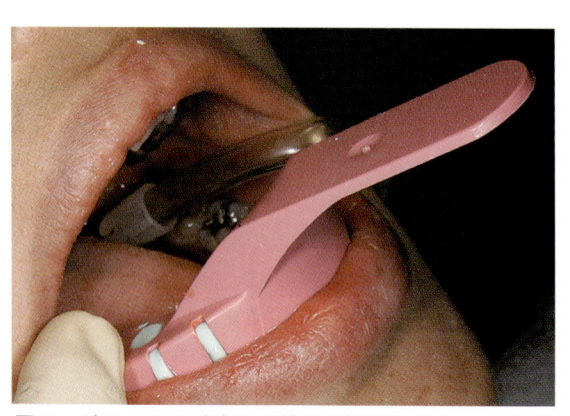

図 6e, f　レジン液と粉を混ぜ合わせ，流し込むのにちょうどよい状態になったら印象面に流し込む．
➡P133・マテリアル⑧左

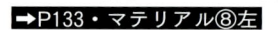

図 6g　速やかに口腔内で圧接し，約1分おく．

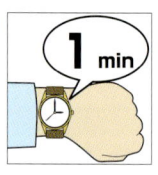

圧接時間　1 min

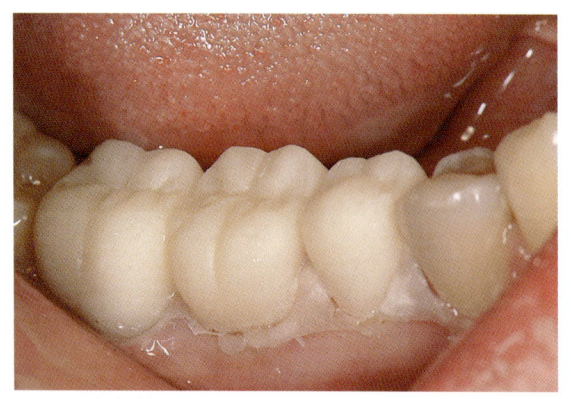

図 6h　印象材を外したところ．このとき，硬化まで変形したり，浮き上がったりしないように注意が必要である．

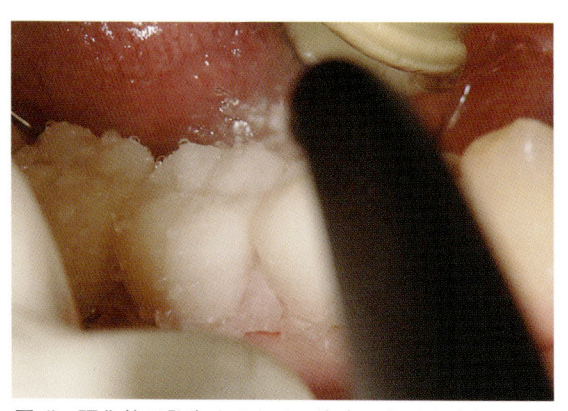

図 6i　硬化熱が発生するため，注水しながら冷却し，硬化を待つ．

直接法によるプロビジョナルレストレーションの製作

図6j　硬化後，試適して浮き上がりやきつさがないかどうかを確認する．その後，マージンのウォッシュを行う．

図6k　プロビジョナルレストレーションを外したところ．

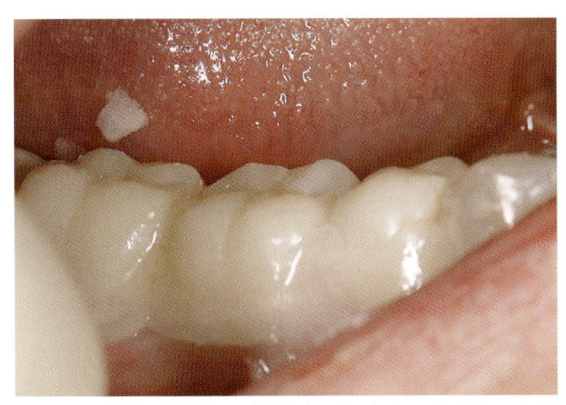

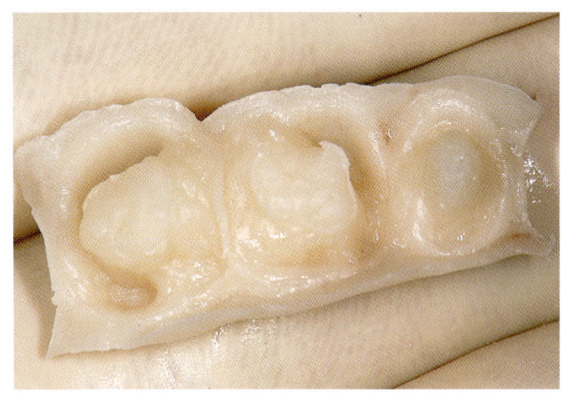

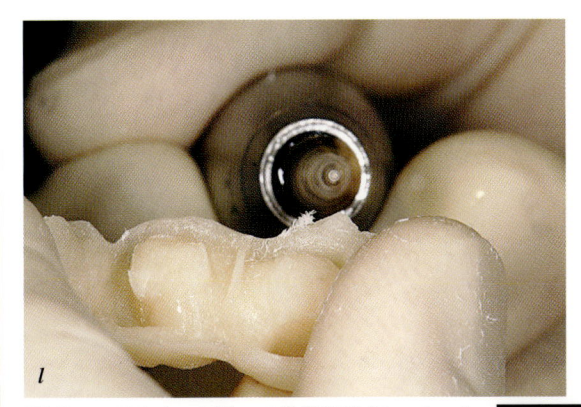

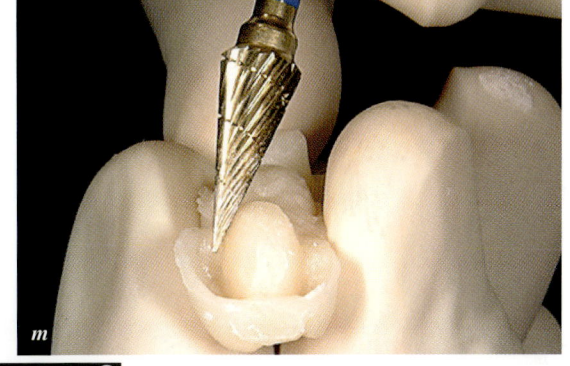

図6l, m　KTバーを用いて微調整を行っていく．　➡P133・マテリアル⑦

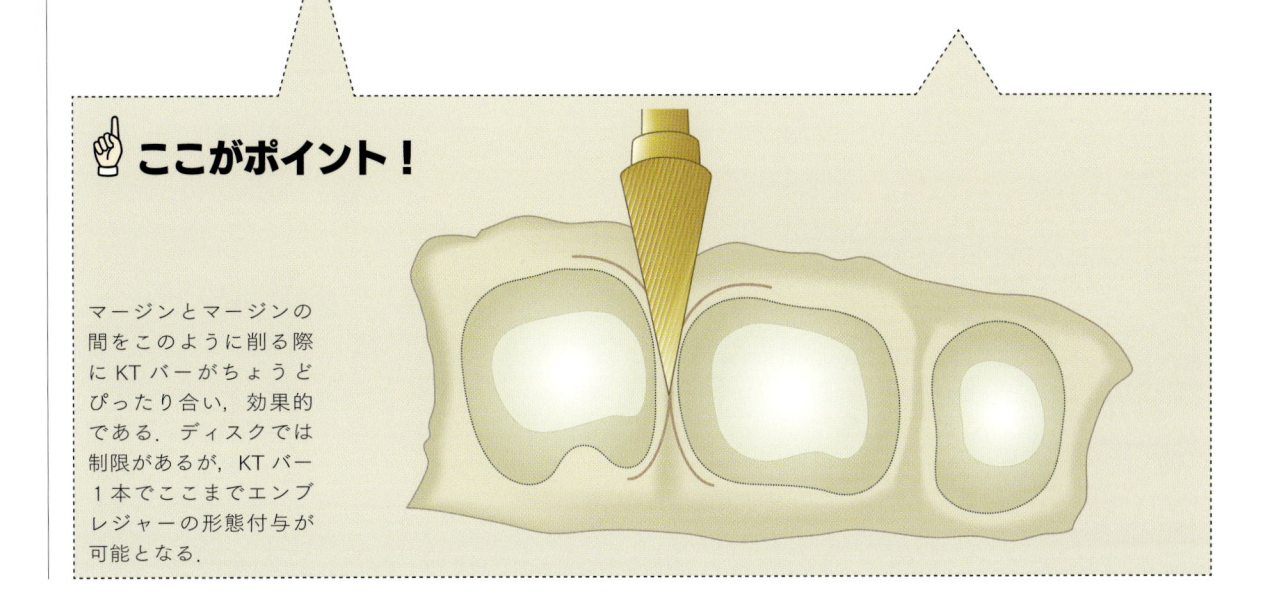

ここがポイント！

マージンとマージンの間をこのように削る際にKTバーがちょうどぴったり合い，効果的である．ディスクでは制限があるが，KTバー1本でここまでエンブレジャーの形態付与が可能となる．

PART 2　プロビジョナルレストレーション編

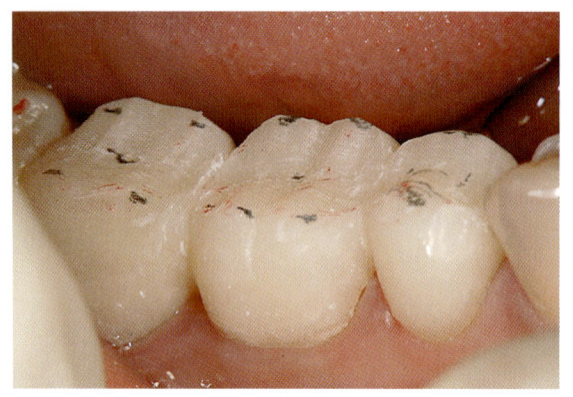

図 6n　咬合接触状態の確認．

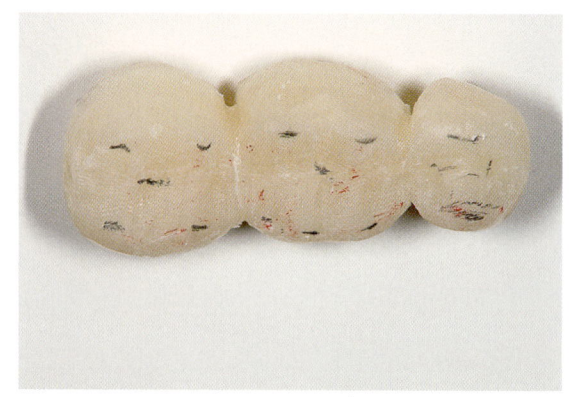

図 6o　辺縁隆線を印記する．

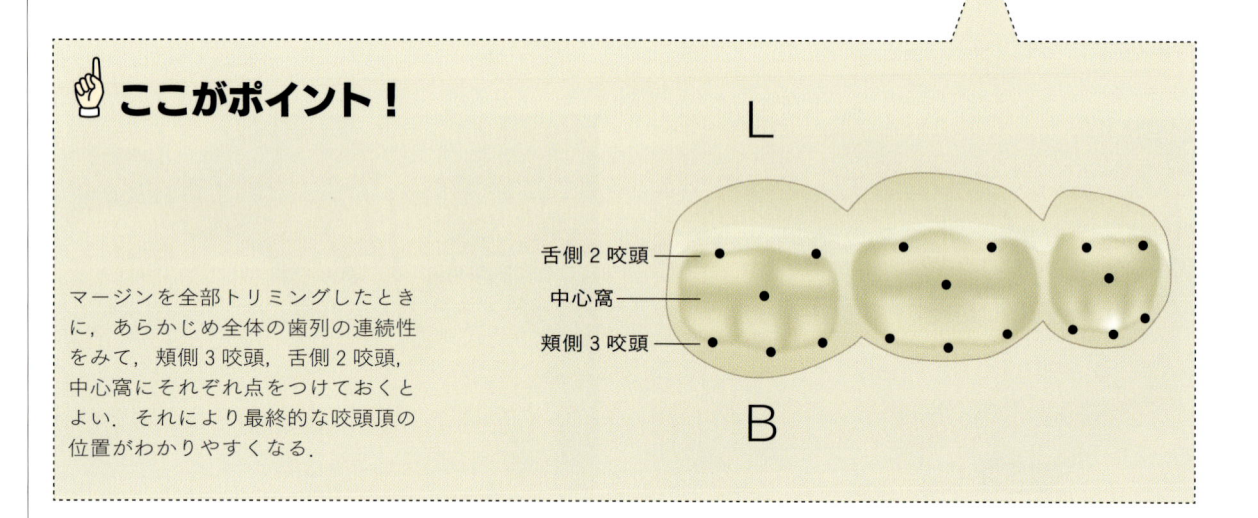

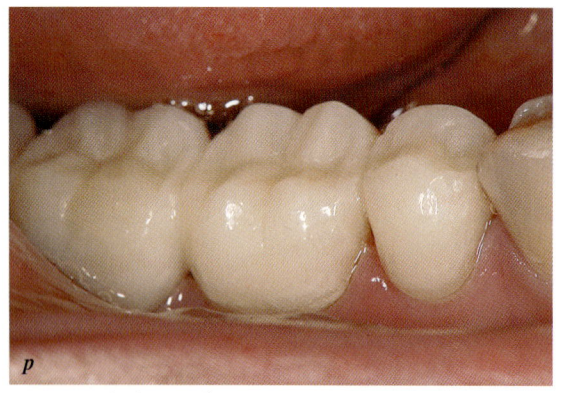

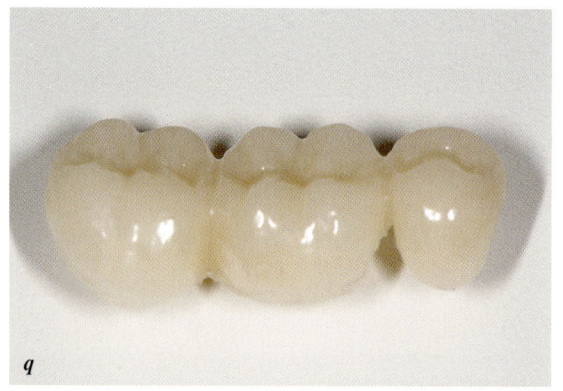

ここがポイント！

マージンを全部トリミングしたときに，あらかじめ全体の歯列の連続性をみて，頰側3咬頭，舌側2咬頭，中心窩にそれぞれ点をつけておくとよい．それにより最終的な咬頭頂の位置がわかりやすくなる．

L
舌側2咬頭
中心窩
頰側3咬頭
B

図 6p, q　完成したプロビジョナルレストレーション．解剖学的な咬合面形態を知っておくことが重要である．

44

間接法によるプロビジョナルレストレーションの製作

間接法：予想支台歯形成を行い製作

　審美性を重視する場合，あるいは多数歯にわたるプロビジョナルレストレーションの製作においては，口腔内にて直接法によるプロビジョナルレストレーションの製作は変形のおそれがあるため，間接法によりラボサイドで製作しておくことが望ましい．

図7a〜c　5＋5のプロビジョナルレストレーションの製作．

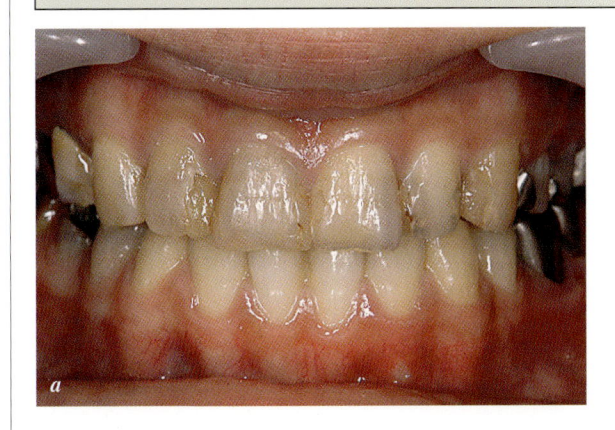

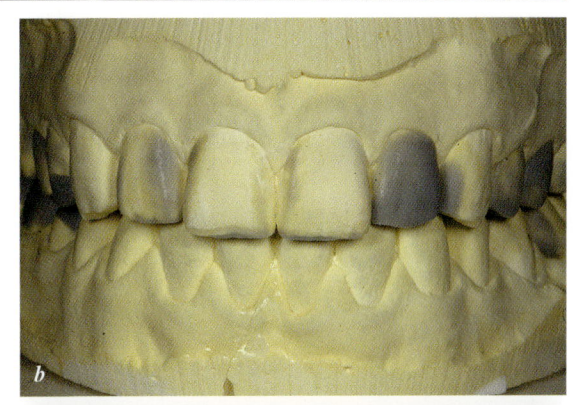

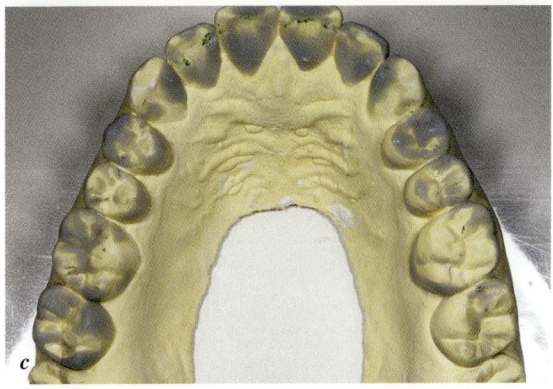

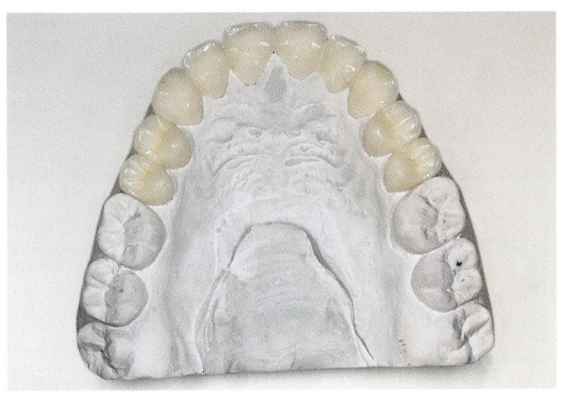

図7d　予想して模型上でプロビジョナルレストレーションをつくるときのポイントは，模型上で形成してマージンはぴったり合わせておくことである．

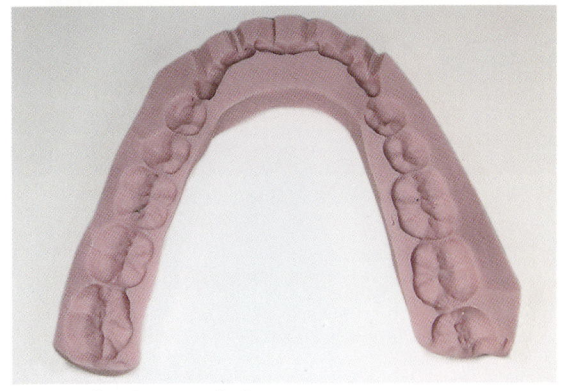

図7e　咬合面コアの製作．

PART 2　プロビジョナルレストレーション編

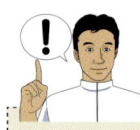

あらかじめ模型上でプロビジョナルレストレーションを製作した場合，ウォッシュするとどうしても浮き上がってしまう．あまりに浮き上がりすぎると，せっかくつくった咬合面を削合しなければならなくなる．そのため，できるかぎり試適の段階で図7gのように歯頸部までぴったり入っているかどうかを確認する必要がある．この場合，咬合面コア（図7e）をつくって浮き上がりがないかを確認し，プロビジョナルレストレーションをウォッシュした後も咬合状態を再度確認して，浮き上がりをチェックすることも一法である．

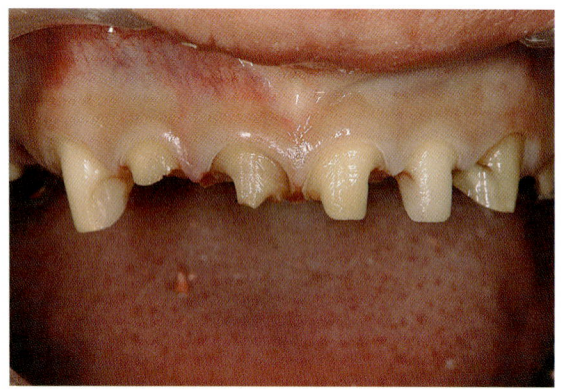

図7f　補綴物除去時．

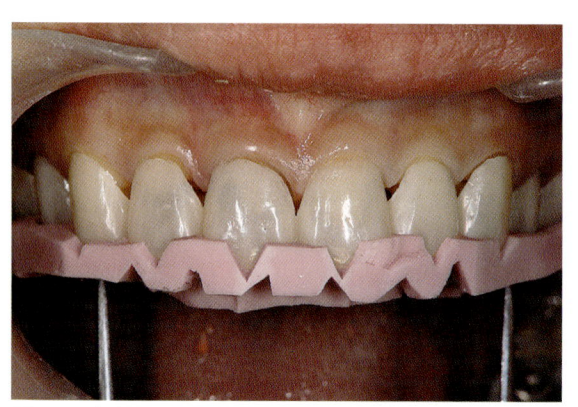

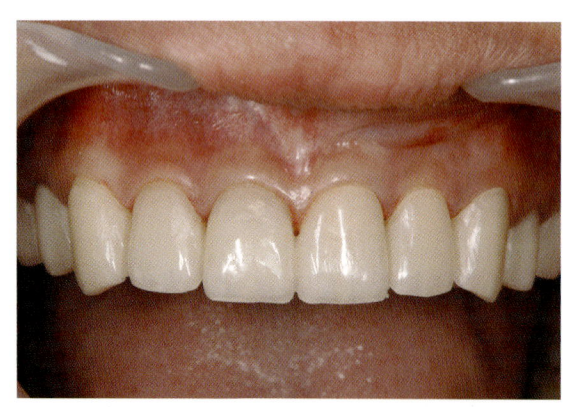

図7g　咬合面コアによって浮き上がりを確認．

図7h　プロビジョナルレストレーションの装着．

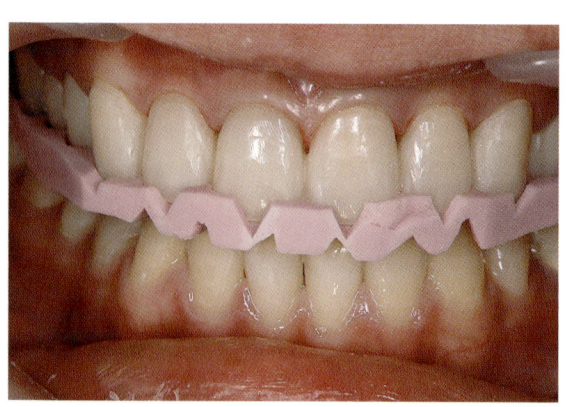

図7i　咬合面コアで咬合状態を確認．

間接法によるプロビジョナルレストレーションの製作

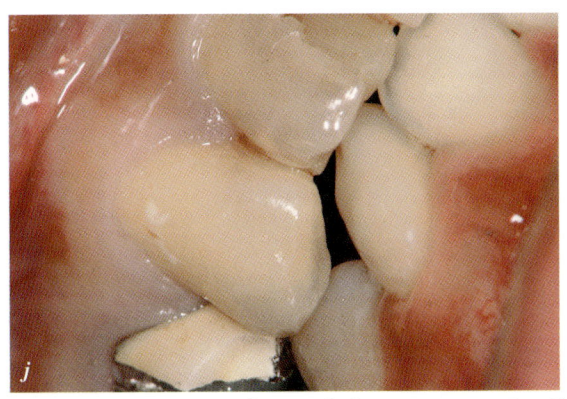

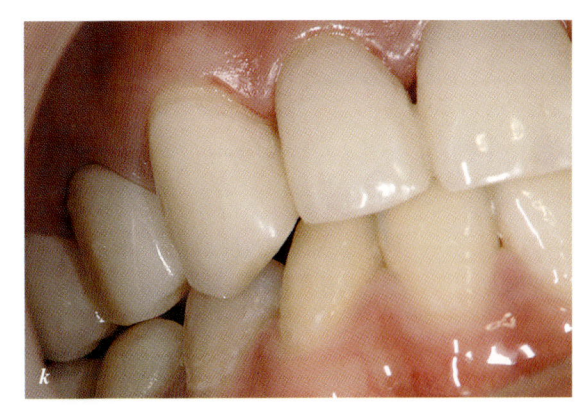

図7j, k　ワックスアップにより術前にアンテリアガイダンスを確立させ，それをプロビジョナルレストレーションにて具現化する．このように咬合面コアをつくることにより，より精度の高い咬合接触を与えることが可能である．

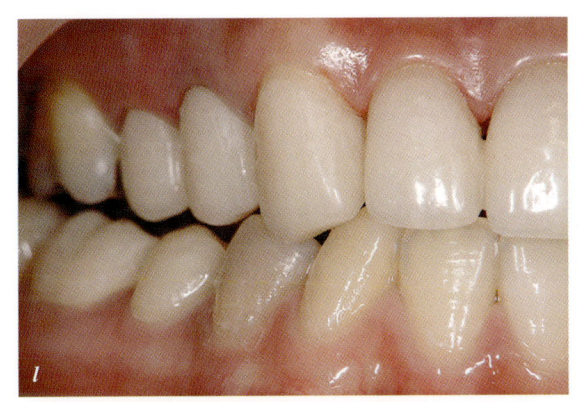

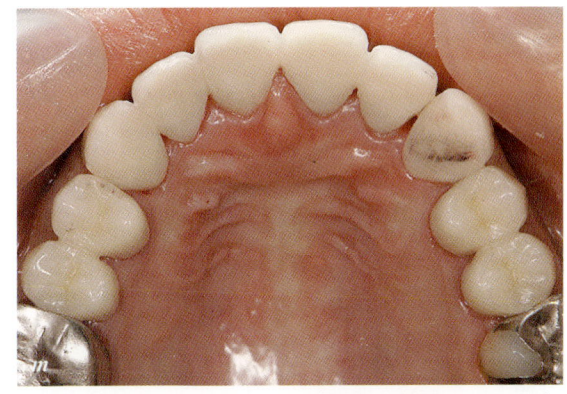

図7l, m　犬歯誘導における臼歯の離開量をみる．プロビジョナルレストレーションにおいて審美的な側面のみならず，機能的な側面もこの手法を使うことにより確立される．

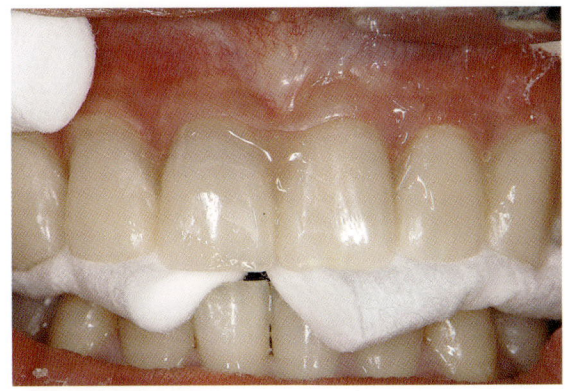

図7n　仮着用透明セメントにて仮着する．
➡P134・マテリアル⑬

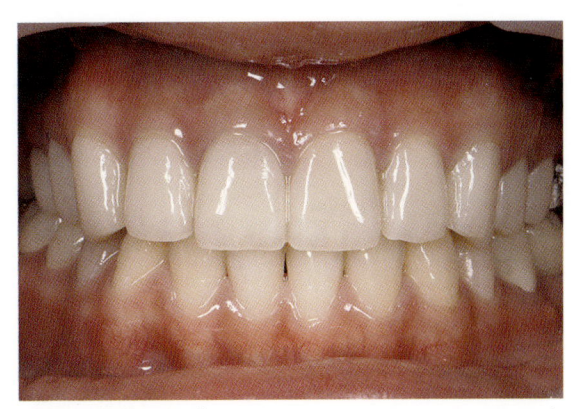

図7o　完成したプロビジョナルレストレーション．より天然歯に近いプロビジョナルレストレーションを製作するために切端にはトランスルーセントを付与し，外形には透明度の高いレジンを用いた．最終的に仮着する際においても透明性の高い仮着材を用いることで，より透明感のある仕上がりとなる．

PART 2　プロビジョナルレストレーション編

リマージングのポイント

プロビジョナルレストレーションで歯肉形態を整える

　本症例は，3+3 にプロビジョナルレストレーションが装着されている．3|の形成が少し浅いために，リマージングを行った．その方法として，まず圧排糸を1回巻き，それにより縁下にどのくらい深く入るか，ロークレストなのかハイクレストなのかを確認する．本症例ではロークレストであり，圧排糸が透けてみえ，当然のことながらクラウンも縁上に入れると透けてみえてくる．そのため，可及的にマージンを深くするためにリマージングが必要となる．

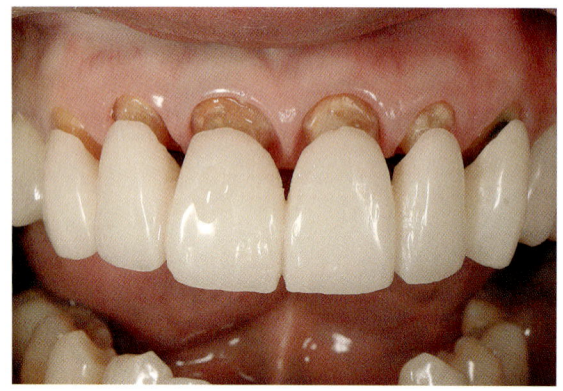

図 8a　マージンが適合すれば歯周組織は正直に反応する．

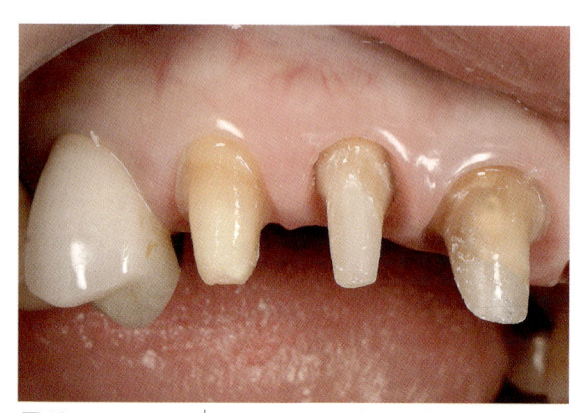

図 8b　ここでは 3| のリマージングにスポットを当てたい．

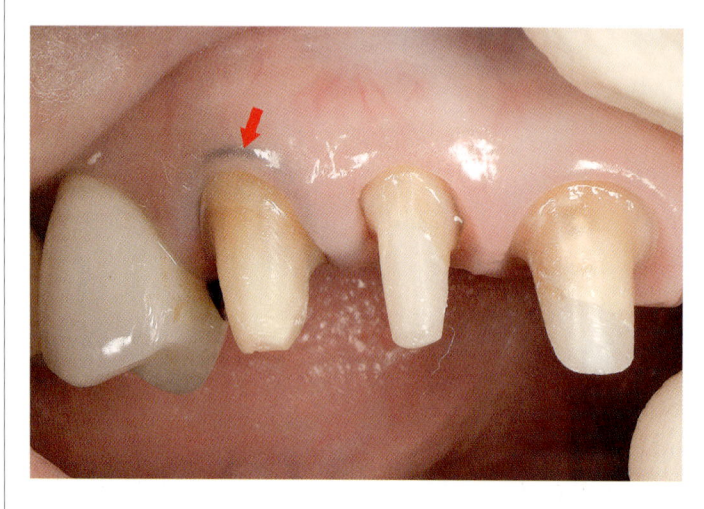

図 8c　3| に圧排糸を巻いた状態．非常に薄い歯肉のため，入れた圧排糸が透けてみえている．John Kois は歯肉が thick か thin かを圧排糸が透けてみえるかどうかで判断している．本症例は thin であり，ロークレストに近い．

リマージングのポイント

　圧排糸を巻いて，ある程度サルカスの深さを把握できたら，圧排糸の直上までマージンの設定位置を変えていく．その際，歯肉を可及的に傷つけないためにエキスカベータを使ってもち上げ，ファインのバーを用いて，マージンを0.2〜0.3mmの精度でなめるように形成を行う．その結果，歯肉を傷つけないまま修正が可能となる．

　その際に注意が必要なのは，PART 1で解説したようにJシェイプにならないようにすることである（P.26参照）．できるだけラウンデッドショルダーで形成することがポイントとなる．場合によってはマイクロスコープを用いて拡大下で形成を行うことも必要だろう．

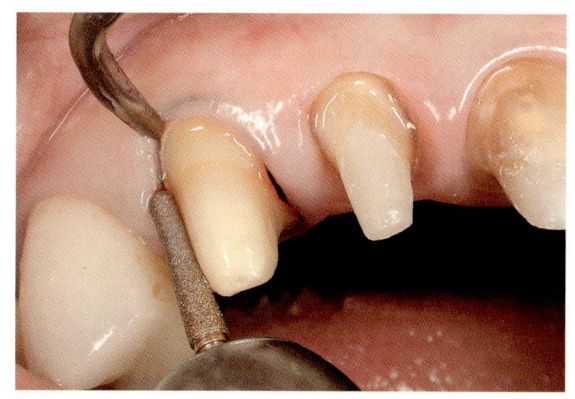

図8d　歯肉を傷つけないようにエキスカベータで歯肉をもち上げ，ファインのバーで形成する．

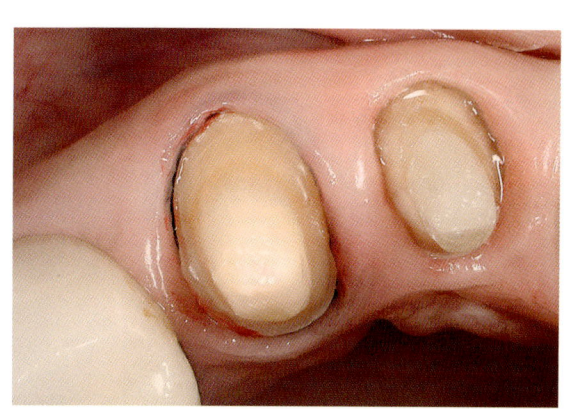

図8e　形成後の状態．圧排糸がみえるところと，みえないところがある．

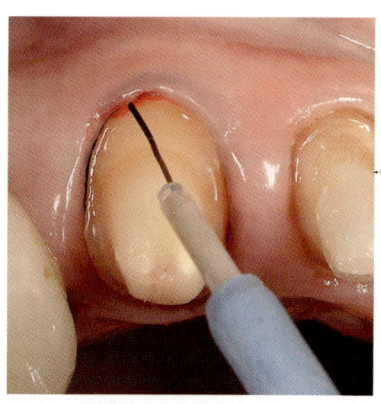

図8f　圧排糸の上に覆い被さった歯肉を高周波メスで切除する．可及的に細いインスツルメントを使い，歯肉内縁を繊細に取り扱うことが重要である．➡P132・マテリアル⑤

ここがポイント！

圧排糸に乗り上げた歯肉だけを高周波メスで切る．そのとき，歯肉縁の頂上の部分を残して，その内縁を切ることがコツ（Dr.Raymond Kimのテクニック）．頂上を切ってしまうと歯肉退縮を起こしてしまうので注意を要する．

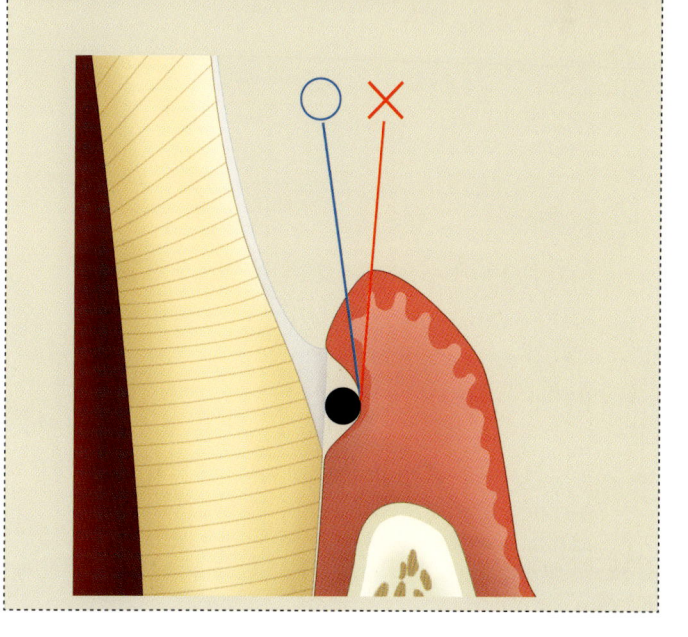

PART 2　プロビジョナルレストレーション編

　形成(リマージング)を終えた後,既存のプロビジョナルレストレーションの調整に入る.ウォッシュの際に重要なことは,支台歯のマージンに既存のプロビジョナルレストレーションのマージンがほぼ一致となることである.リマージングの場合,通常アンダーであるから,まずはそこを合わせていく.いわば個歯トレーをイメージすればわかりやすいだろう.余分なレジンはエクスプローラーで落とし,きれいにマージンを出していく.必要ならばもう一度ウォッシュする.足りない部分は少し足して,少し削る.そこでトリミングすると唇側のカントゥアがよい状態になる.

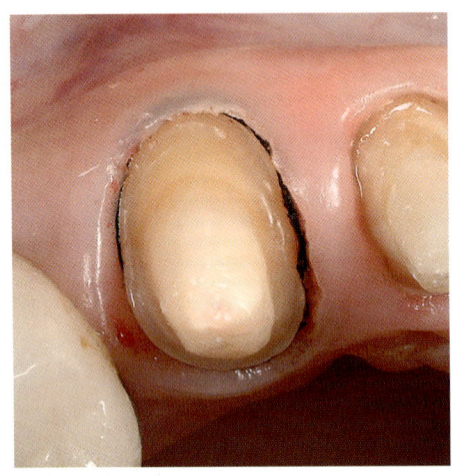

図 8g　歯肉切除後の状態.

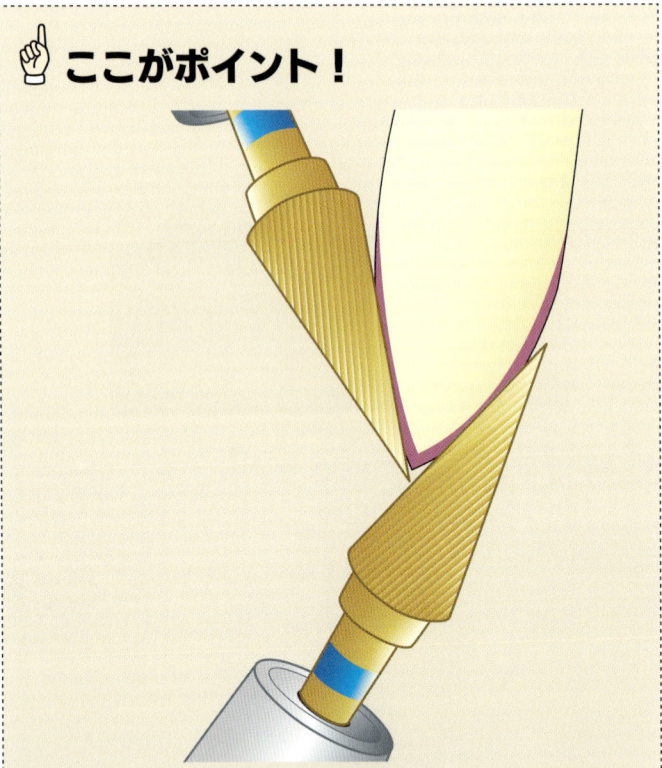

☝ **ここがポイント！**

プロビジョナルレストレーションの外面・内面(紫色で示した面)は,新しいレジンとの接着面となるためあらかじめ一層削って新鮮面を出しておく.

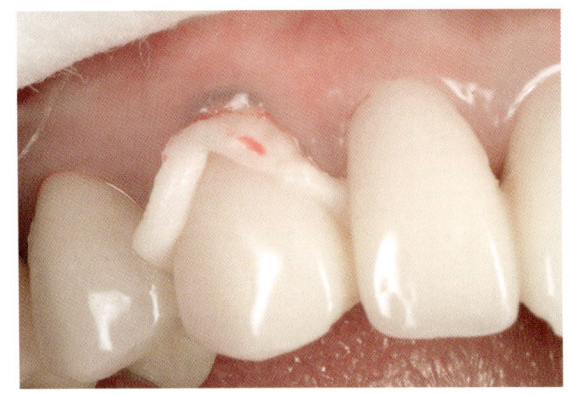

図 8h　1回目のウォッシュ.この際,マージンの位置も一緒に合わせていく.

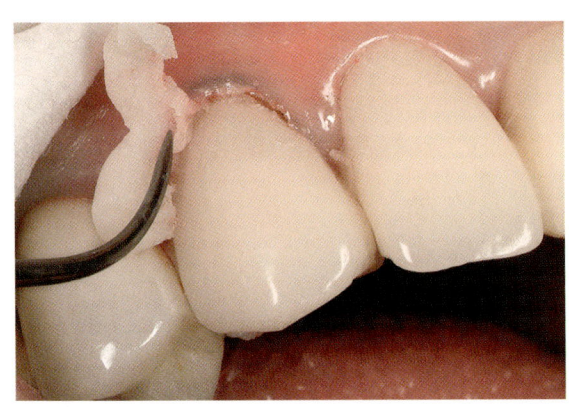

図 8i　余分なレジンはカットする.

リマージングのポイント

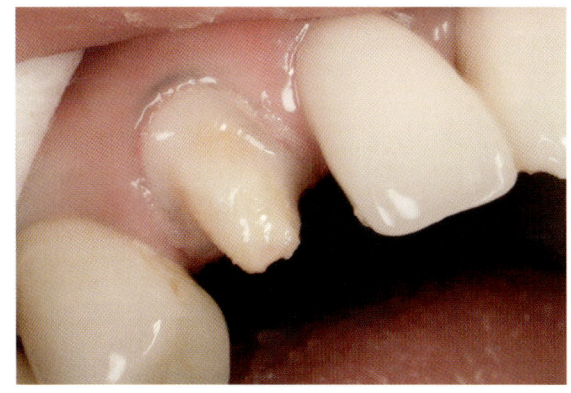

図8j　2回目のウォッシュ．支台歯に少量のレジンを盛る．

図8k　プロビジョナルレストレーションで圧接．

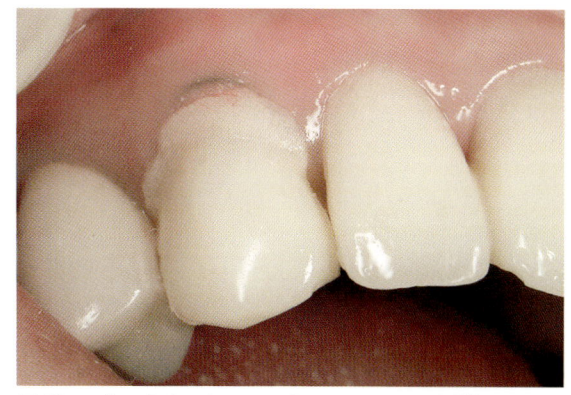

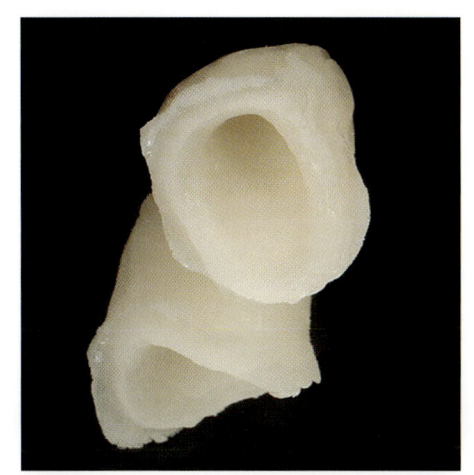

図8l　プロビジョナルクラウン．2回目のウォッシュが終わったところ．

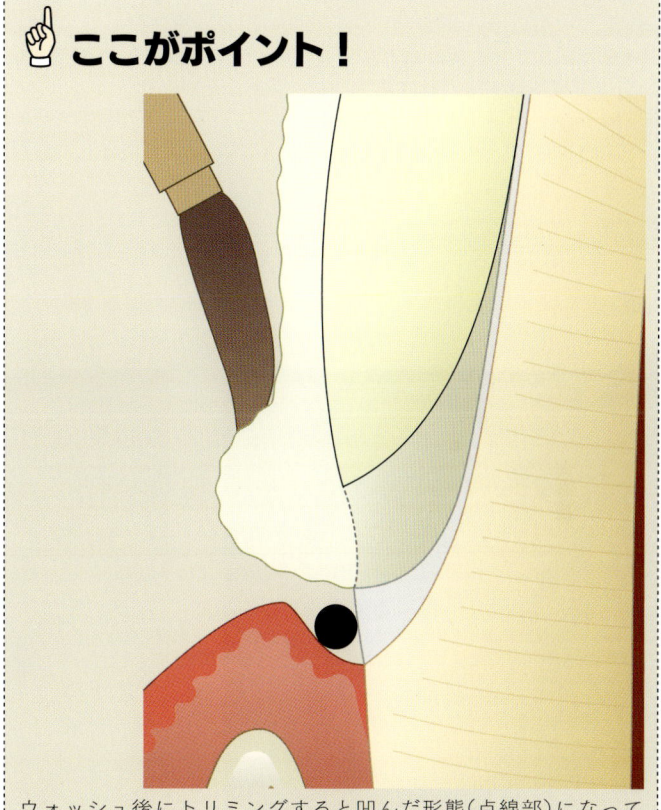

👉 ここがポイント！

ウォッシュ後にトリミングすると凹んだ形態（点線部）になってしまうため，トリミング前にレジンを盛ることで形態が補正できる．

PART 2　プロビジョナルレストレーション編

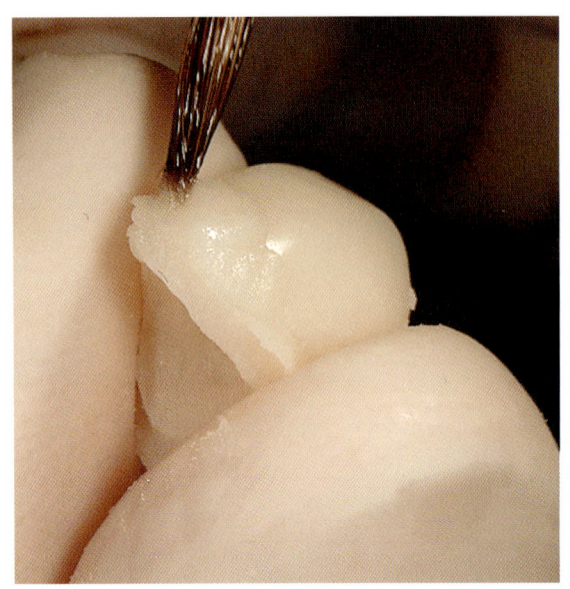

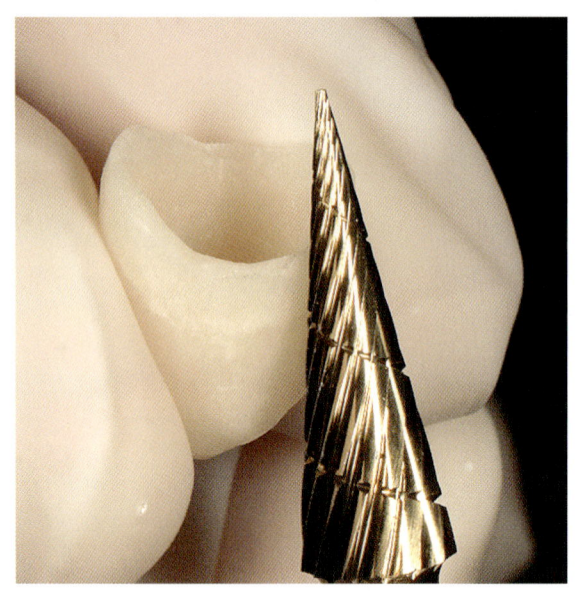

図 **8m**　トリミング前にあらかじめマージン直上の面にレジンを盛り足す．これにより，マージン付近のクラウンカントゥアを修正することができる．

図 **8n**　KTバーを用いて余ったレジンをトリミングしていく．その際，マージンがチッピングしないように，あらかじめ図8mのようにレジンを盛っておくことによってトリミング中にマージンが破損することなく，またマージン直上のクラウン形態がレスカントゥアになることを防ぐことができる．

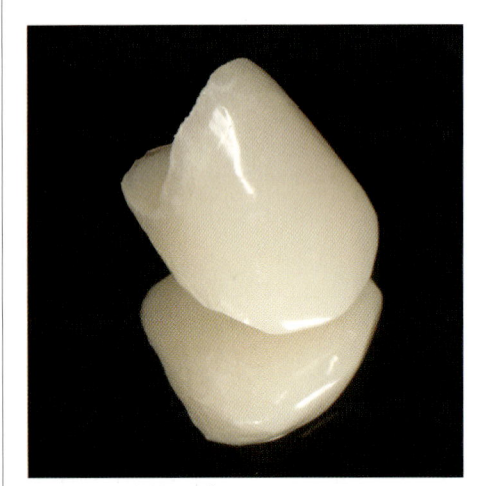

図 **8o**　形成後のプロビジョナルレストレーション．リマージング時に新しく盛り足したレジン部分がはがれたり，境界部にギャップができないような工夫が必要である．

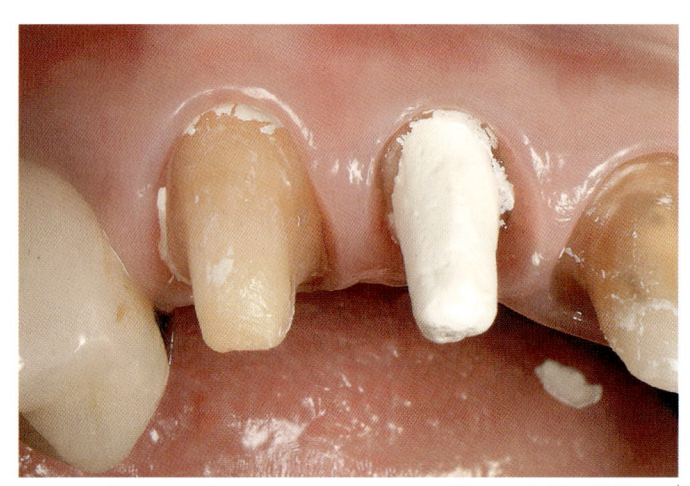

図 **8p**　プロビジョナルレストレーションを外した直後の状態．3｜に関してはプロビジョナルレストレーションの内角に，｜2は支台歯にセメントがついている．このようにマージンが適合すると，マージン付近のセメントも唾液による溶解はない．

リマージングの実際

中切歯歯頸線を考慮したステップ

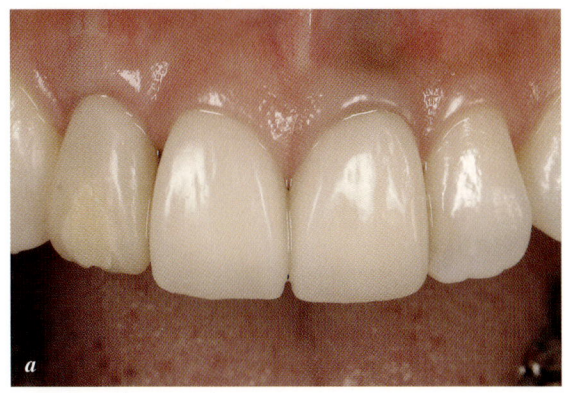

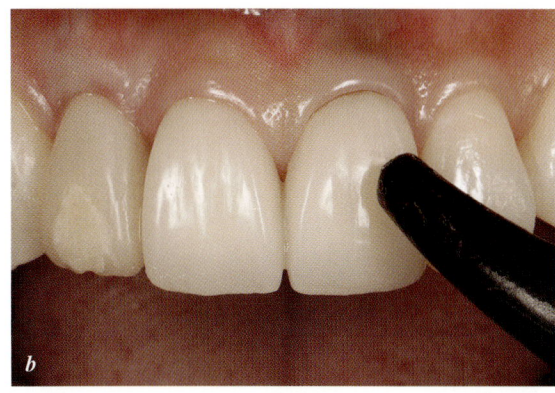

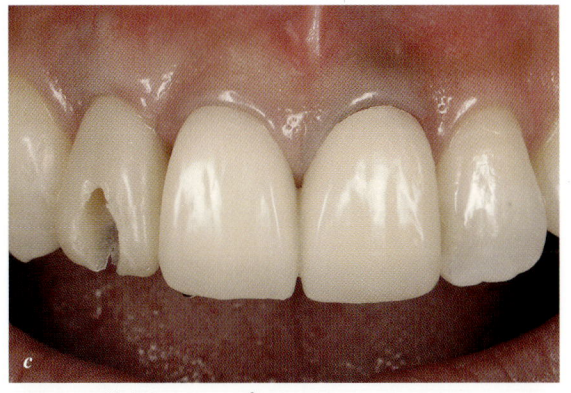

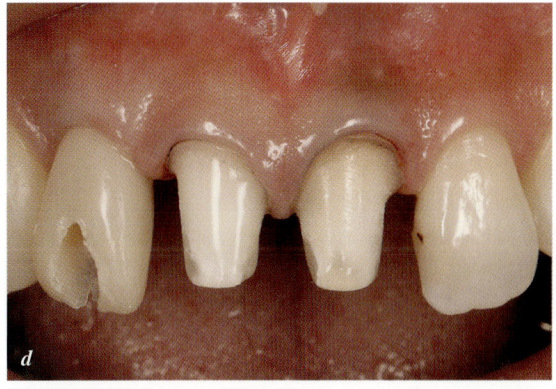

図 9a, b ²│がインプラント，両中切歯はクラウンのプロビジョナルレストレーションが装着されている．わずかに縁下浅い状態でありリマージングを行う．一見ふつうにみえてもエアーをかけると歯肉縁上になることがわかる．最終的に補綴物を装着する場合もこのように不安定な状態でマージンが設定される可能性があるため，0.5～1mm縁下に入れたい．

図 9c 圧排糸を入れてプロビジョナルレストレーションを装着したところ．
図 9d プロビジョナルレストレーションを外したところ．みてもわかるとおり，両中切歯のマージンは縁上に設定されている．圧排糸を入れることでわずかに歯肉が下がることでこのようになる．圧排糸を入れた段階で歯肉縁ギリギリのところまで形成すると0.5mmほど縁下に入る．

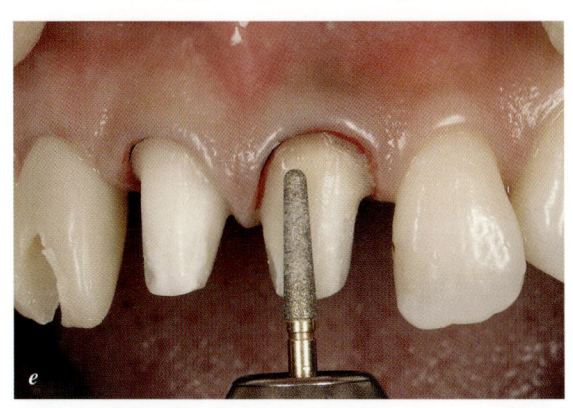

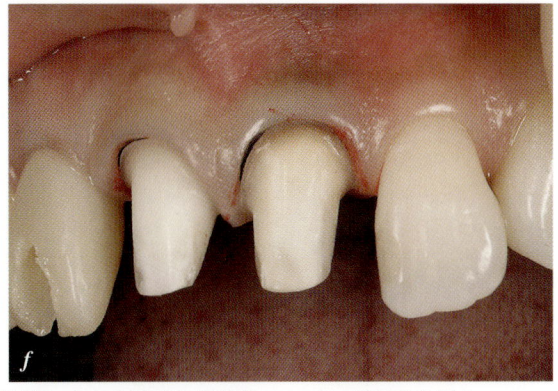

図 9e, f 歯肉を傷つけないようにエキスカベータ等で歯肉を排除しながら慎重に最終リマージング形成を行う．

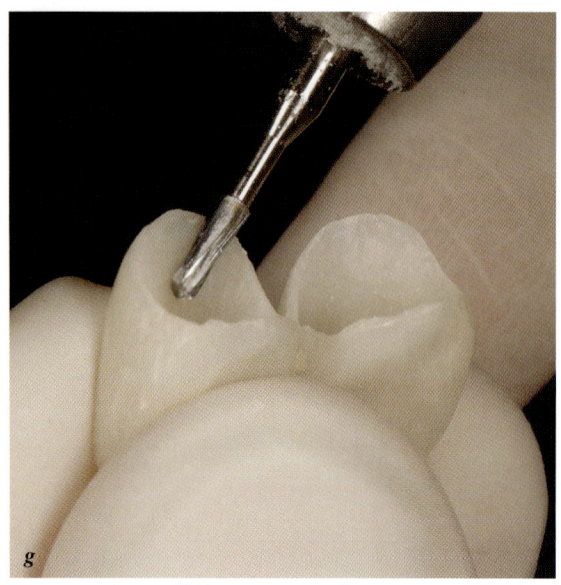

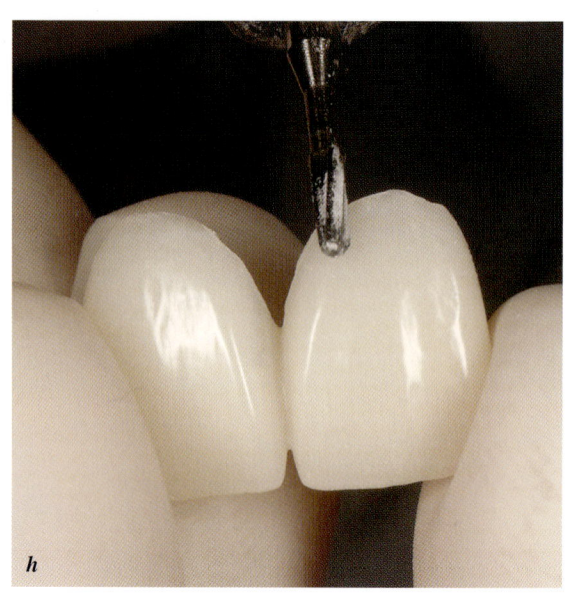

PART 2　プロビジョナルレストレーション編

図 **9g, h**　今まで装着されていたプロビジョナルレストレーションをリマージングするにあたり，ウォッシュする面に新鮮面をだすためにこのようにトリミングを行う．

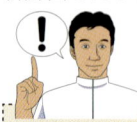

> 基本的に，新鮮な面をださないと新しいレジンは今までのクラウンには付かない．ただ，新鮮面は内側だけではなく外側にも出すことが必要．

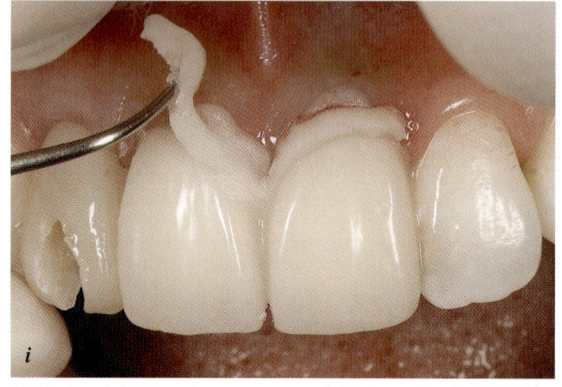

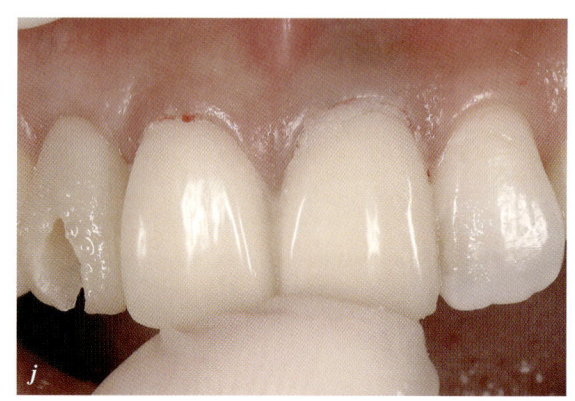

図 **9i, j**　1回目のウォッシュ．余剰なレジンを探針等で取り除いて，マージンがぴったり合うようにする．筆者は最低でも2回ウォッシュするようにしている．レジンの硬化収縮を最小限に抑えるようにするために，1回目は多めにウォッシュして，2回目はさっと一層マージンにレジンを塗布し，圧接するというテクニックを用いている．その結果，マージンが非常にシャープにでる．

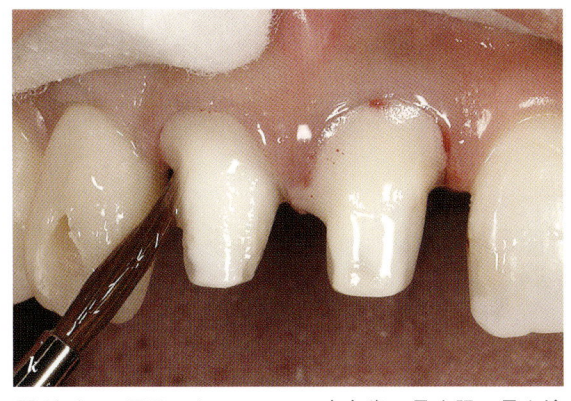

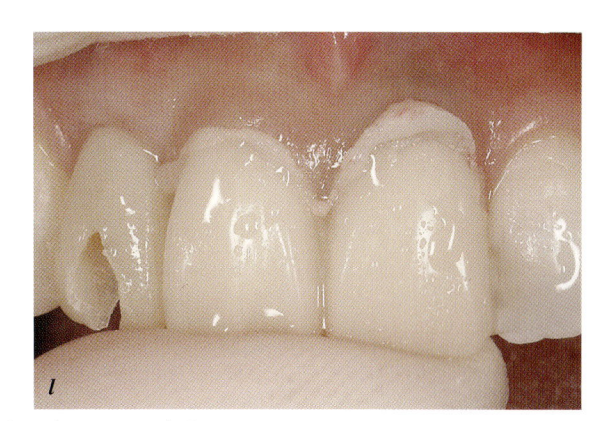

リマージングの実際

図 9k, l　2回目のウォッシュ．支台歯に最小限の量を塗布してウォッシュする．

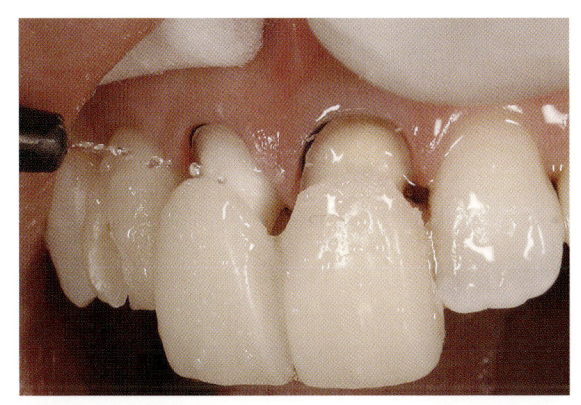

図 9m　ある程度固まるまでは出し入れしながら注水して余剰なモノマーを洗い流す．

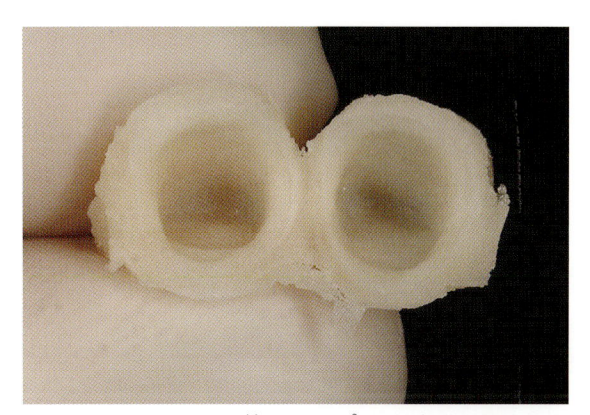

図 9n　ウォッシュし終わったプロビジョナルレストレーションの内面．マージンがシャープにでている点に注目．

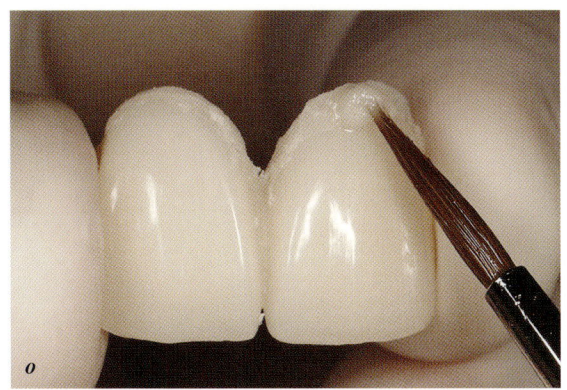

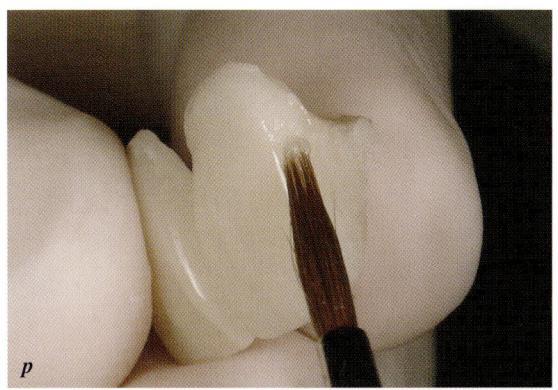

図 9o, p　先ほど述べたように，外側の足りない部分にレジンを盛り足していく．

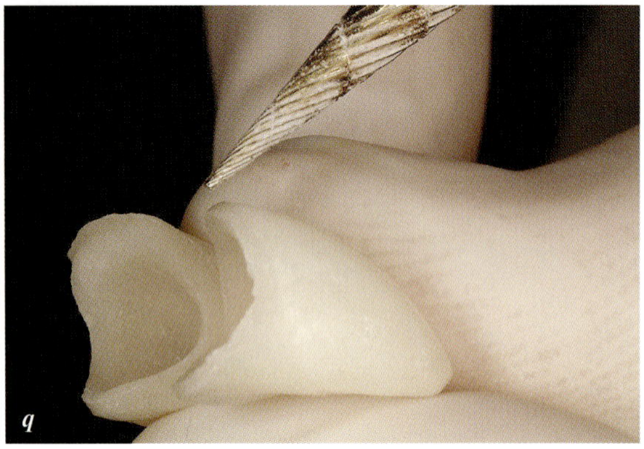

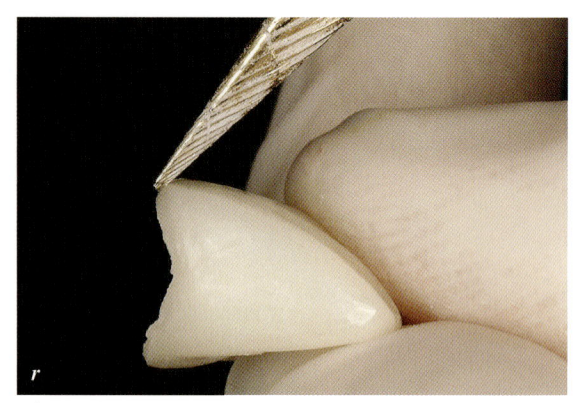

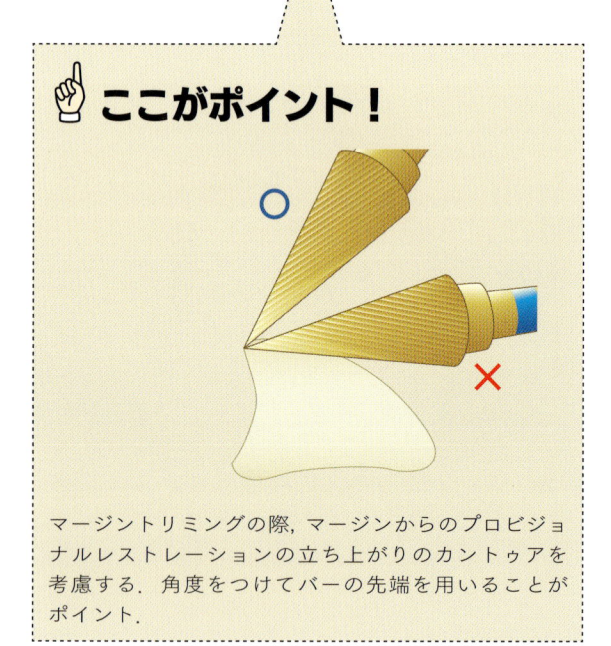

PART 2　プロビジョナルレストレーション編

図 9q, r　マージンのトリミングの際，KTバーの先の部分でわずかに歯肉縁下のカントゥアを張らせることに注目．

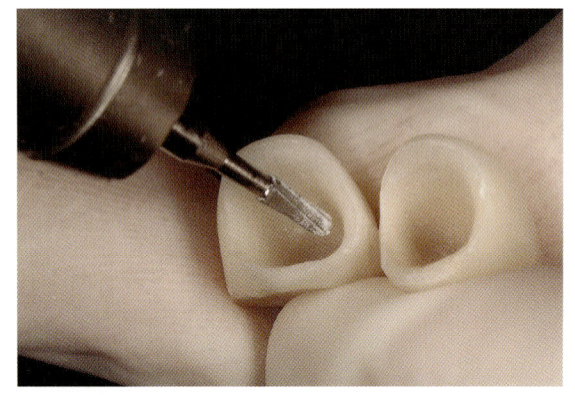

図 9s　内面はレジンが硬化収縮しているので，一層落とすことで浮き上がりを防止する．

👆 ここがポイント！

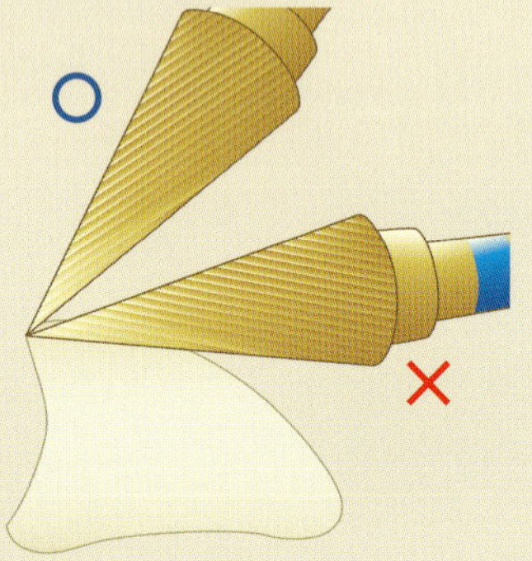

マージントリミングの際，マージンからのプロビジョナルレストレーションの立ち上がりのカントゥアを考慮する．角度をつけてバーの先端を用いることがポイント．

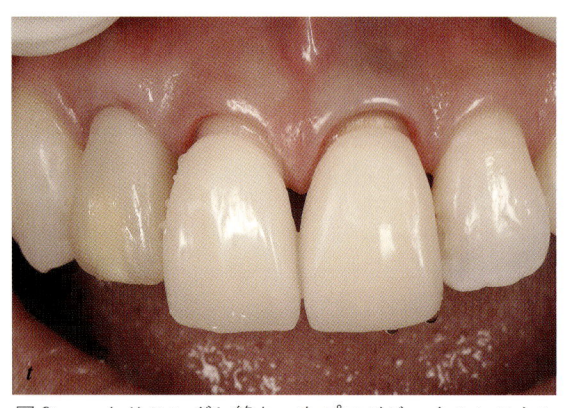

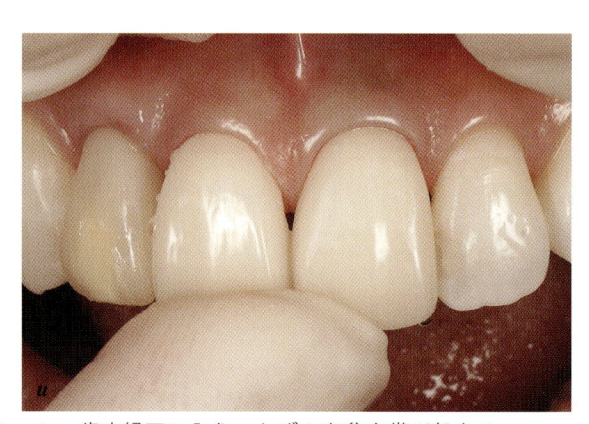

図 9t, u　トリミングし終わったプロビジョナルレストレーション．歯肉縁下に入り，わずかな貧血帯が起きる．

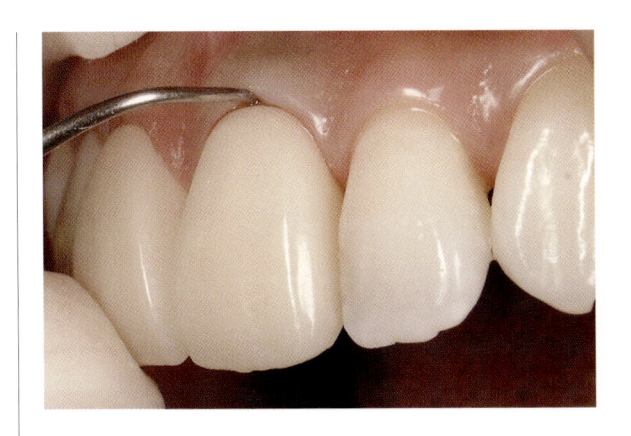

リマージングの実際

図 9v　マージンがぴったり合っているか3Aの探針を用いて確認する．→P133・マテリアル⑫

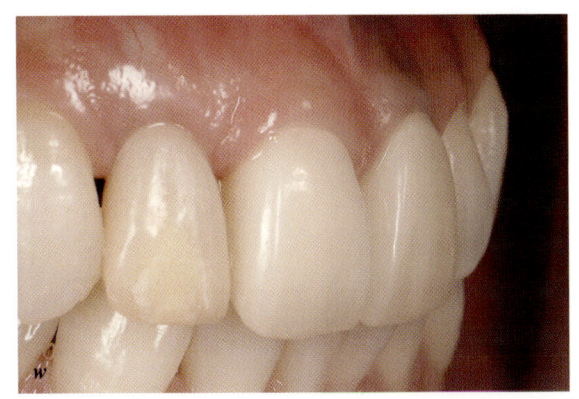

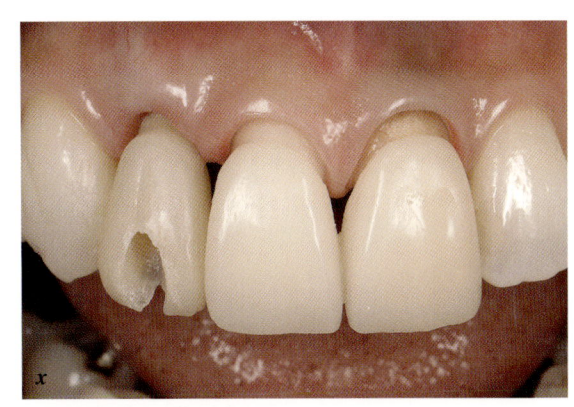

図 9w, x　完成したプロビジョナルレストレーション．歯肉となじんでいることがわかる．

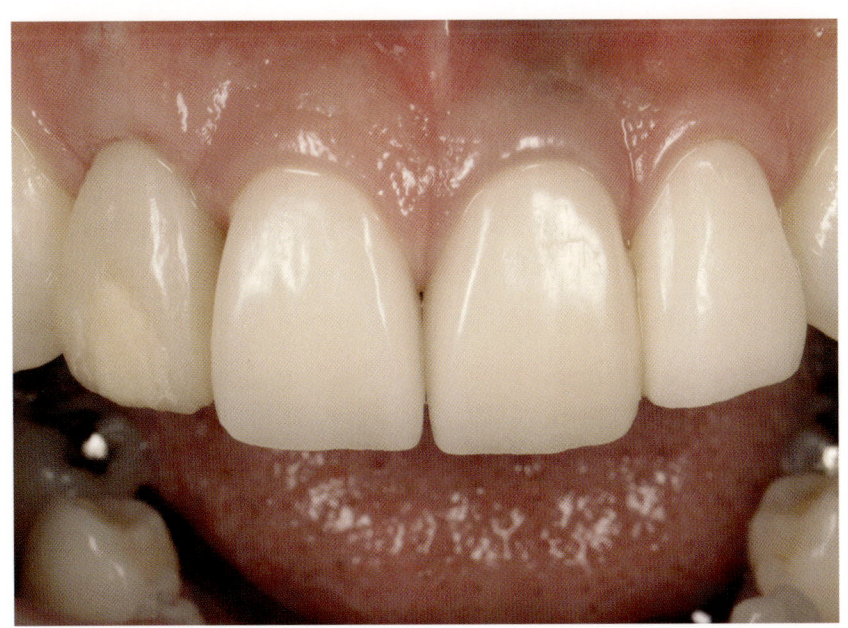

図 9y　印象直前のプロビジョナルレストレーション．歯肉との調和に注目．|2 もこの時点でベニア形成をし，ベニアのプロビジョナルレストレーションを装着している．

PART 2　プロビジョナルレストレーション編

エンブレジャーコントロール

エンブレジャーコントロールのポイント

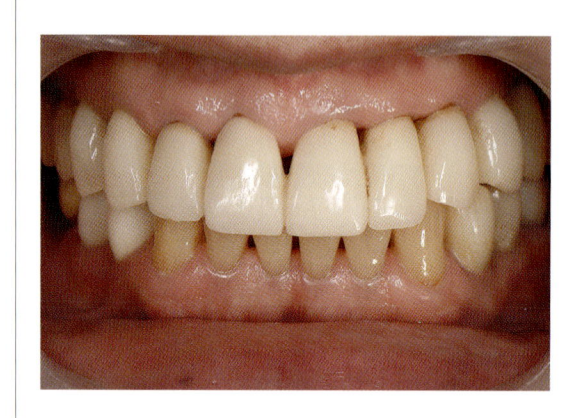

図10a　歯肉縁ギリギリのマージンと多めにスペースを空けたエンブレジャーがみられる．歯間乳頭部の高さと補綴物のコンタクト最下点を調和させるのは簡単ではない．筆者はあらかじめエンブレジャーを空けた状態で歯肉が熟成するのを待ち，その後エンブレジャーを調整し埋めていく手法をとっている．

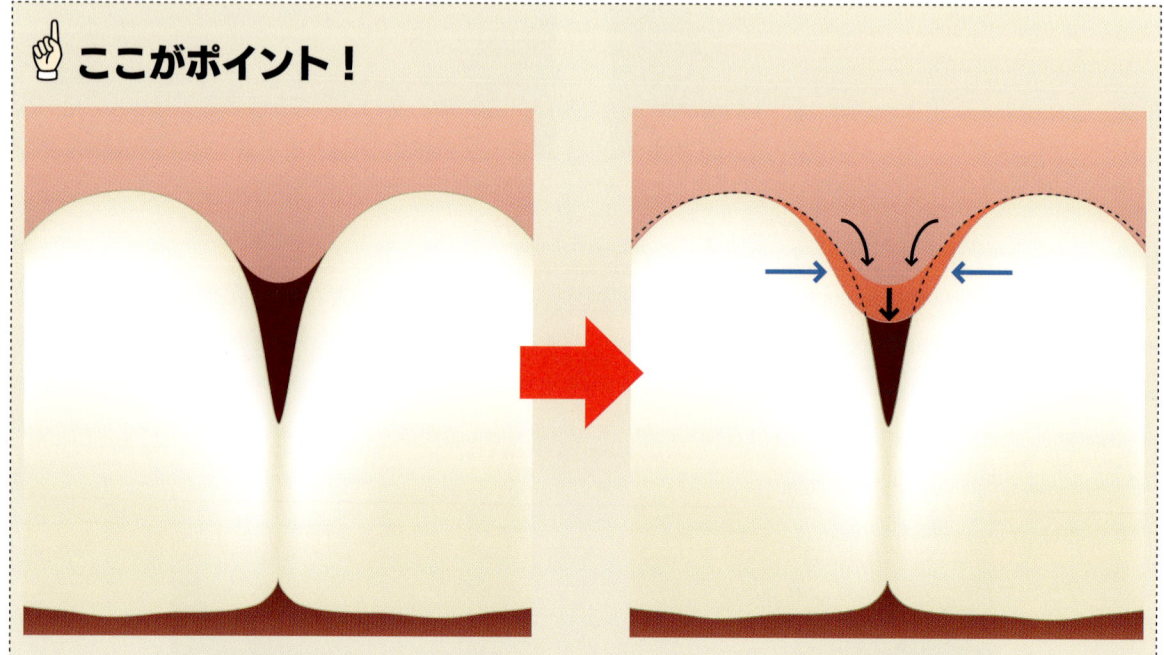

☞ **ここがポイント！**

ブラックトライアングルがある場合，少し歯肉縁下にマージンを設定し，そこから一度ウォッシュすると歯肉縁下に入る．プロビジョナルレストレーションの形態をやや凸状にすることで歯間乳頭を再建することができる．

エンブレジャーコントロール

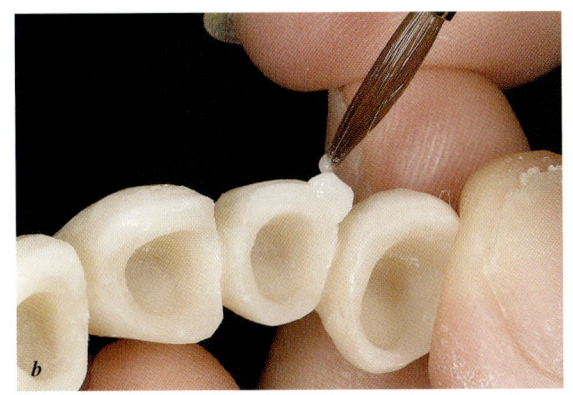

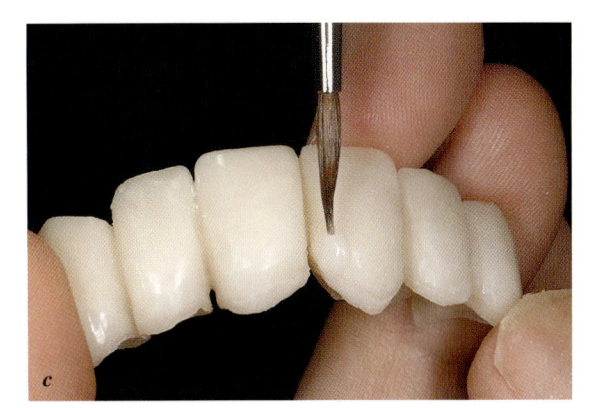

図 10b, c　最終支台歯形成を行い，筆積みにより慎重にプロビジョナルレストレーションの歯冠部歯頸部付近に盛り足していく．

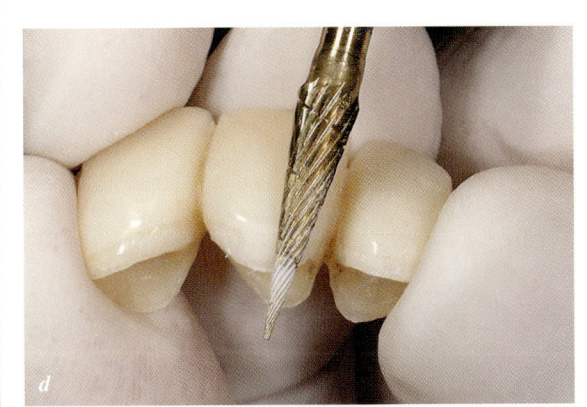

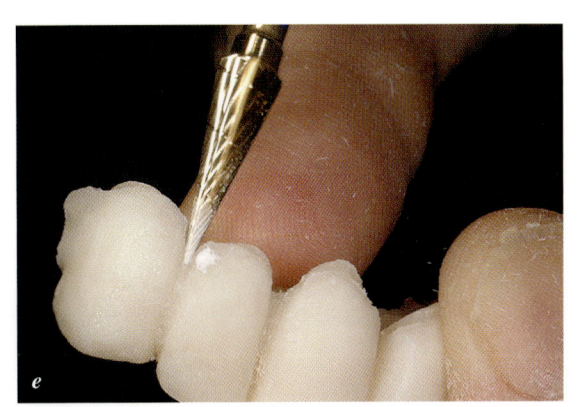

図 10d, e　KT バーを用いてプロビジョナルレストレーションのエンブレジャーを慎重に削除していく．

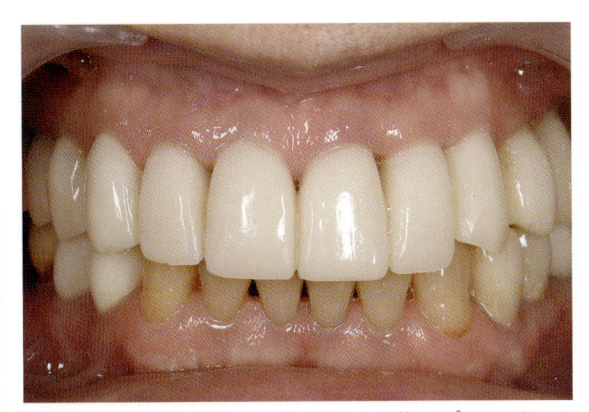

図 10f　エンブレジャーコントロール後のプロビジョナルレストレーション．

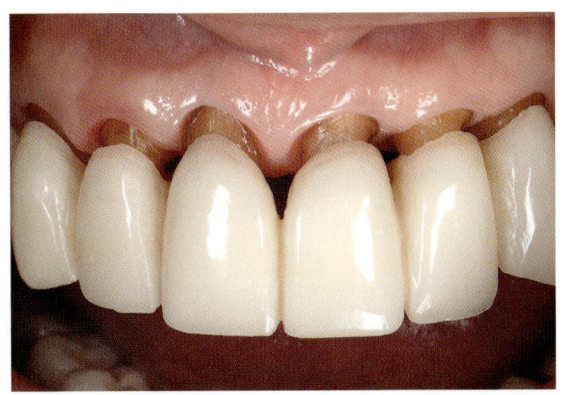

図 10g　プロビジョナルレストレーションを外したところ．

PART 3

印象採得編

歯肉圧排：シングル＆ダブルコードテクニック
コマ送りでみる圧排のテクニック

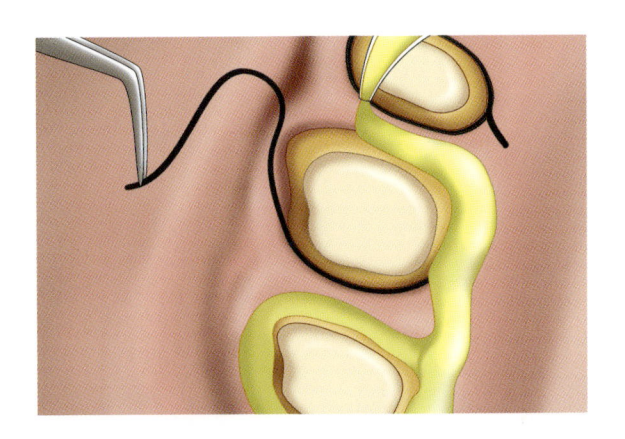

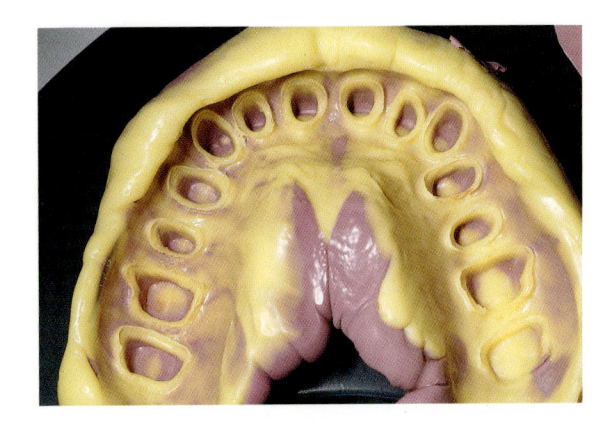

歯肉圧排：シングル＆ダブルコードテクニック

　印象採得で大切なことは，支台歯形成によって設定したマージンを精密に写しとり，その情報を正確にラボサイドに伝達することであるといえる．それには，歯肉圧排と印象材が決め手となる．

　まず，印象採得のおおまかな流れを確認しておきたい（下図参照）．当然のことながら，印象採得を行う日は歯周組織に炎症がない状態にしておくことが重要である．それと同時に再度マージンを確認する（図11a）．

　その後，歯肉圧排を始める．歯肉圧排法には，「シングルコードテクニック」と「ダブルコードテクニック」がある．前者を用いるのは主にサルカス（歯肉溝）がハイクレストの場合である．そのようなとき，歯周組織として成熟しきっていない可能性があることを考慮すべきであろう．成熟していれば少なくとも1mmのサルカスはあると考えられるからだ．

　一次圧排糸挿入時のポイントとしては，圧排糸を外さずに印象を行うことになるため，歯の円周サイズに圧排糸を過不足なくぴったり合わせて入れることが重要である．長く余らせてしまったり，短くて足りなくても印象はうまくいかない（図11b）．

　一方，二次圧排糸挿入時，その糸は一次圧排糸の上にくる2段重ねの構造になり，印象時には上の二次圧排糸のみを外して印象をとることになる．一次圧排の時のように圧排糸のサイズが歯の円周にぴったり入ってしまっていると取りにくいため，あらかじめピンセットで取りやすいように"のりしろ"を出しておく（図11c）．非常に細かい手作業であるが，そこが重要なポイントである．

印象採得の流れ（14歯印象するときの目安）

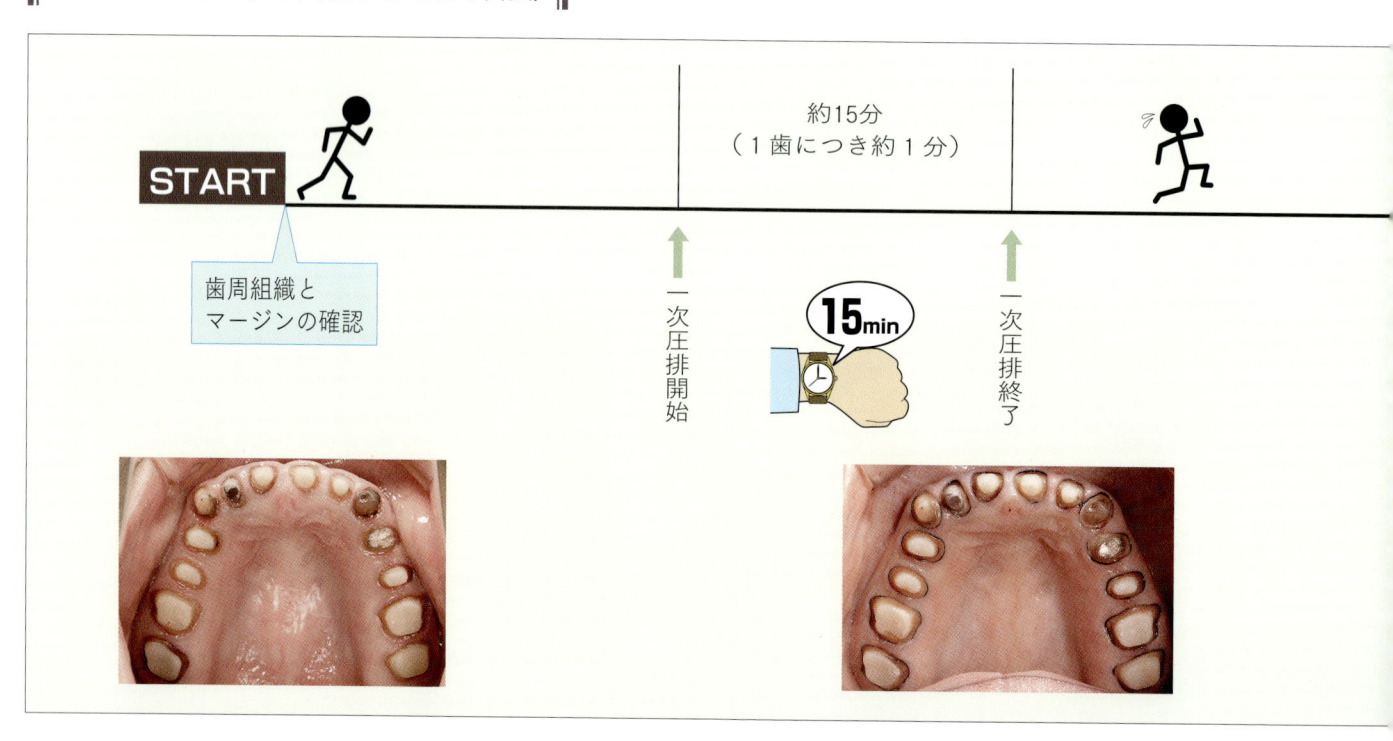

ダブルコードテクニック

圧排前の確認事項

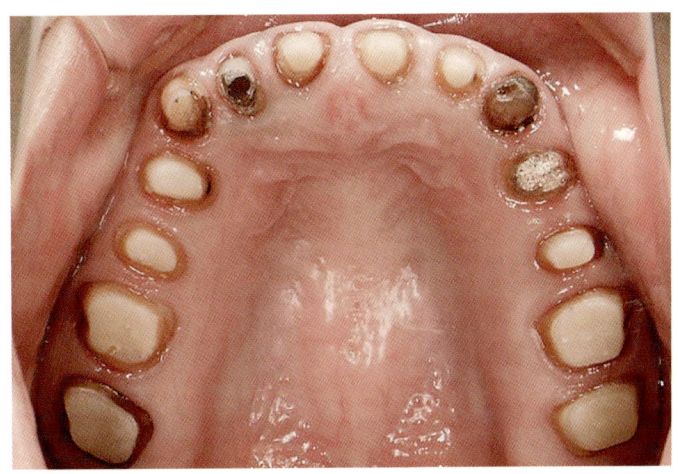

図 11a 歯肉圧排前の状態．歯周組織の状態，マージンを確認しておく．

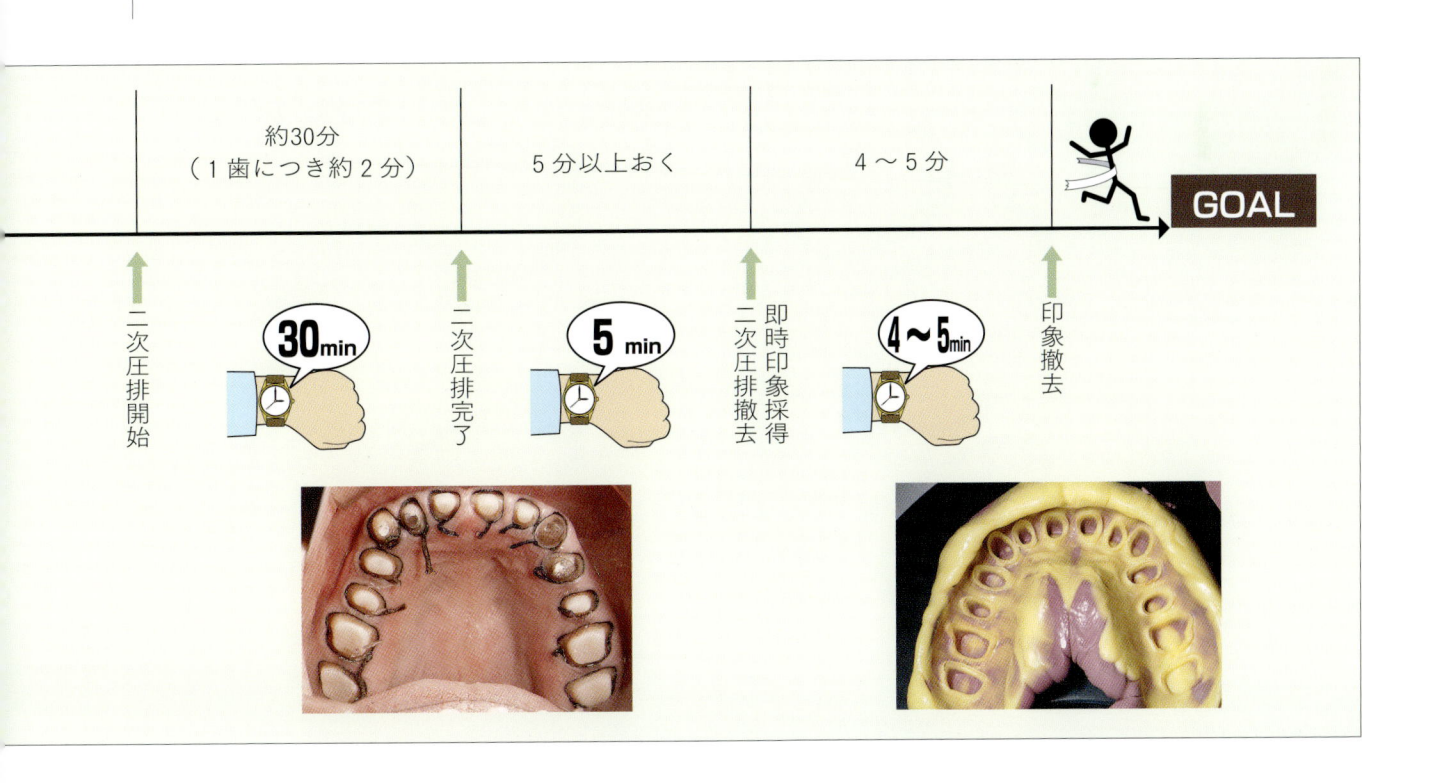

| 二次圧排開始 | 約30分（1歯につき約2分） 30min | 二次圧排完了 | 5分以上おく 5min | 即時印象採得二次圧排撤去 | 4〜5分 4〜5min | 印象撤去 | GOAL |

PART 3　印象採得編

■ 一次圧排のポイント

▌一次圧排▐

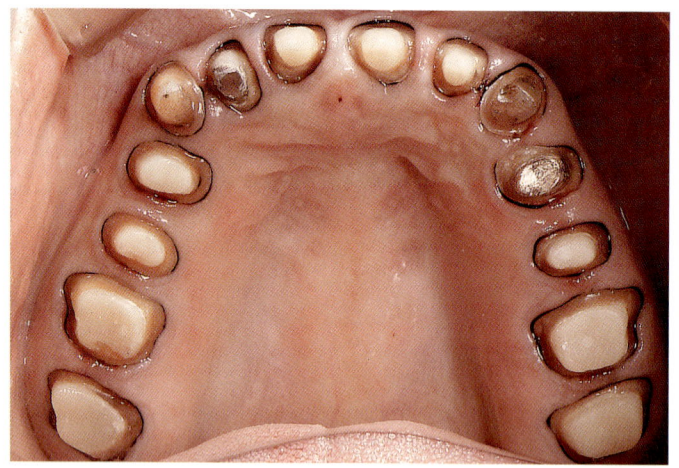

図11b　一次圧排．圧排糸の長さが歯の円周サイズにぴったり合うようにする．この時点では圧排糸がはっきりとはみえないところがあることがわかる．➡P134・マテリアル⑮

☝ **ここがポイント！**

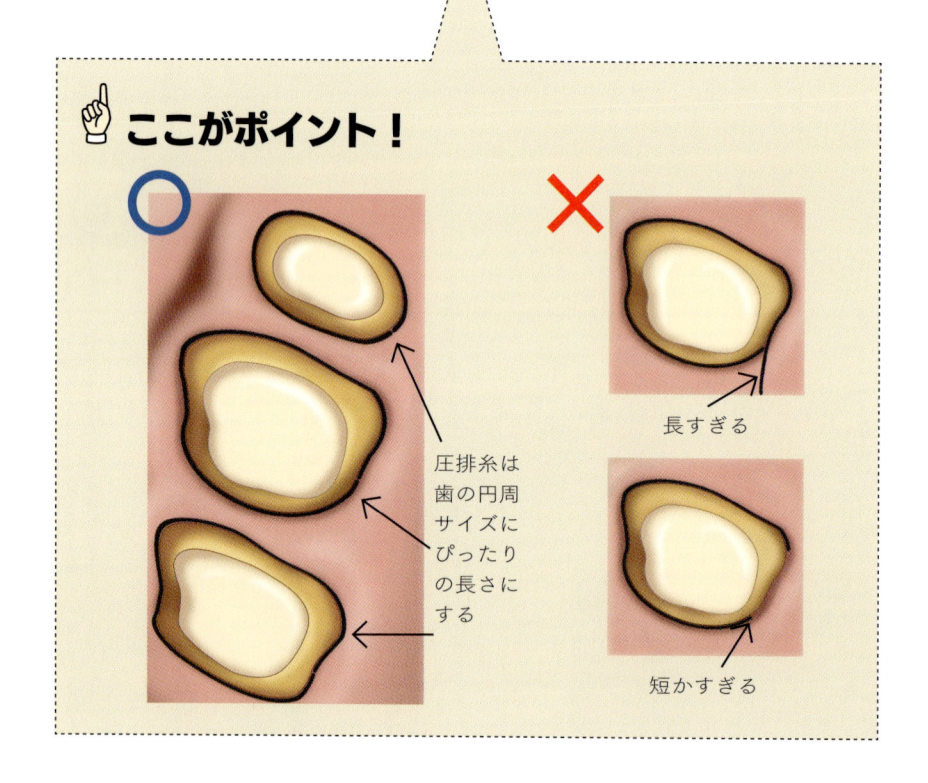

○

圧排糸は歯の円周サイズにぴったりの長さにする

×

長すぎる

短かすぎる

二次圧排のポイント

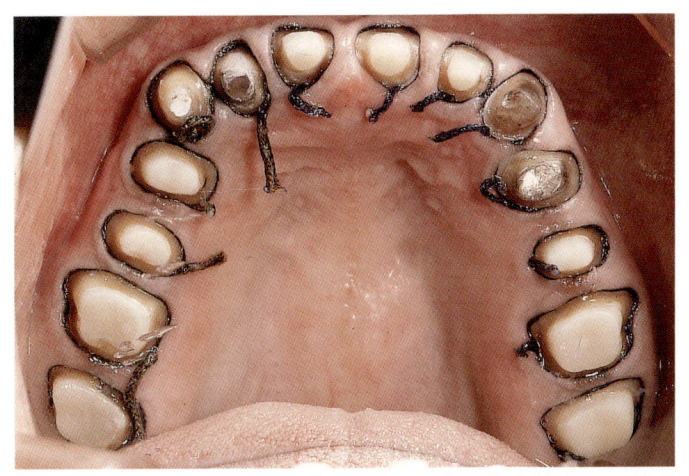

二次圧排

図 **11c** 二次圧排．今度は圧排糸がはっきりみえる（もしこの時点で圧排糸がみえなければ前回解説したように高周波メスにより歯肉内縁をトリミングする）．この後の印象採得では二次圧排糸のみを外すことになるため，あらかじめ取りやすいように"のりしろ"をつけておく．その後，プロビジョナルレストレーションを装着し圧迫しながら4～5分待つ．➡P134・マテリアル⑯⑰⑱

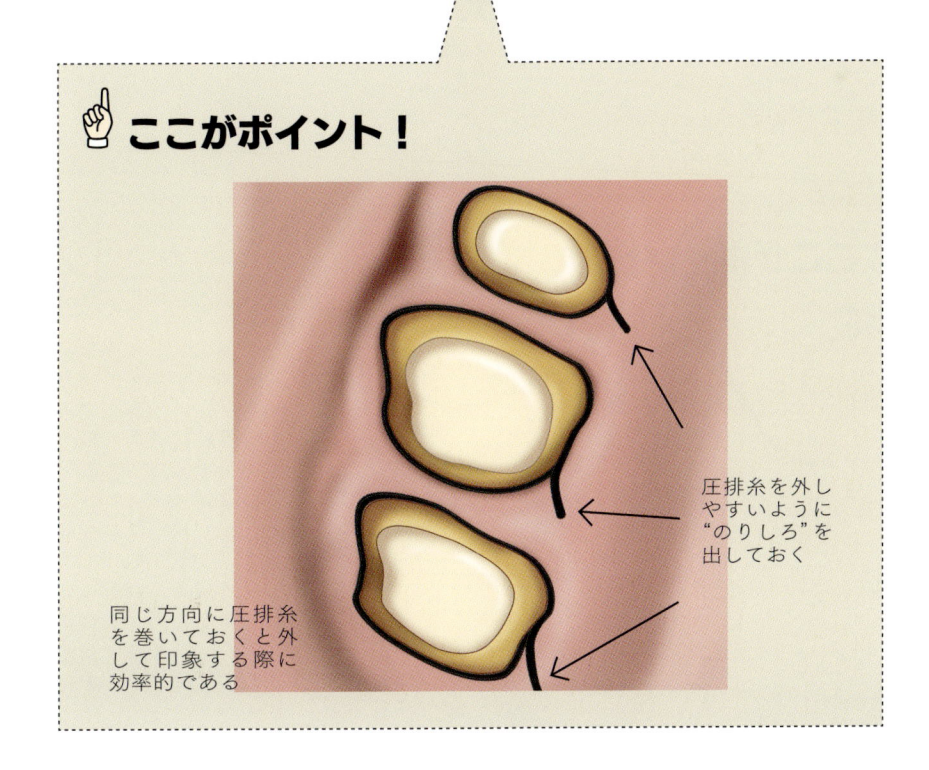

ここがポイント！

圧排糸を外しやすいように"のりしろ"を出しておく

同じ方向に圧排糸を巻いておくと外して印象する際に効率的である

PART 3　印象採得編

■ タイミングを考慮した印象が重要

　印象採得では印象材の硬化を考慮し，常にタイミングを意識することが必要となる．圧排糸を外すと同時に印象材を盛っていくことが理想であるが（図11d），"頬粘膜を圧排する者"と"トレーを準備する者"の2人のアシスタントが必要となり現実的ではない．そこで，図11eのように片側臼歯部→前歯部→全顎→片側臼歯部と部分ごとに印象材を盛っていく．

┃ 2人のアシスタントを確保できる場合 ┃

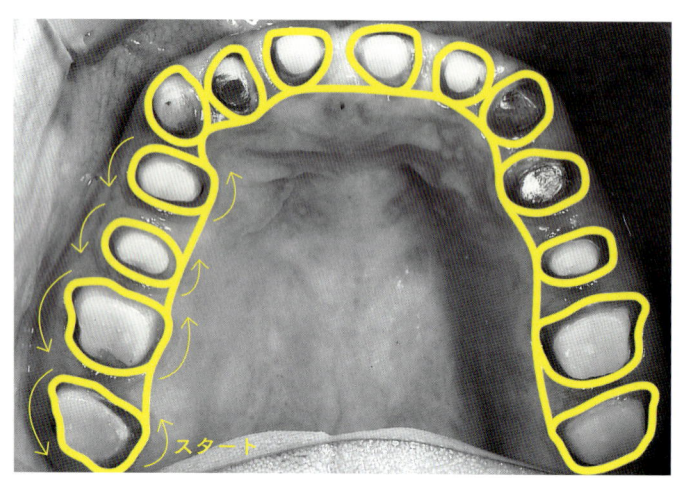

図11d　2人のアシスタントが確保できれば，矢印のように14歯にいっぺんに印象材を盛っていくことができる．二次圧排糸を外すと同時に印象材を盛っていくが，その際気泡が入らないように一気に盛ることが重要である．

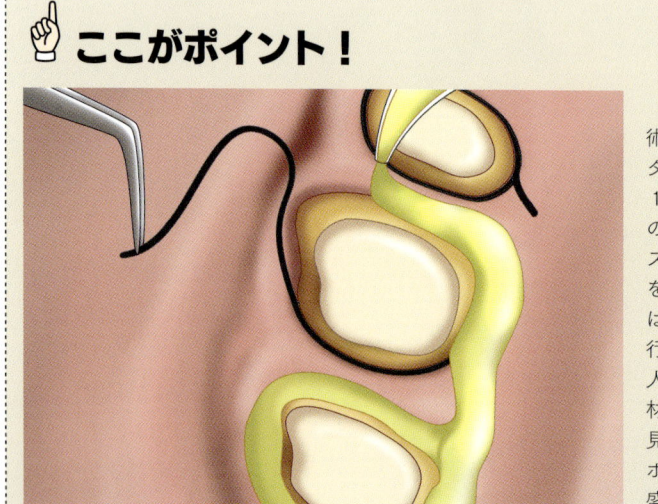

☝ ここがポイント！

術者がインジェクションタイプの印象材で支台歯1本1本を印象していくのと同時に，1人のアシスタントが二次圧排糸を取り除いていく（または，舌・頬粘膜の排除を行う）．そして，もう1人のアシスタントは印象材の硬化のタイミングを見計らいながらトレーにボディタイプの印象材を盛っていく．

1人のアシスタントがつく場合

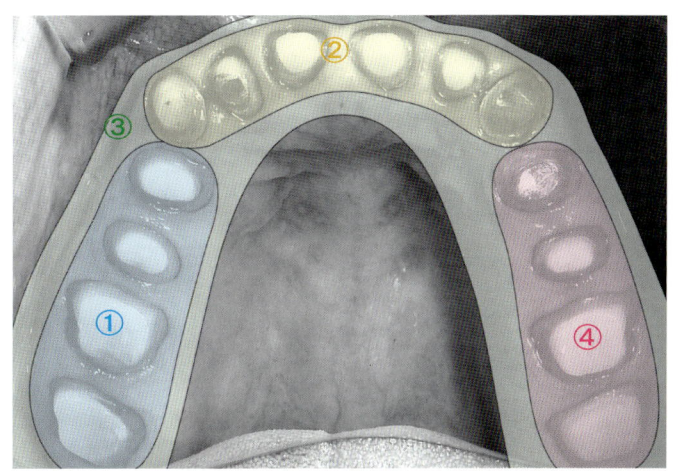

図 11e　1人のアシスタントがつく場合は，①，②，③，④の順に各部位ごとに印象材を盛っていく．

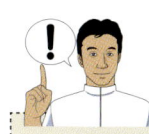

> 二次圧排糸除去と支台歯への印象材付与が術者1人の仕事になるため，この状態からすぐに全顎印象はリスクが大きいのでブロックごとに分けて印象することをおすすめする．

作業模型の製作ポイント

[副歯型式模型]
支台歯を含む歯列模型（アーチ模型）と単独に製作した副歯型模型（ダイ模型）の2種類の模型を用意する（図11の症例とは別症例）．

・歯列模型（アーチ模型）

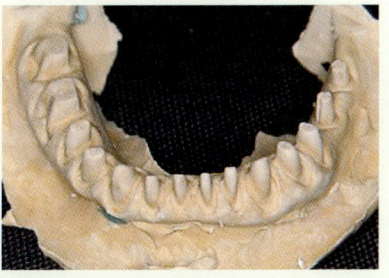

隣接関係，対合関係，歯列内における形態の調和を確認するための模型

・副歯型模型（ダイ模型）

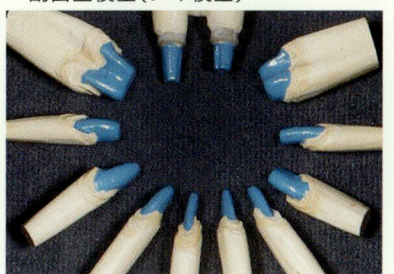

補綴物の内面処理とマージンの調整を行うための模型

PART 3　印象採得編

　印象の際に片側7番から1番へ，もう片側を7番から1番へと印象材を盛っていく方法が散見されるが，1番と1番の継ぎ目の部分に必ず気泡が入ってしまうため，この方法は避けるべきであろう．継ぎ目がでないように一度で盛ることが重要である．

　また，一連の作業の全体を見越して，すべての印象材を盛り終わったそのタイミングでトレーがくるようにすることが理想である．つまり，アシスタントの熟練も必要なのである．

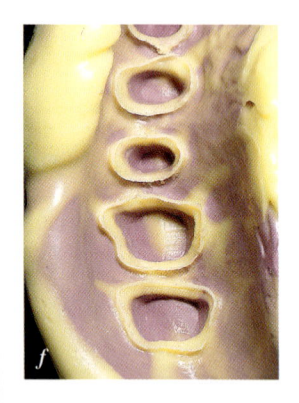

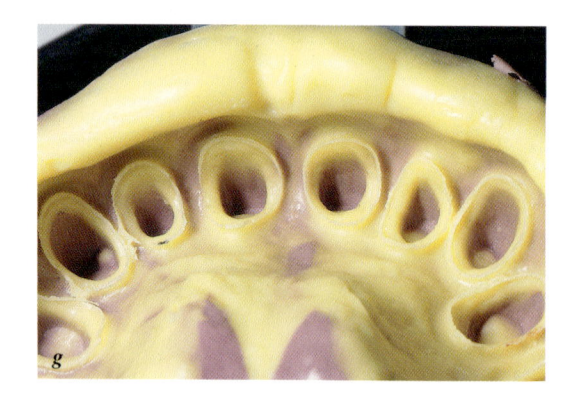

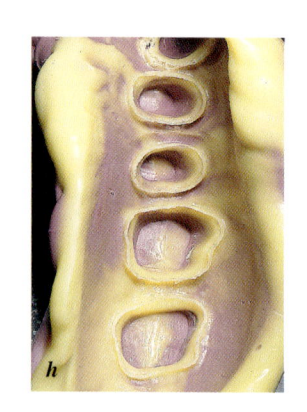

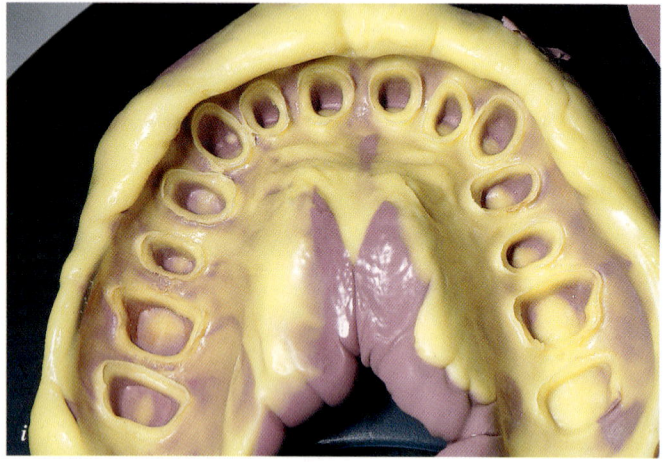

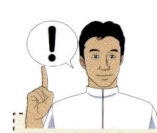

> ダブルコードテクニックの利点は，印象採得時に一次圧排糸を残してあるため，サルカス内の滲出液や血液をそれによって抑えておくことが可能であり，汚染なくシャープに印象採得できることである．しかしながら，そのような印象採得を可能にするには，歯肉に対する炎症のコントロールが印象前にすでにできていなければならないのはいうまでもない．

図 11f～i　図 11e の手順での印象採得時，口腔内より撤去した直後の状態．炎症のコントロールができているため出血がない．　➡P135・マテリアル⑲⑳

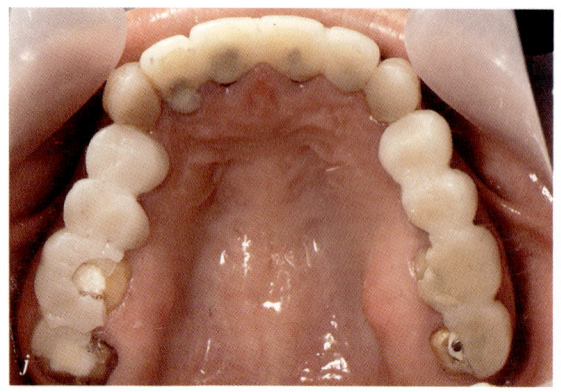

図 11j, k　上顎咬合面の術前・術後の比較．

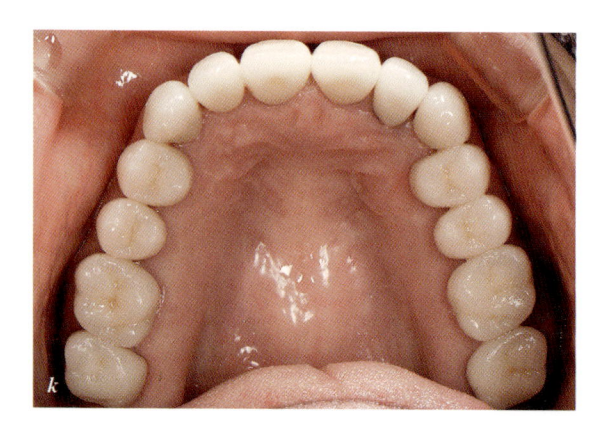

68

コマ送りでみる圧排のテクニック

補綴物の除去

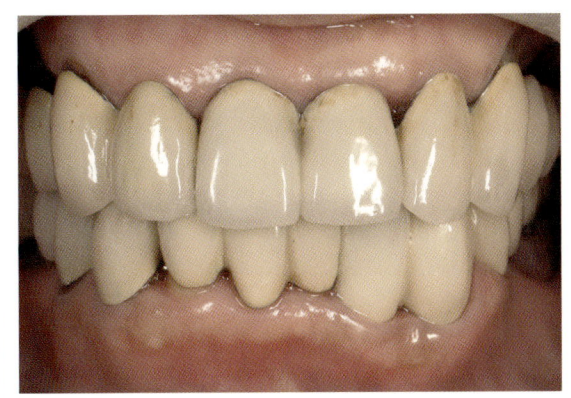

図 12a 初診時の正面観．上下顎とも全顎的に補綴されていた．

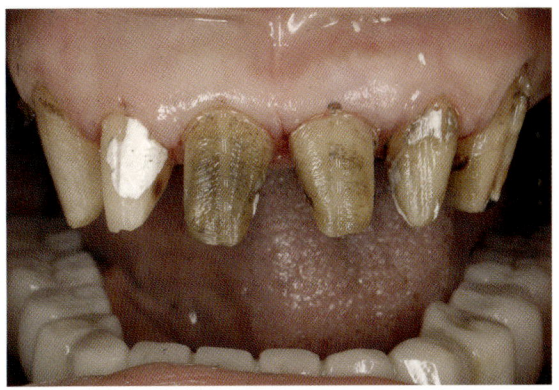

図 12b 上顎前歯部の補綴物除去時．この状態でクラウンの|3|以外は生活歯であるが，歯軸どおりの形成がなされていないため，連結補綴の際にアンダーカットが生じて，歯肉に炎症が波及していた．

👉 ここがポイント！

図 12b をみてわかるように歯軸どおりに形成がなされていない．PART 1 の「支台歯形成編」でみたように，きちんとした支台歯形成がなされていなければ補綴物と歯周組織との調和を図ることができない．

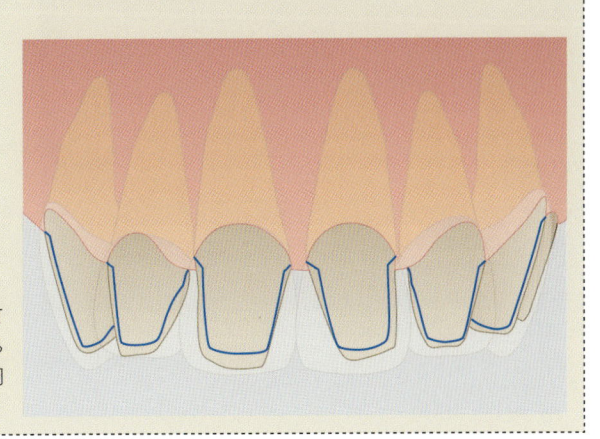

グロスプレパレーション〜最終形成

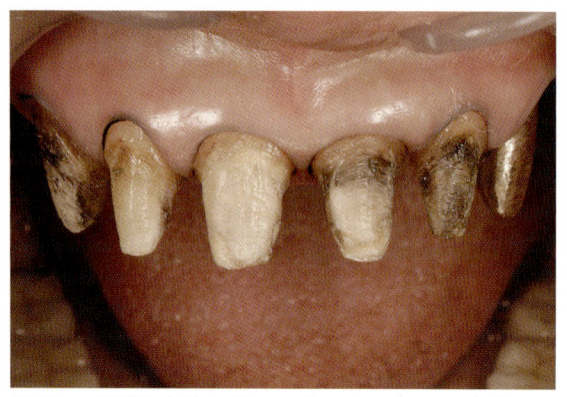

図12c 補綴除去時にグロスプレパレーションを行い，一定期間をおいて最終形成を行う．生活歯であるため段階的に形成を行い，可及的に歯髄の保護に努める．3┘はこの時点でダウエルコアを再製している．

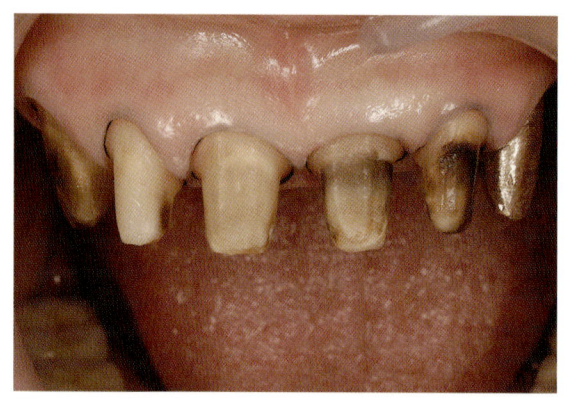

図12d 最終形成後，一次圧排糸を挿入し，やや縁下にマージンを設定し，最終支台歯形成の理想的最終形態をイメージしながら形成を行う．

プロビジョナルレストレーションの装着

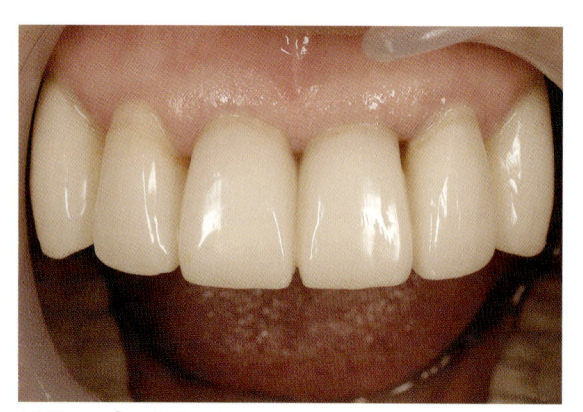

図12e プロビジョナルレストレーションをウォッシュ・調整し，装着後は数日おく．それにより歯肉がよりいっそう成熟していく．その時点で最終印象にとりかかる．

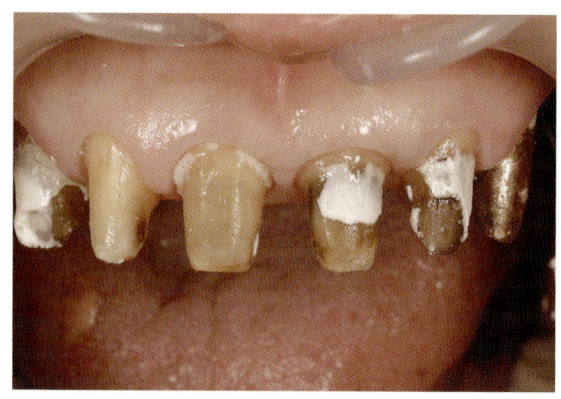

図12f プロビジョナルレストレーション除去時，セメントのウォッシュアウトがないかを確認する．また，歯間乳頭部などに炎症がないかを精査する．

これより歯肉圧排操作に入る

コマ送りでみる圧排のテクニック

■ 一次圧排糸挿入のポイント

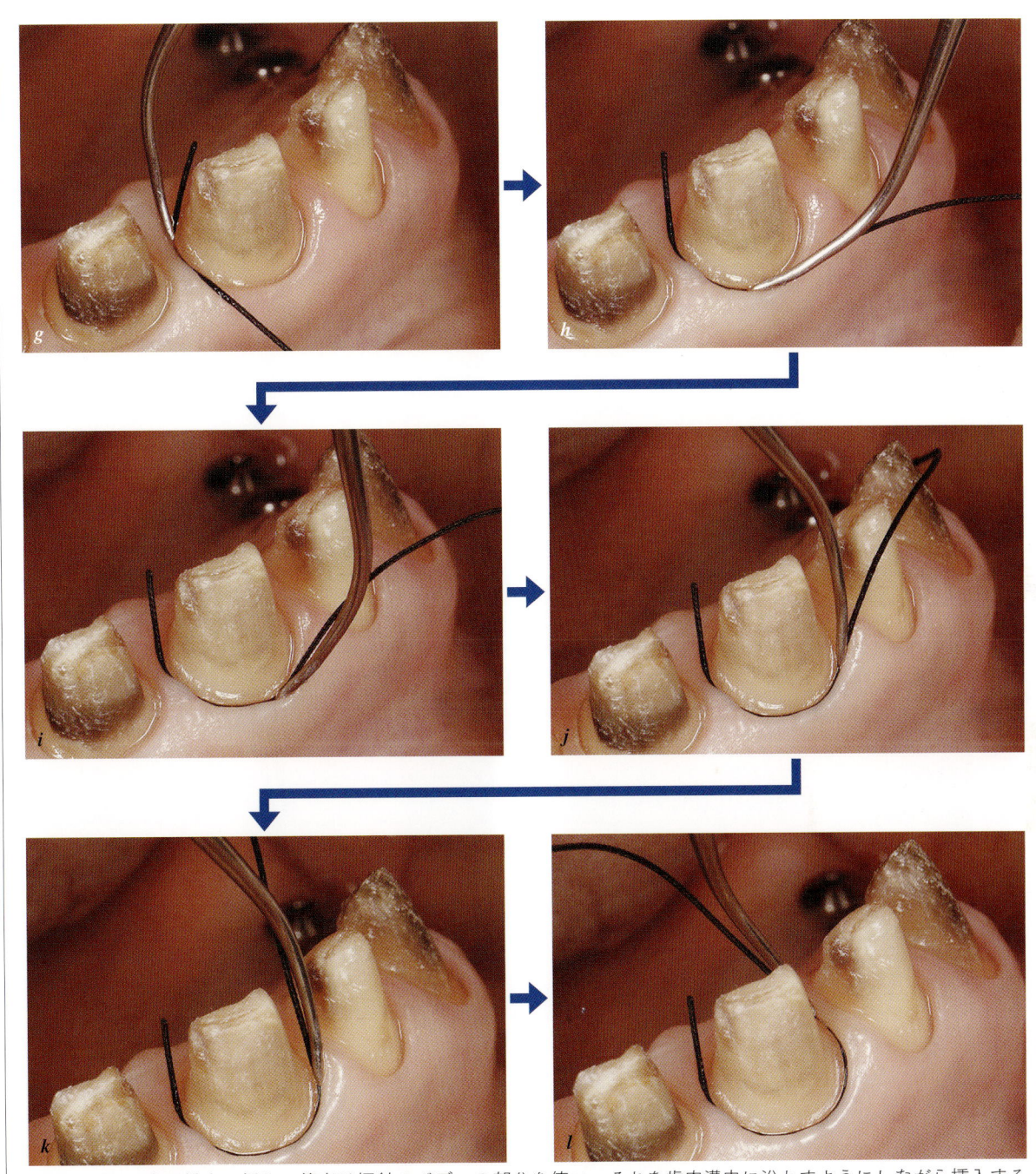

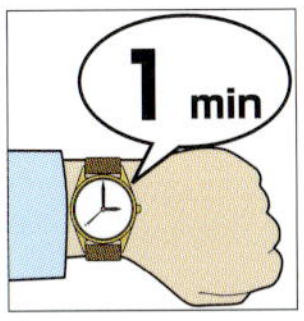

図 12g〜l　一次圧排糸の挿入．筆者は探針のボディの部分を使い，それを歯肉溝内に沿わすようにしながら挿入する方法をとっている．この6枚の写真で，その流れをイメージしていただけるかと思う．

1歯の圧排
所要時間
（一次圧排）　1 min

71

PART 3　印象採得編

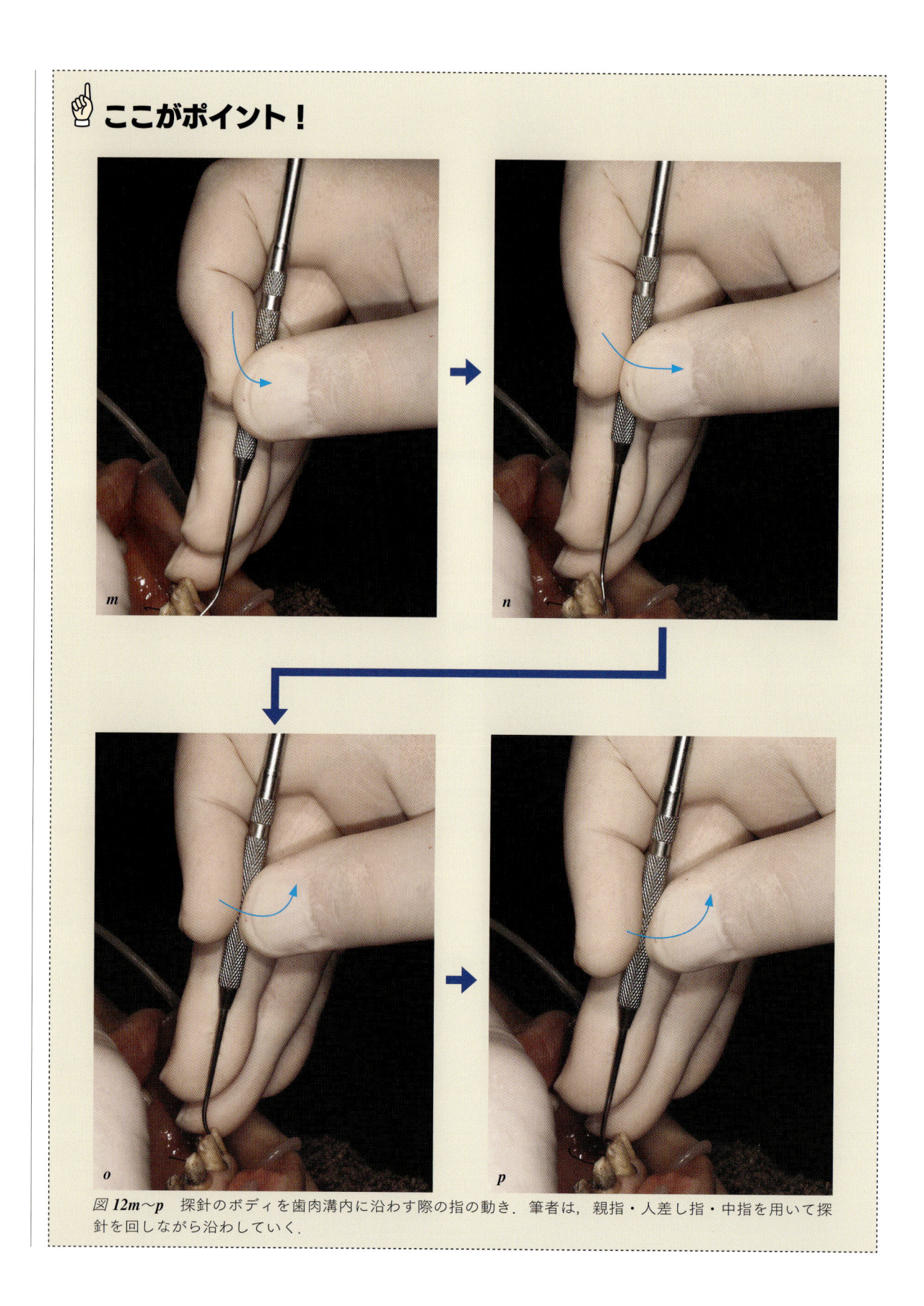

ここがポイント！

図 *12m～p*　探針のボディを歯肉溝内に沿わす際の指の動き．筆者は，親指・人差し指・中指を用いて探針を回しながら沿わしていく．

コマ送りでみる圧排のテクニック

■ 二次圧排糸挿入のポイント

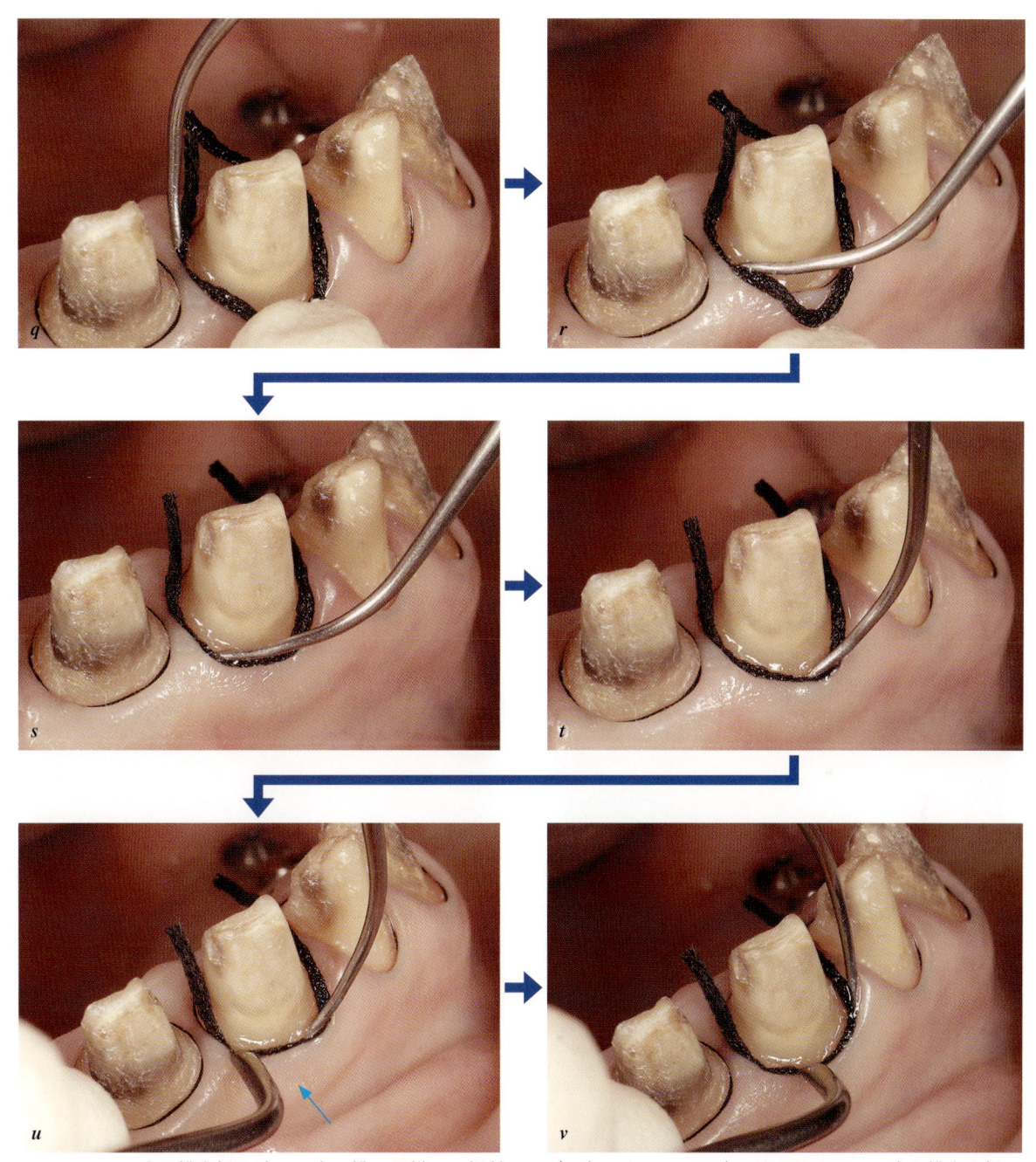

図 12q〜v　二次圧排糸挿入時．一次圧排と同様に，探針のボディ部分をサルカス内に沿わすように二次圧排糸を挿入していく．その際，一次圧排糸があらかじめ挿入されているため，二次圧排糸が浮き出てくるのを防ぐため，圧排糸の端に近い部分をエキスカベータで押さえながら挿入していくとスムーズに行える．

1歯の圧排所要時間（二次圧排）　2 min

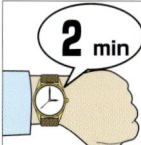

PART 3　印象採得編

一次圧排糸挿入終了時

図 12w, x　一次圧排糸挿入終了時．歯肉溝の深さの違いにより，圧排糸がみえるところとみえないところが存在している．

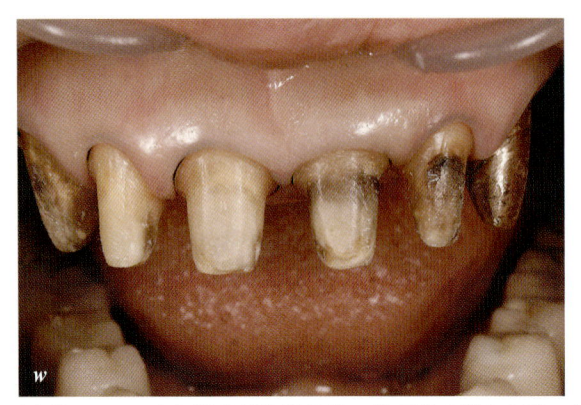

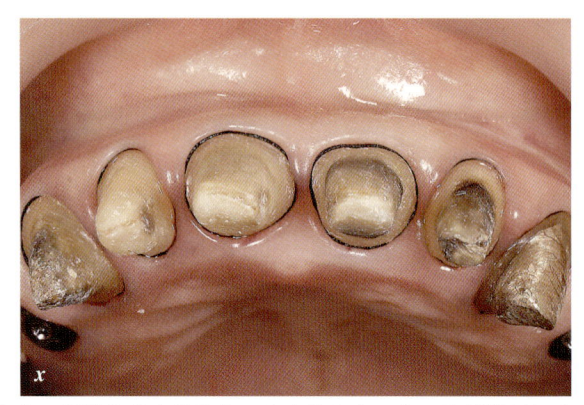

二次圧排糸挿入終了時

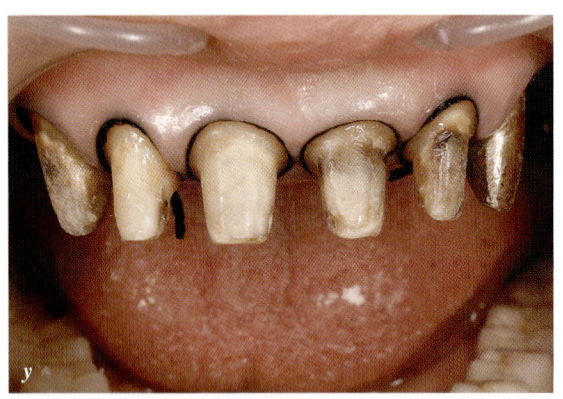

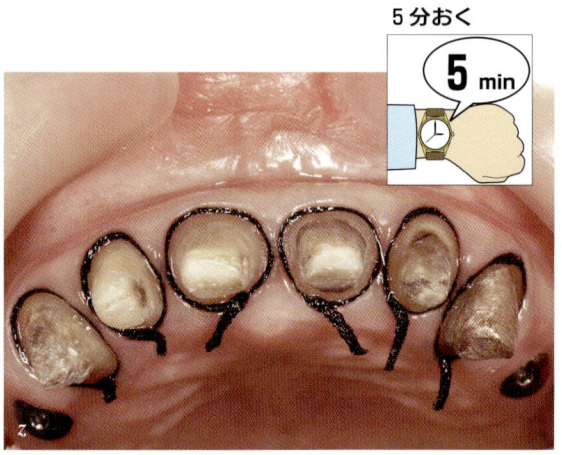

この状態で5分おく

図 12y, z　二次圧排糸入終了時．二次圧排糸は印象前に取り除くため，圧排糸の先端は"のりしろ"としてつかみやすい状態にしておく．二次圧排糸を取り除くと同時に印象していくイメージをもつことが大事である．また，アシスタントがトレーに印象材を盛っていくタイミングをイメージする．

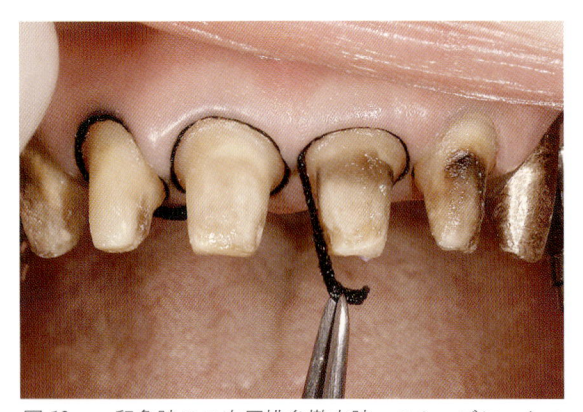

図 12aa　印象時の二次圧排糸撤去時．スムーズに，かつサルカスを傷つけないように撤去することが大切である．

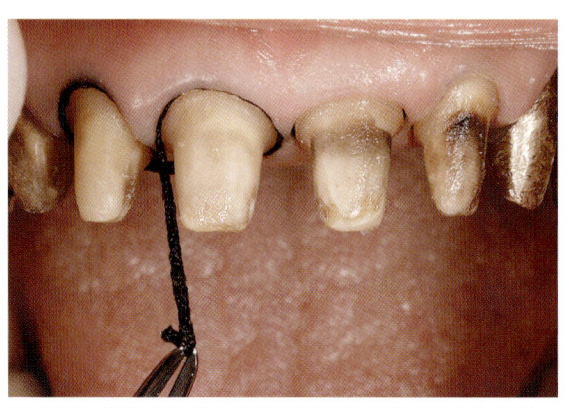

図 12bb　撤去した後，出血がまったくないことに注目．

コマ送りでみる圧排のテクニック

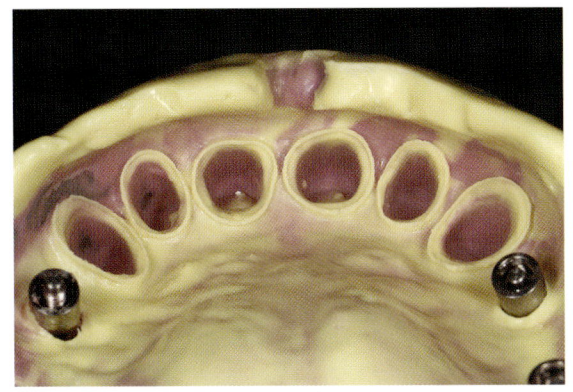

図 *12cc* 印象採得後．その評価をマイクロスコープによって精査する．このようにコントロールされ，滲出液がなければ，印象のとり直しは少ないだろう．

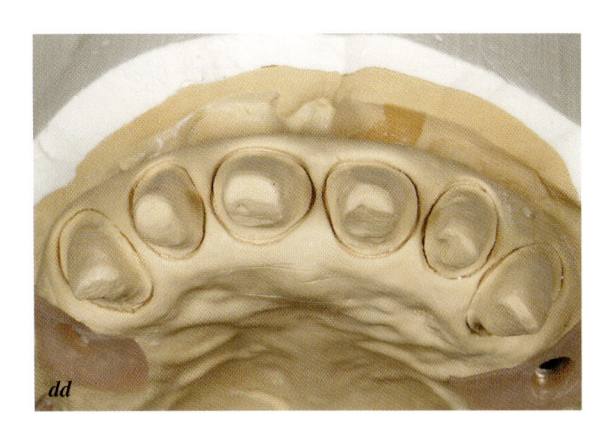

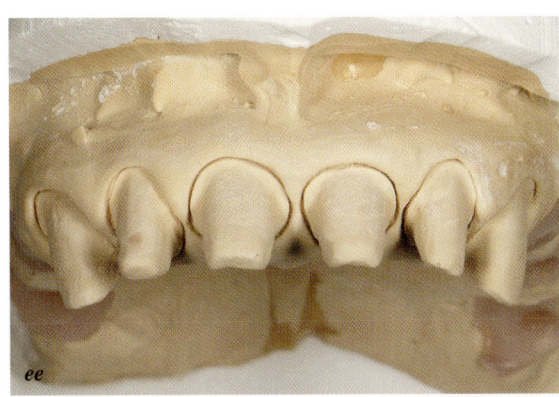

dd

ee   *ff*

図 *12dd〜ff* 完成した模型．

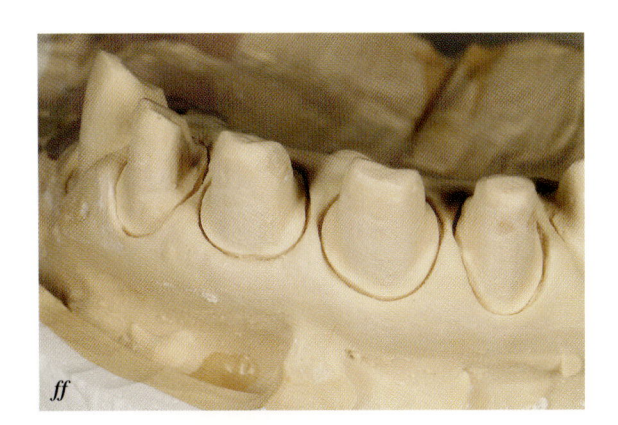

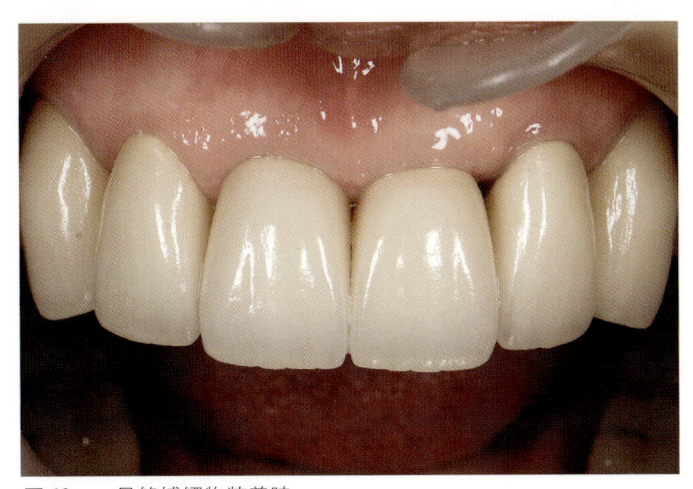

図 *12gg* 最終補綴物装着時．

PART 4

補綴製作編

精密置換の基本ステップ
スキップモデル法
ダイレクトプレス法（パウダーフリーテクノロジー）
アナトミカル・シェイディング・コンセプト

技工担当：土屋　覚（DENT CRAFT Studio）

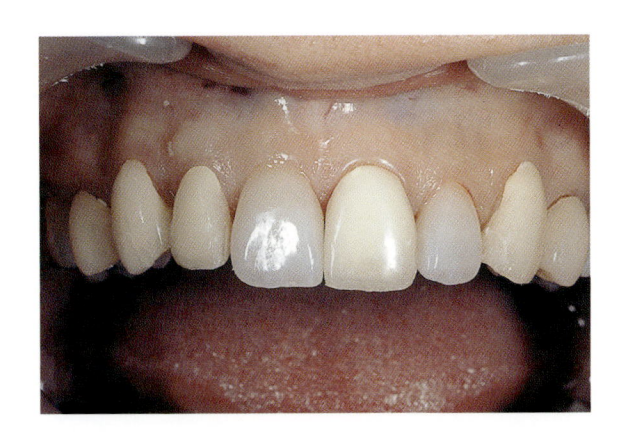

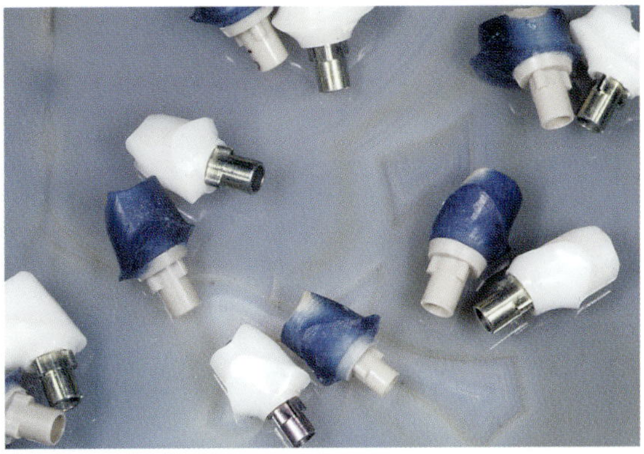

精密置換の基本ステップ

　支台歯形成を正確に行い，繊細なる周囲組織を考慮しながら，プロビジョナルレストレーションをタイトに製作し，かつそれを正確に印象することによって，最終補綴物を製作する準備が整ったとしよう．つぎに，最終補綴物製作にあたり，プロビジョナルレストレーションの情報をいかに最終補綴物に反映させるかの手法は容易ではない．

　この項においては，最終コーピングをフレームワークとしたプロビジョナルレストレーションを一定期間口腔内に装着して使用してもらうことにより，その活きた情報をできるだけ正確に最終補綴物に移行する手法を解説する．これらのテクニックは，歯科技工士の土屋覚氏と筆者とのコラボレーションによるものである．

①スキップモデル法
②ダイレクトプレス法
　（パウダーフリーテクノロジー）
③アナトミカル・シェイディング・コンセプト
　（anatomical shading concept）

　なお，本項で扱う「精密置換」は，当然のことながら歯科医師と歯科技工士のコラボレーションが必須である．ここでは歯科医師がチェアサイドで行う工程と，歯科技工士がラボサイドで行う工程，さらに歯科医師と歯科技工士が一緒に行う工程の3パターンが登場するため，読者の理解が得やすいように，以下のようなイラストを用いてそれぞれの役割分担を区分化している．

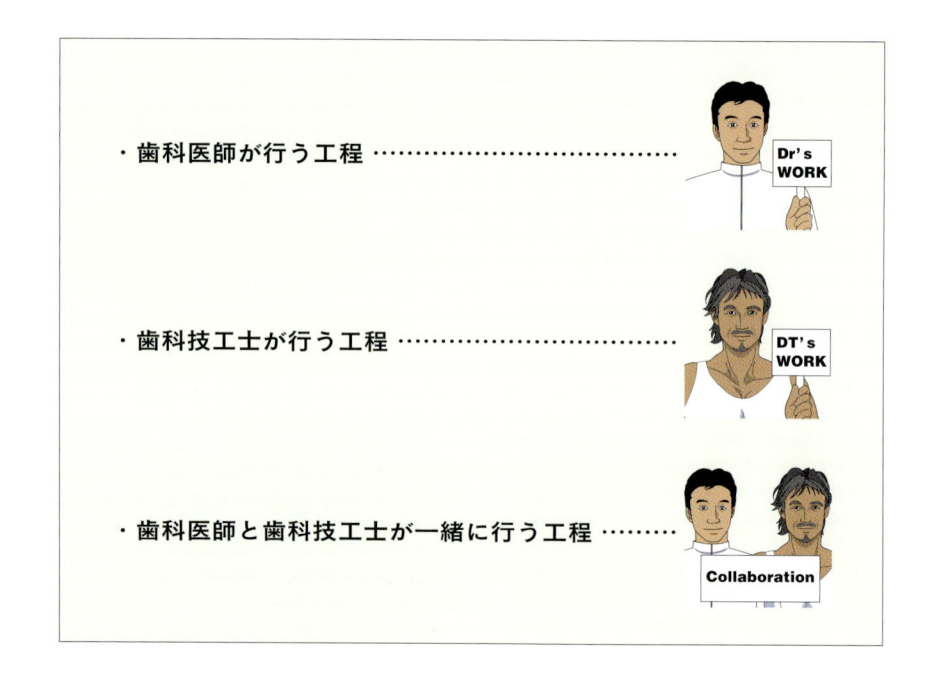

- 歯科医師が行う工程 ……………………… Dr's WORK
- 歯科技工士が行う工程 …………………… DT's WORK
- 歯科医師と歯科技工士が一緒に行う工程 ……… Collaboration

スキップモデル法

ポーセレンラミネートベニアケースへの応用

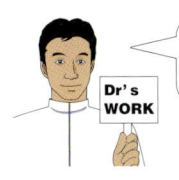

> ベニアの形成を行いプロビジョナルレストレーションをスキップさせて印象をとる

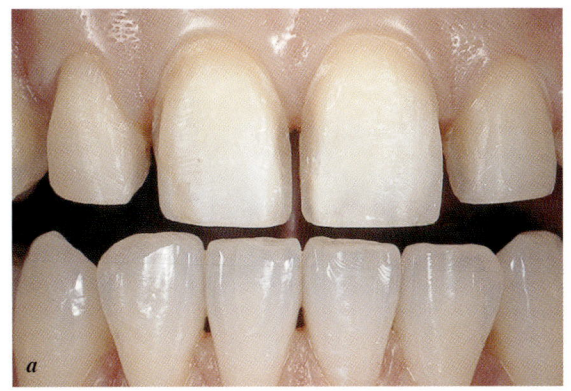

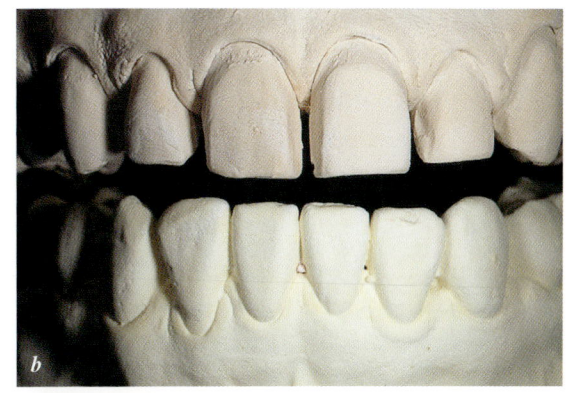

図 13a, b　ポーセレンラミネートベニアのケース．形成後の口腔内および模型．

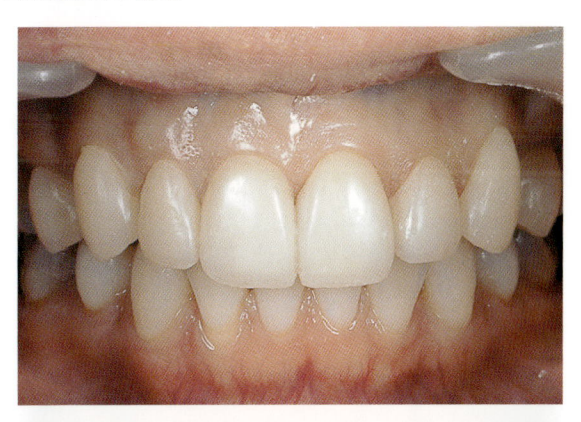

図 13c　プロビジョナルレストレーション装着時．

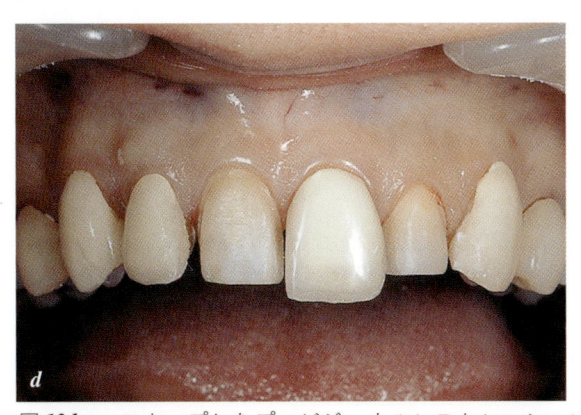

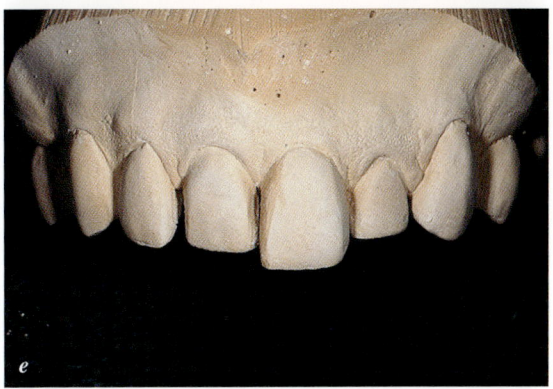

図 13d, e　スキップしたプロビジョナルレストレーションおよび模型．スキップしたプロビジョナルレストレーションの中切歯正中線および前突度合，長径を，顔貌と一致させておくことが大切である．

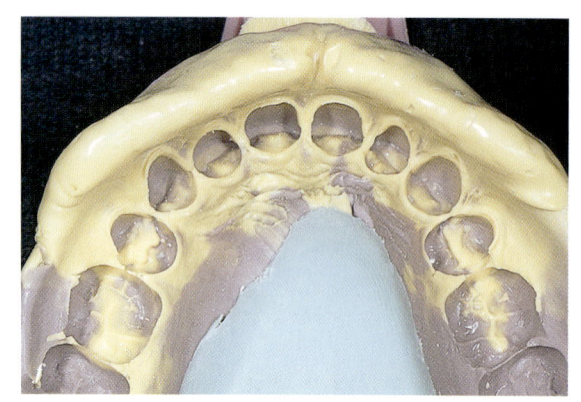

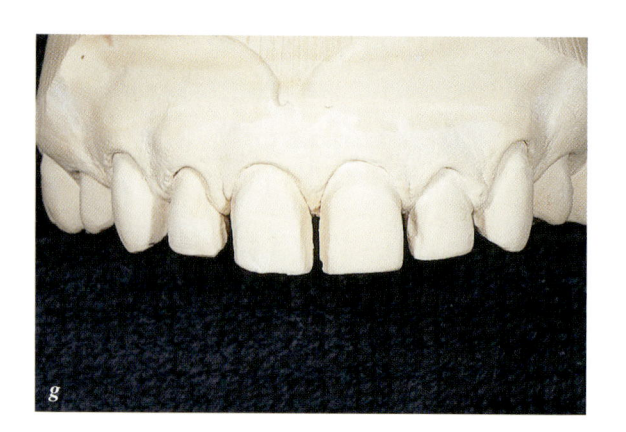

PART 4　補綴製作編

図13f, g　支台歯精密印象とマスターモデル.

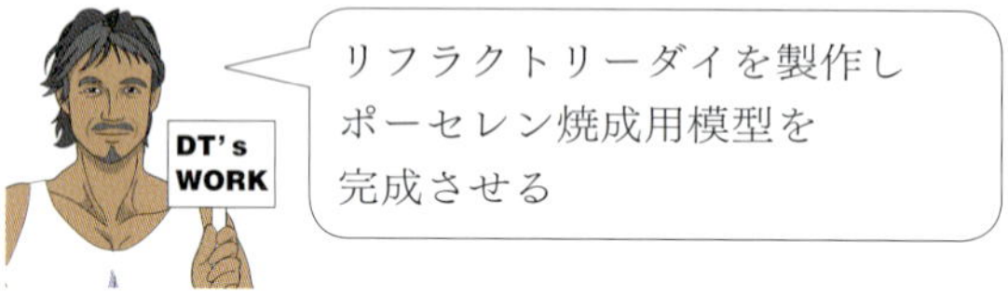

DT's WORK　リフラクトリーダイを製作しポーセレン焼成用模型を完成させる

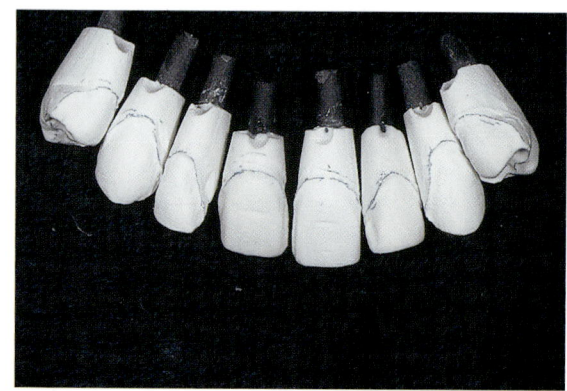

図13h　リフラクトリーダイ.

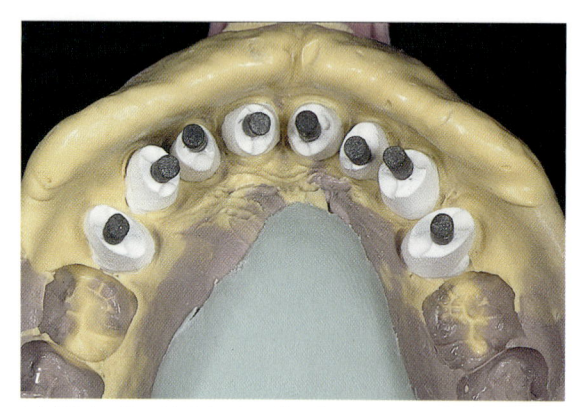

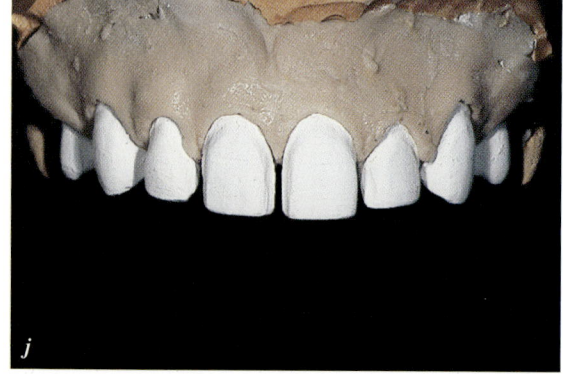

図13i, j　リフラクトリーダイをシリコーン印象に戻し，ポーセレン焼成用アーチモデルを起こす.

スキップモデル法

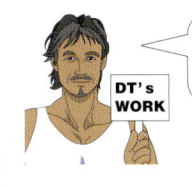

できあがったポーセレン焼成用模型からスキップモデルを製作する

図 13k　スキップモデル．

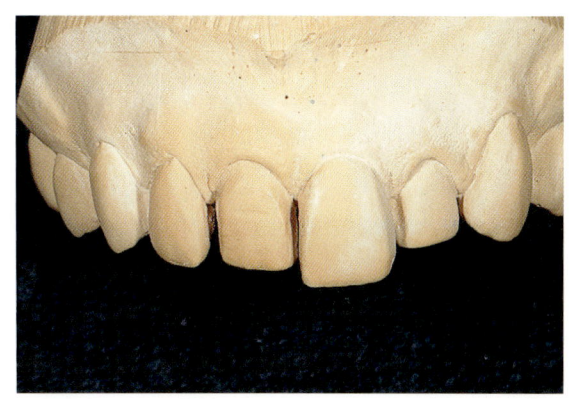

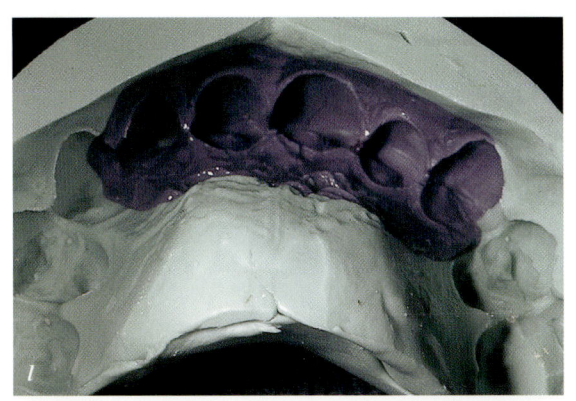

図 13l, m　リフラクトリースキップモデルの製作ステップ．

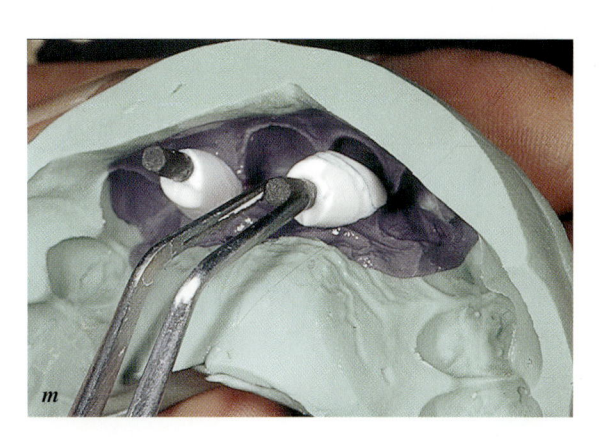

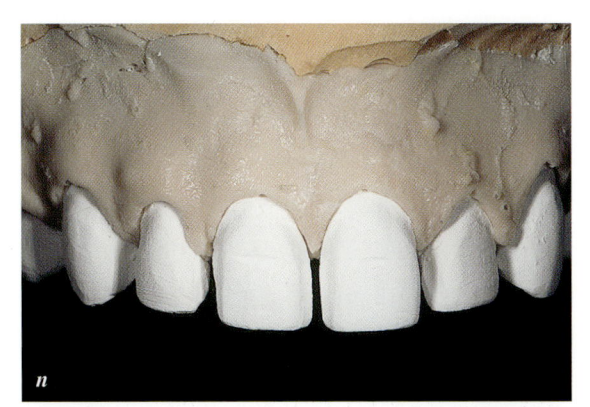

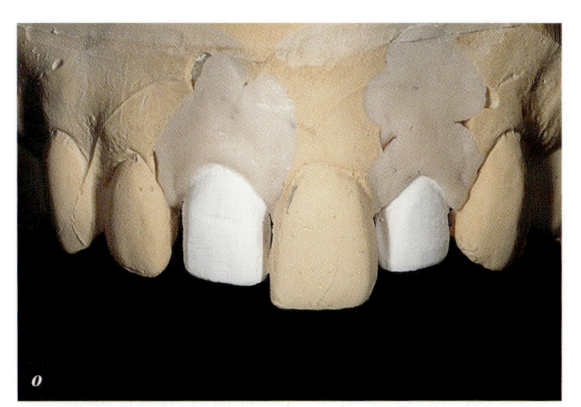

図 13n, o　リフラクトリーモデル．図 13o の中切歯，側切歯は図 13h の模型から移されている．

81

PART 4　補綴製作編

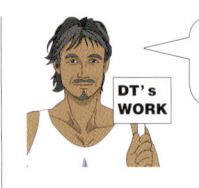

ベニア用リフラクトリー模型に
ポーセレンパウダーを盛り上げる

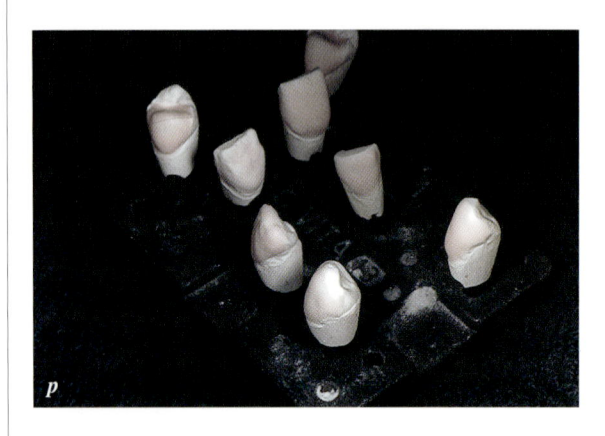

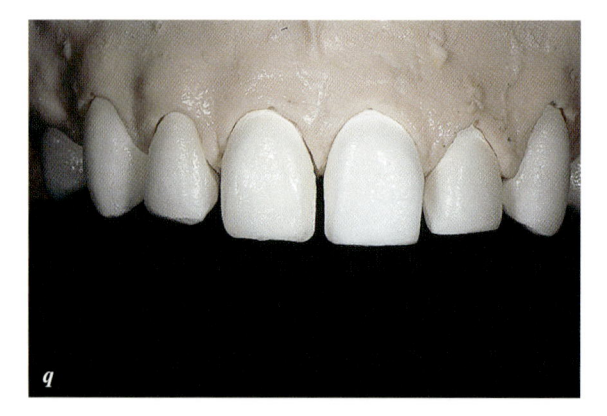

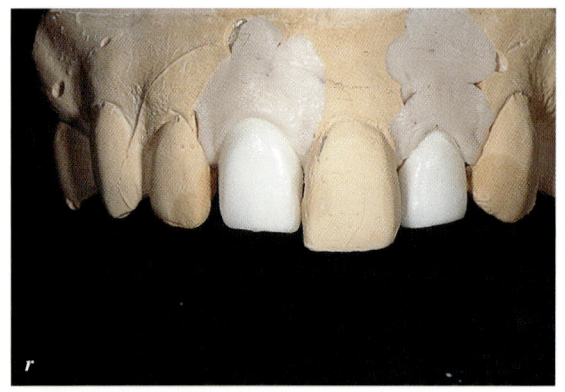

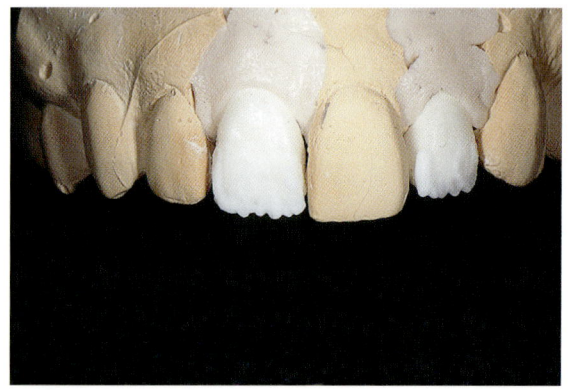

図 13p〜r　ベニア．ウォッシュベイクの状態．

図 13s　スキップモデルにて支台歯のマメロンの修正を
デンティンおよびエナメルポーセレンでビルドアップ．

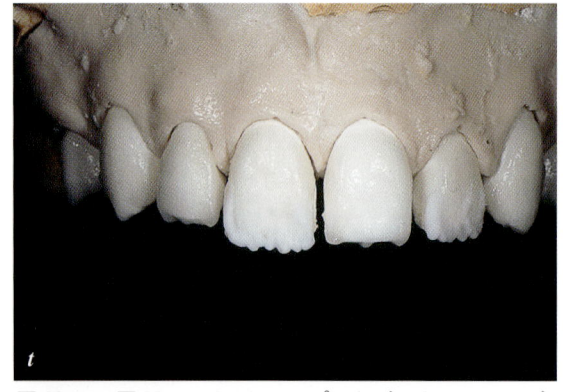

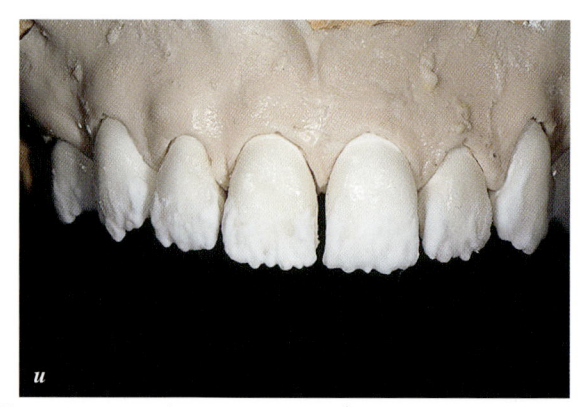

図 13t, u　図 13s でビルドアップしたダイをアーチモデルに移し，すべてのダイへビルドアップする．

スキップモデル法

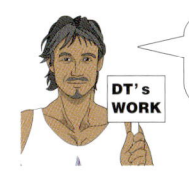

グレーズ後のベニアを
スキップモデルに試適する

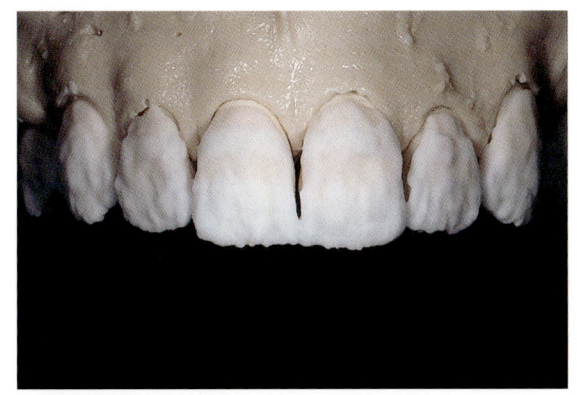

図 13v　図 13u で築盛，焼成した後，切縁トランス，歯頸部トランスのビルドアップ．

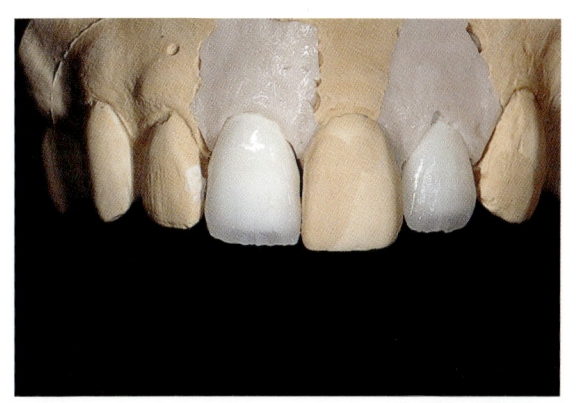

図 13w　シェイピングもすべてスキップモデルにて行った．

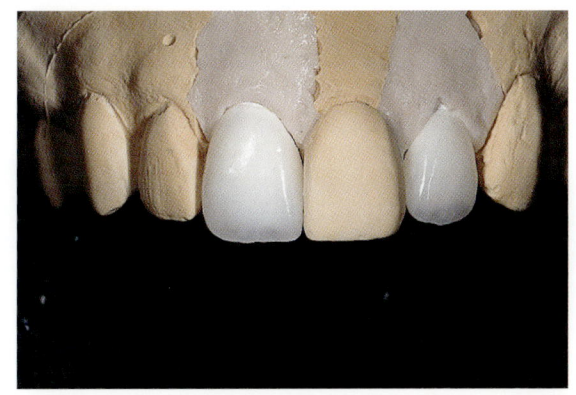

図 13x　最終的にトランスおよびヘイローポーセレンで切縁を回復．

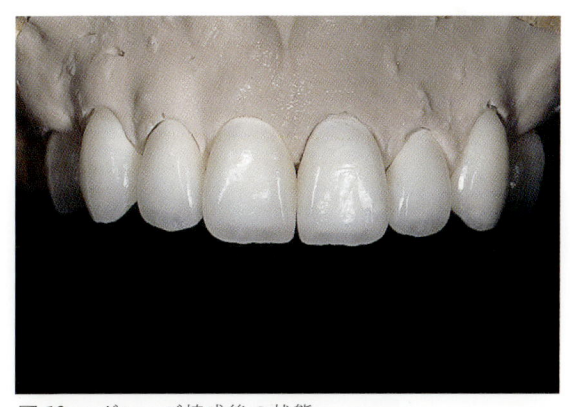

図 13y　グレーズ焼成後の状態．

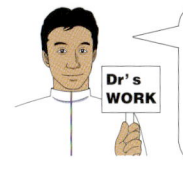

最終補綴物(ベニア)をプロ
ビジョナルレストレーション
とスキップさせ，正中線を
確認する

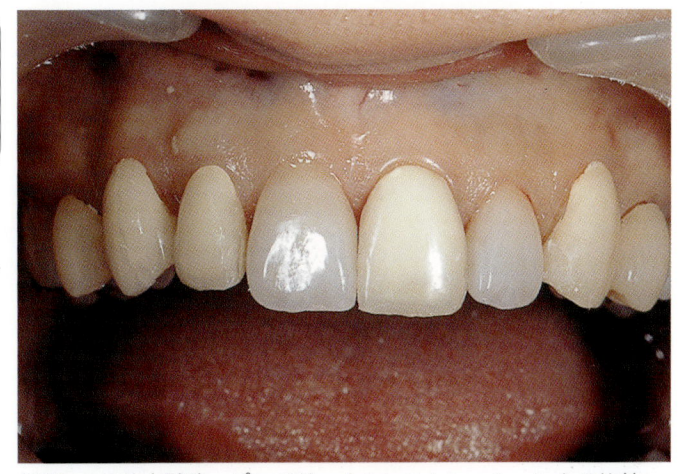

図 13z　口腔内試適．プロビジョナルレストレーションとの比較．

83

PART 4　補綴製作編

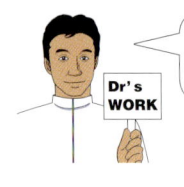

小臼歯から小臼歯までの最終補綴物（ベニア）を装着する

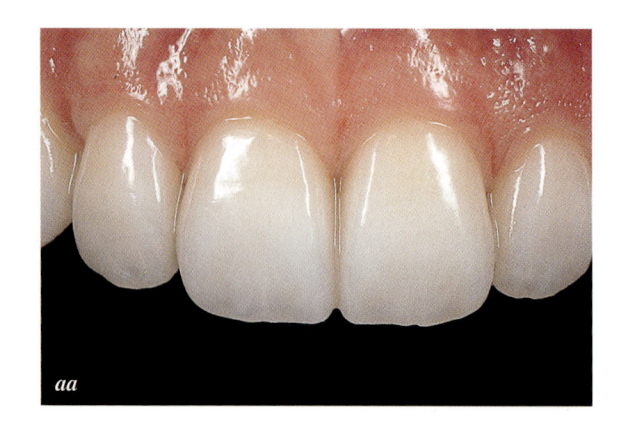

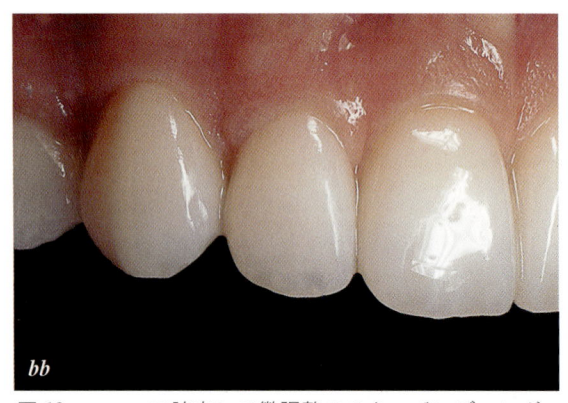

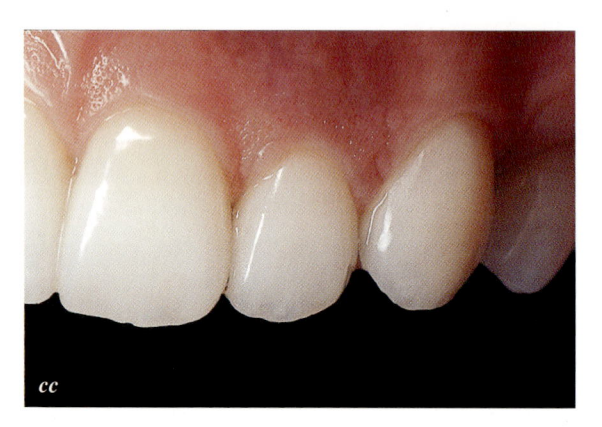

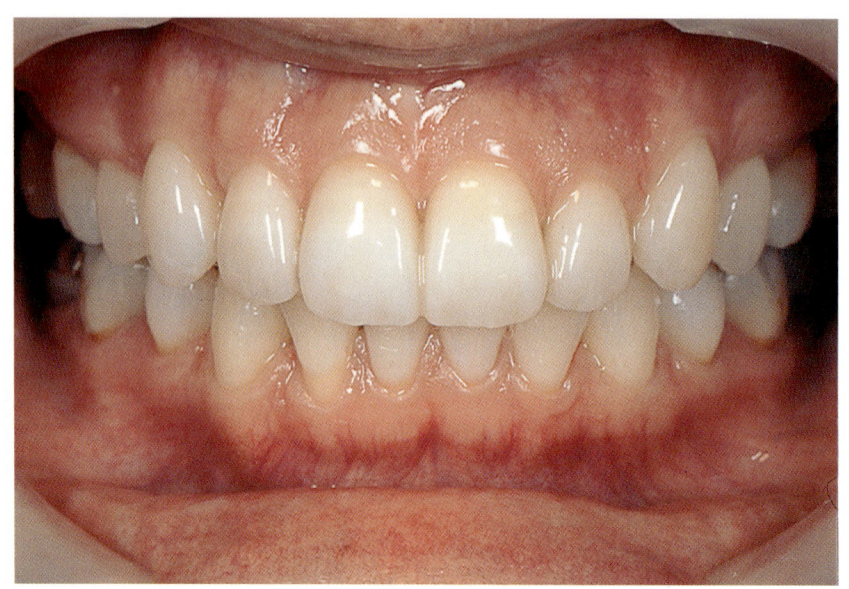

aa

bb　　*cc*

図13aa〜cc　口腔内にて微調整ののち，ボンディング．

図13dd　スキップモデル法を用いたことで高い審美性が獲得された．

84

フルカバレッジケースへの応用

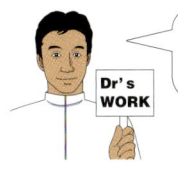

プロビジョナルレストレーションおよび，中切歯・側切歯・犬歯をスキップした模型を製作する

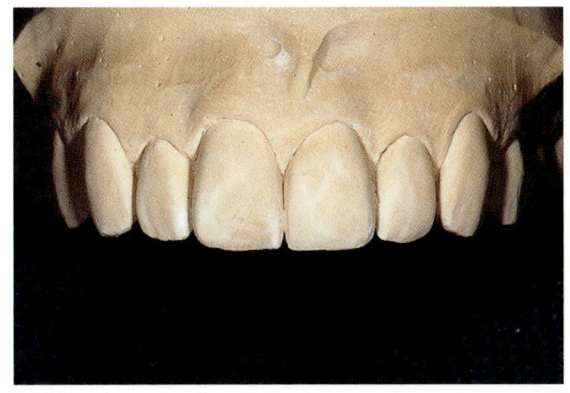

図 14a　すべてのプロビジョナルレストレーションの模型．

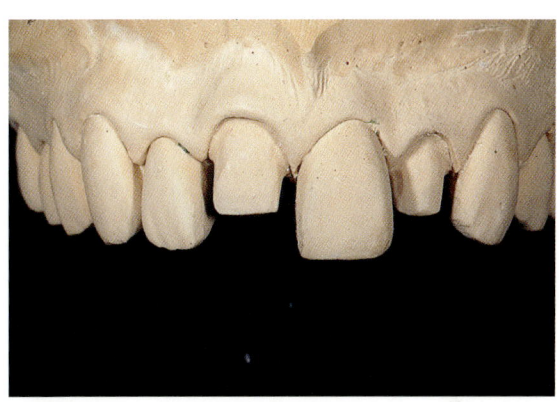

図 14b　スキップされたプロビジョナルレストレーション模型．

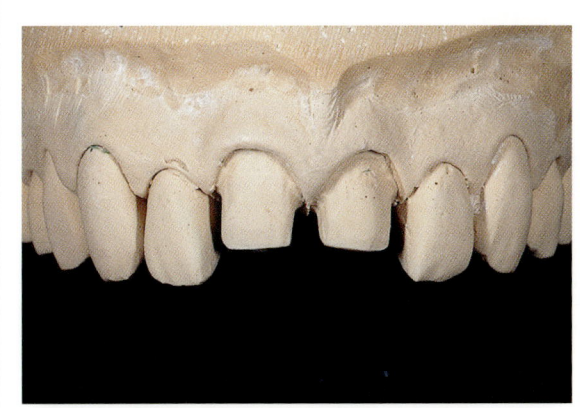

図 14c　中切歯をスキップした模型．

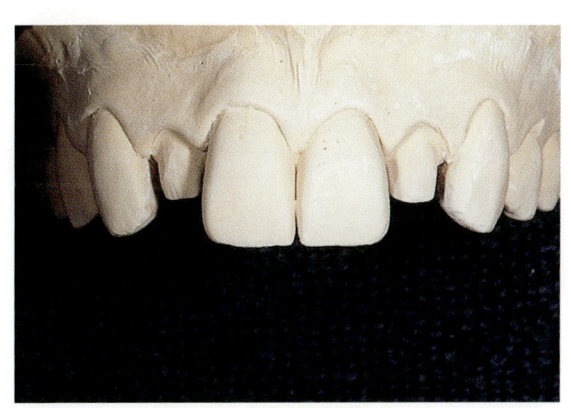

図 14d　側切歯をスキップした模型．

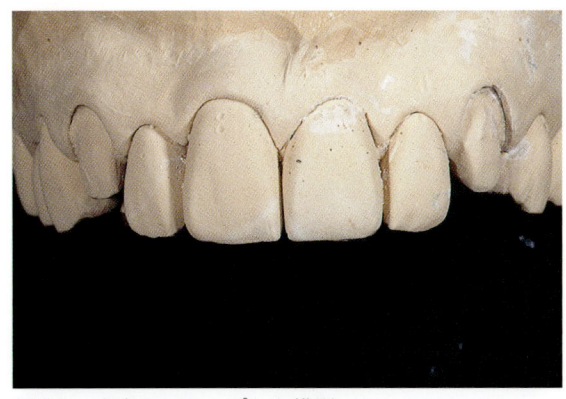

図 14e　犬歯をスキップした模型．

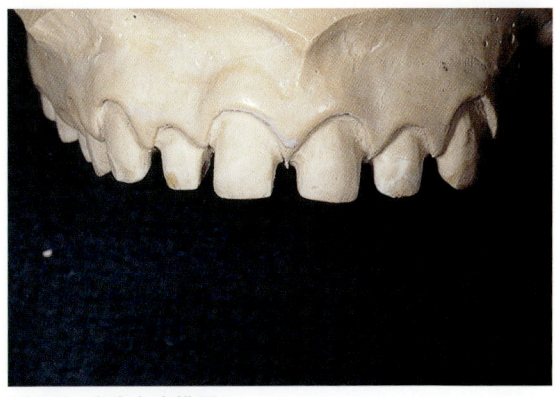

図 14f　全支台歯模型．

PART 4　補綴製作編

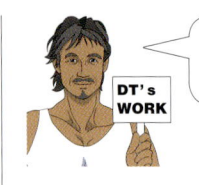

各模型にワックスアップを施す

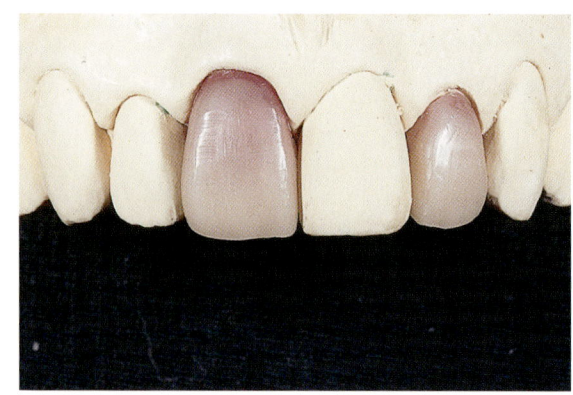

図14g　スキップモデルにて中切歯，側切歯を反対側にならいワックスアップする．

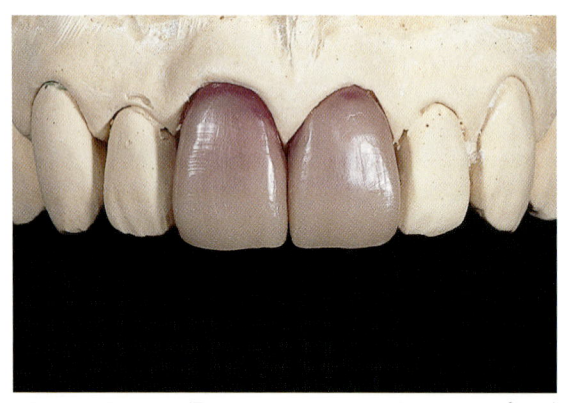

図14h　図14gで得られたクラウンを別のスキップモデルに移し，反対側にならいワックスアップする．

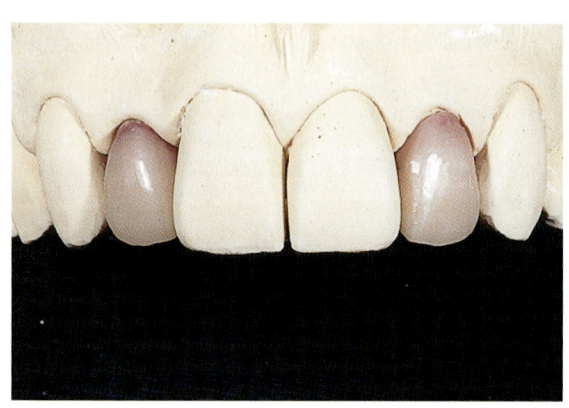

図14i　側切歯のスキップ．

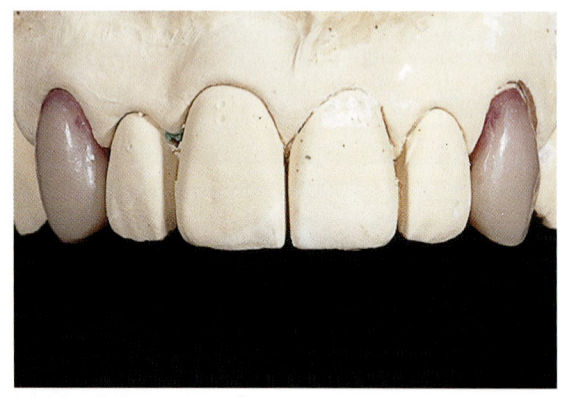

図14j　犬歯のスキップ．

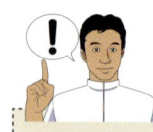

　このようにプロビジョナルレストレーションを各歯において外し，そのスペースに歯冠を製作することで，現状のプロビジョナルレストレーションを精緻に模倣したファイナルレストレーションを製作することが可能となる．

スキップモデル法

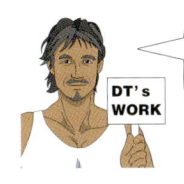

スキップ模型で煮詰めた形態をもとにフルマウスでワックスアップ模型を完成させる

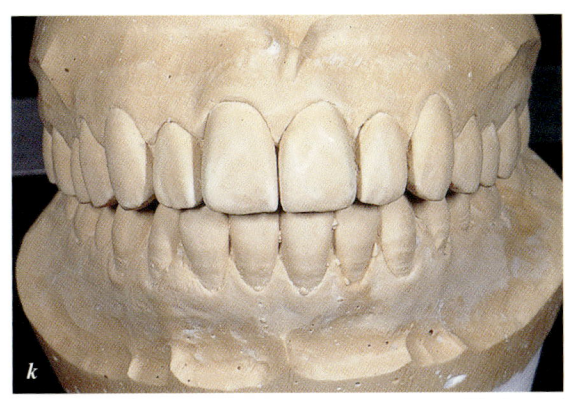

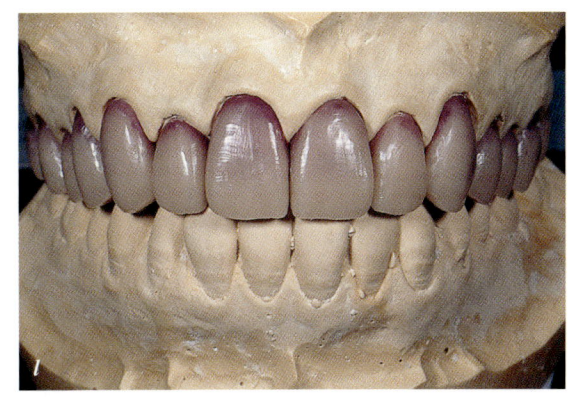

DT's WORK

図 14k, l　プロビジョナルレストレーションの模型と，完成したワックスアップ．

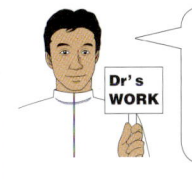

プロビジョナルレストレーションと最終補綴をスキップさせプロビジョナルレストレーションの形態と最終補綴の形態を一致させる

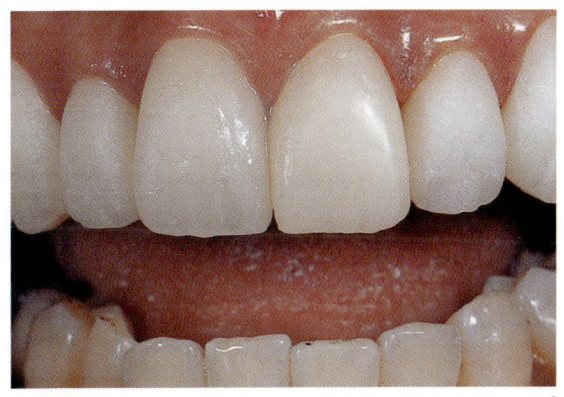

Dr's WORK

図 14m　ファイナルクラウンの試適時．左側中切歯はプロビジョナルレストレーション．あくまでもプロビジョナルレストレーションの形態を踏襲する．

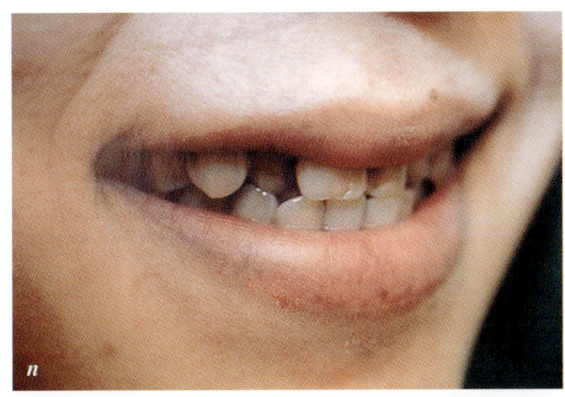

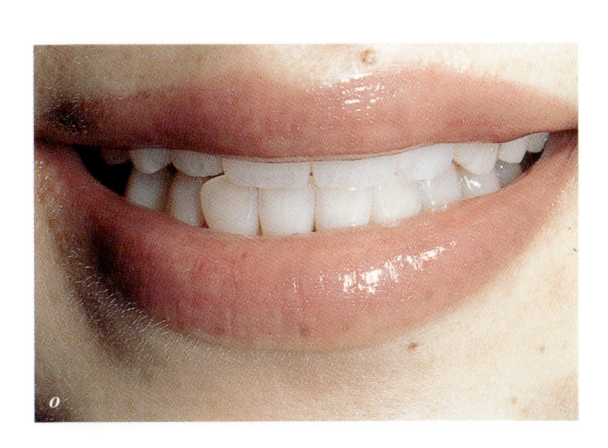

図 14n, o　術前およびファイナルクラウン装着時．

87

PART 4　補綴製作編

ダイレクトプレス法（パウダーフリーテクノロジー）

高度な機能性および審美性を必要とする場合

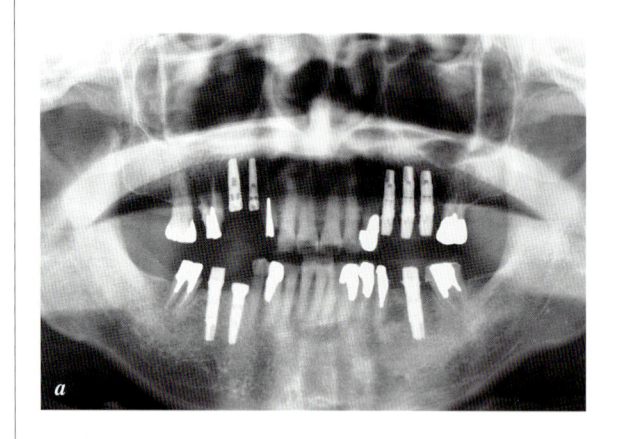

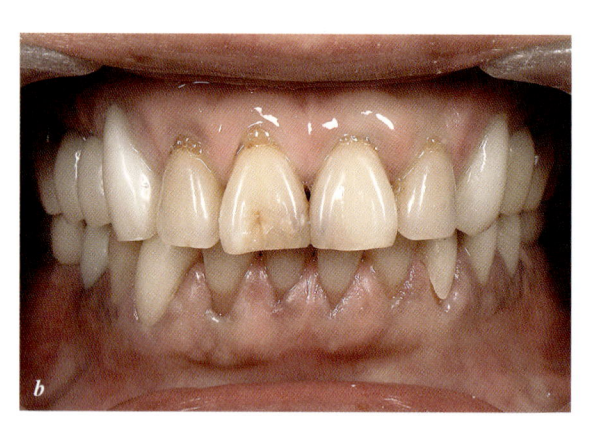

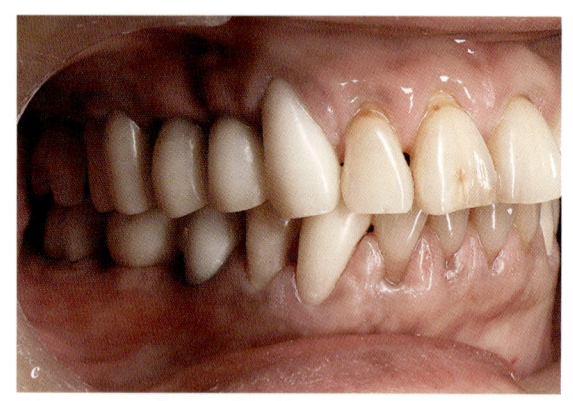

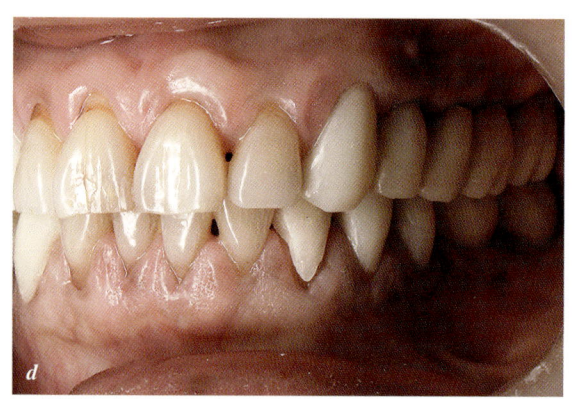

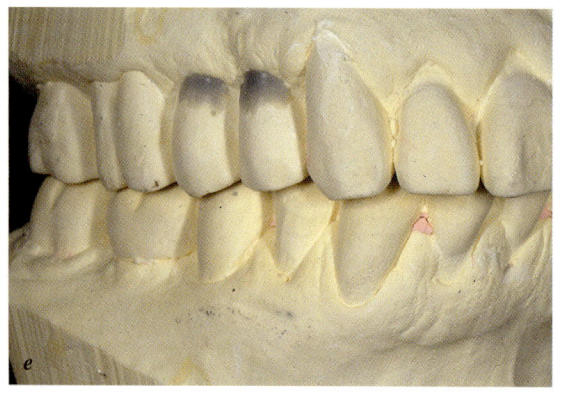

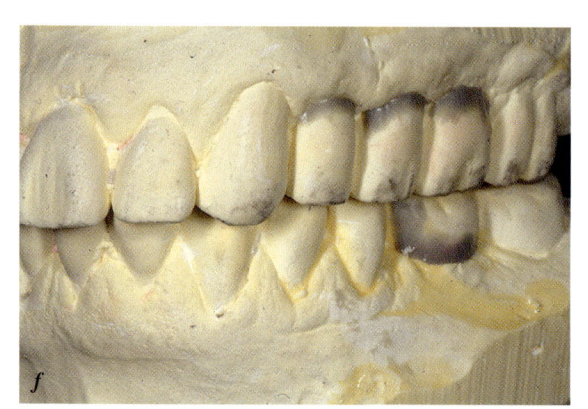

図15a　インプラント埋入後のパノラマエックス線写真．
図15b～d　プロビジョナルレストレーションを装着後の口腔内写真．

図15e, f　患者は1年の半分以上を海外で過ごすため，英語の発音の際に横から息が漏れる，舌感がよくないという訴えがあり，それを解消する目的で，模型上でその部分に対してワックスを足してみた．

ダイレクトプレス法（パウダーフリーテクノロジー）

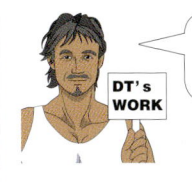

> 作業模型に解剖学的形態でワックスアップをし，そこからカットバックしてアバットメントの形態を完成させる

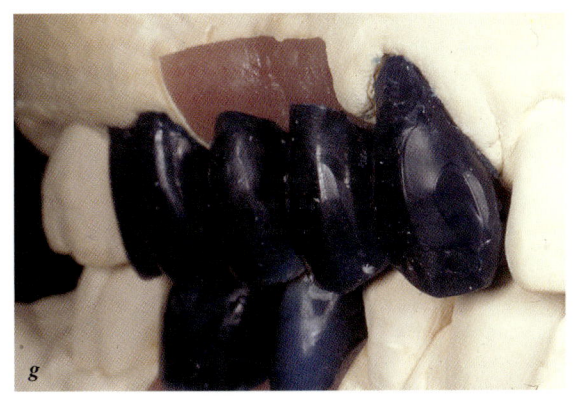

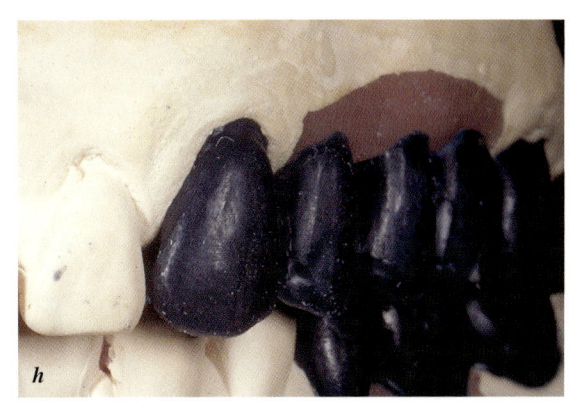

図 15g, h　足りない部分に対し最終印象後，それらの情報をもとに作業模型上でワックスアップを行う．

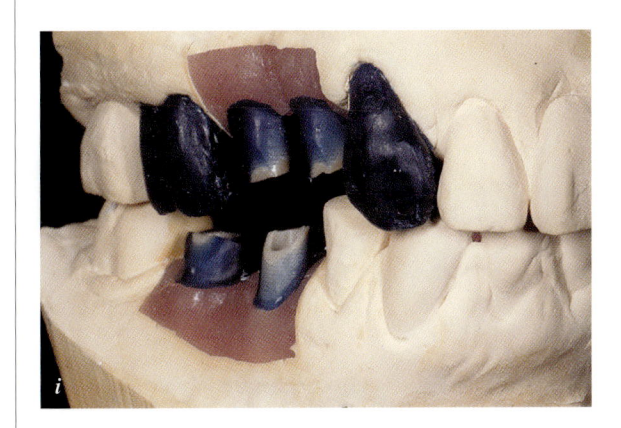

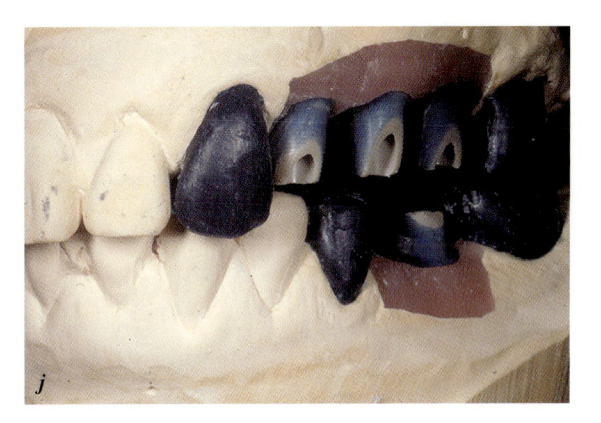

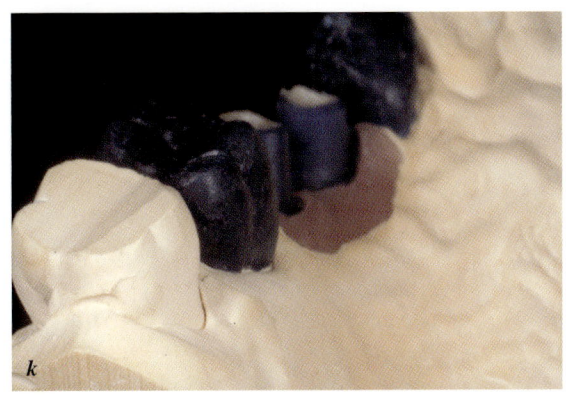

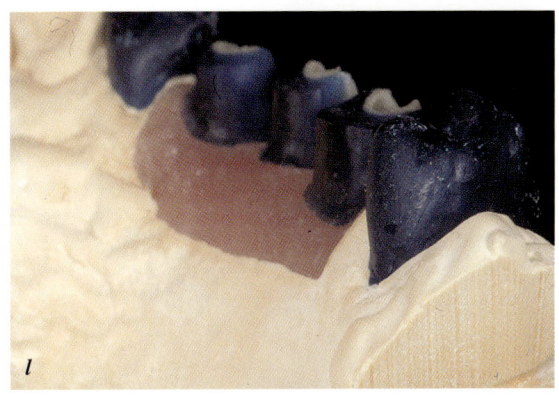

図 5i〜l　インプラント部のアバットメントにおいては，その形態からアバットメントの形態にカットバックし支台歯の形態をつくる．

PART 4　補綴製作編

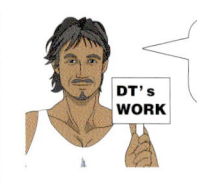

> 仕上げたアバットメントをジルコニアのアバットメントへデュープする

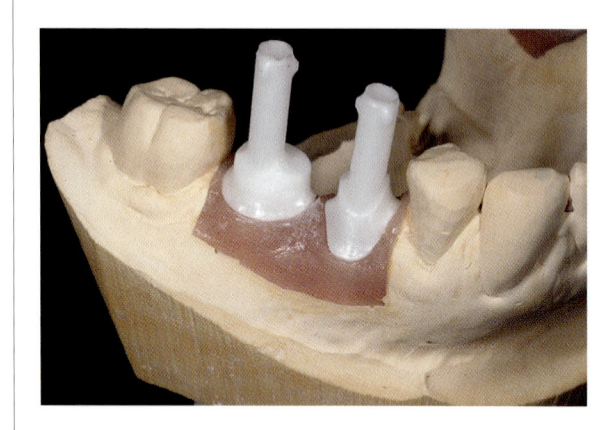

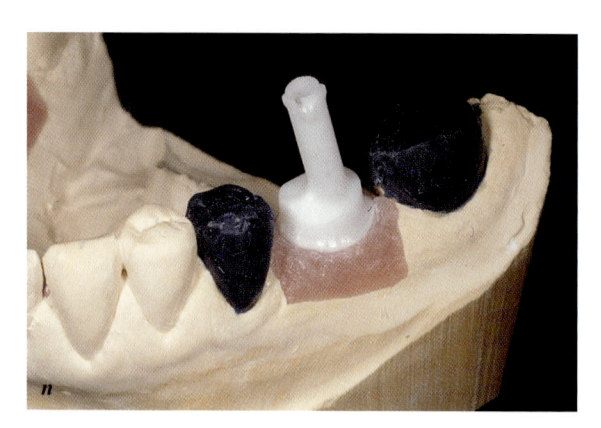

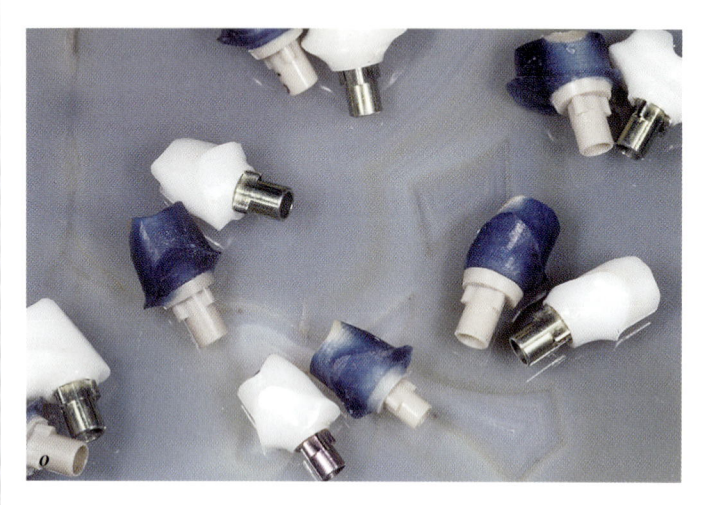

図 15m〜o　支台歯の状態のアバットメントをスキャンし，ジルコニアアバットメントに正確に変換する．このように，最終補綴物の形態から割り出された支台歯をつくることが重要である． ➡P135・マテリアル㉑

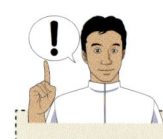

　インプラントは基本的に歯根形態を有していないため，アバットメントのマージンにあたる部分で歯頸部の形態を付与するとなると，フレンジトップから辺縁歯肉までの立ち上がりが重要である．カントゥアを広げながらとなると，インプラントの深さ，歯肉の厚みが影響してくる．インプラント深度が浅かったり，歯肉が薄い場合はその形態付与がとりづらくなる．

ダイレクトプレス法（パウダーフリーテクノロジー）

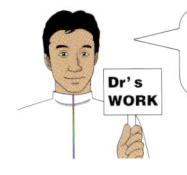

できあがったジルコニアアバットメントを口腔内に試適する

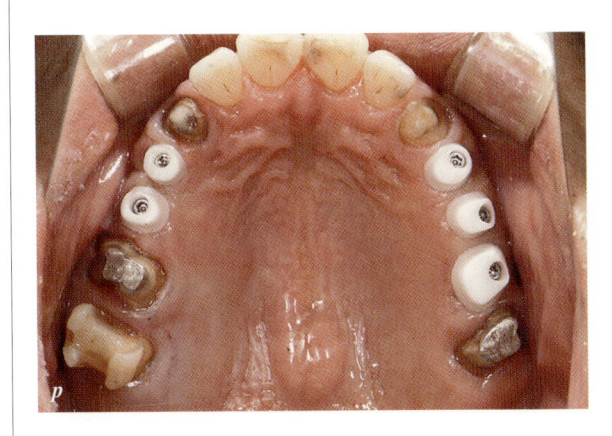

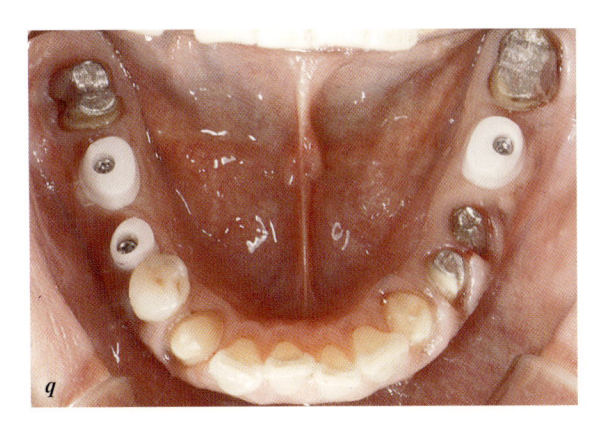

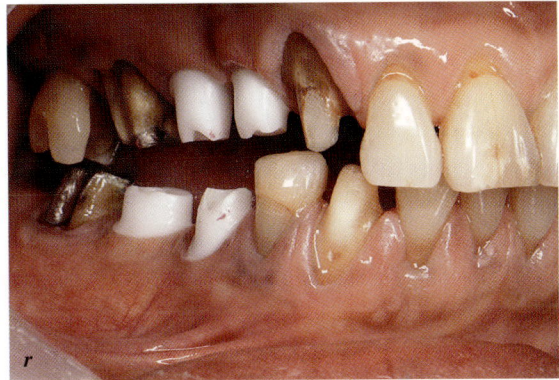

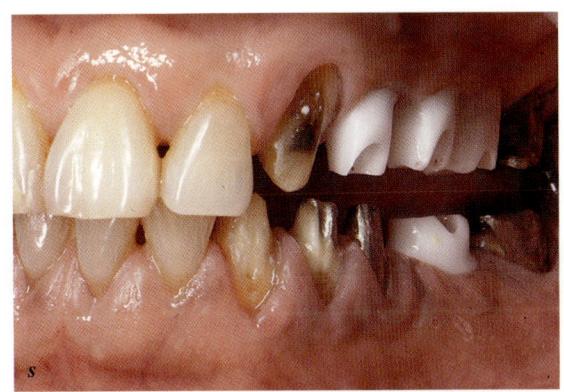

図 15p〜s　できあがったジルコニアアバットメントを口腔内に試適．歯肉レベル，頬舌側径，支台歯の連続性などを観察し，最終補綴物をイメージする．

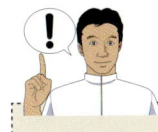

> このようにアバットメントの段階で大臼歯であれば大臼歯の支台歯形態，小臼歯であれば小臼歯の支台歯形態を付与し，全周一様にマージンの深さを0.5〜1mmに設定できれば天然歯と同じような歯冠外形をつくることができる．セメントの迷入の恐れも少ない

91

PART 4　補綴製作編

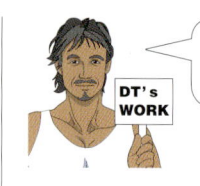

アバットメント模型からジルコニアコーピングを製作する

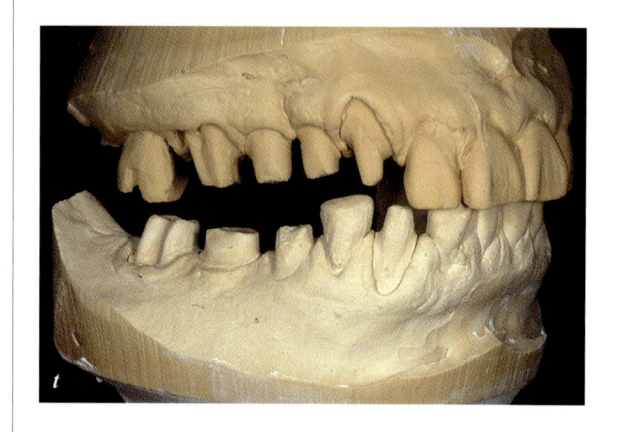

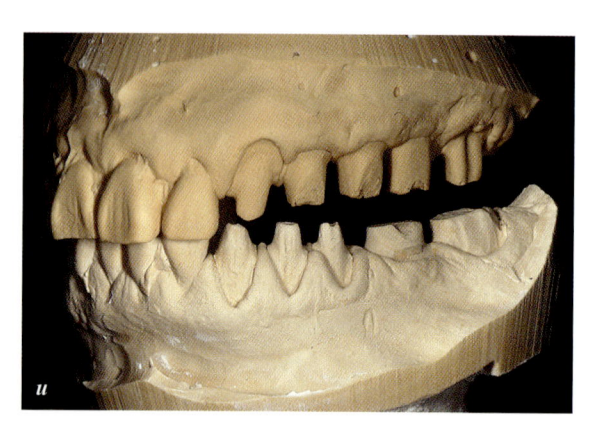

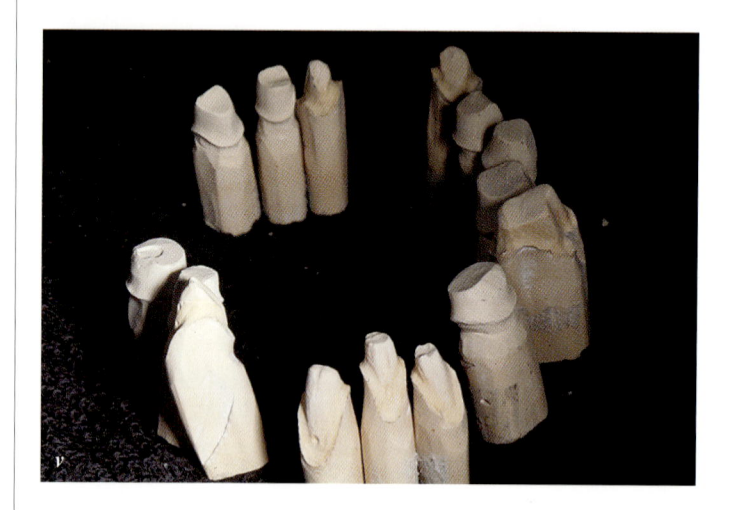

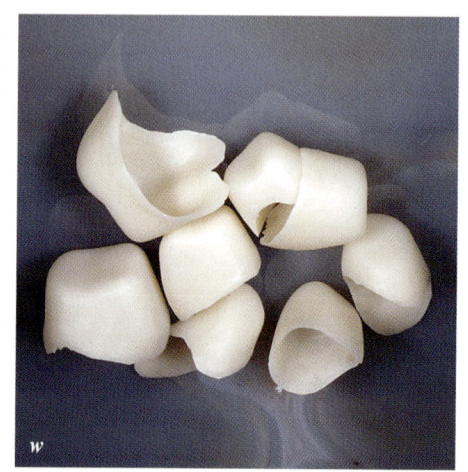

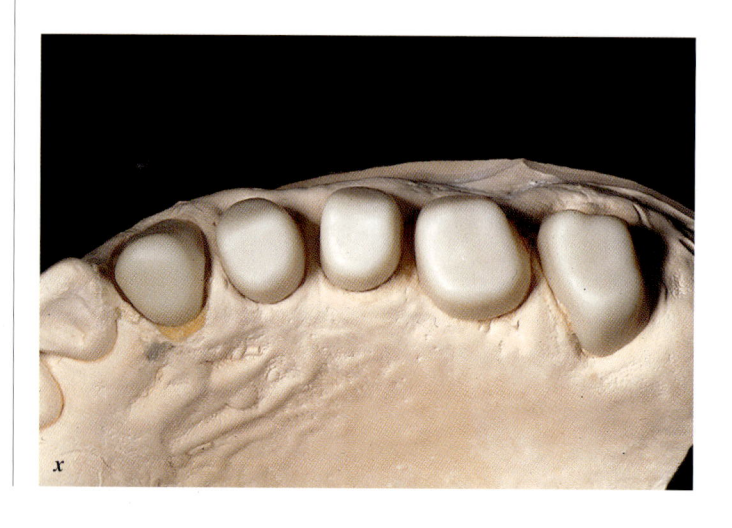

図 15t〜x　アバットメントを装着したままの状態で精密印象を行い，ダイ模型からジルコニアコーピングを製作する．

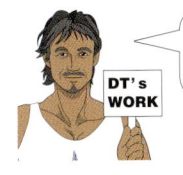

ダイレクトプレス法（パウダーフリーテクノロジー）

コーピング上にレジンにウォッシュしプロビジョナルレストレーションをつくる

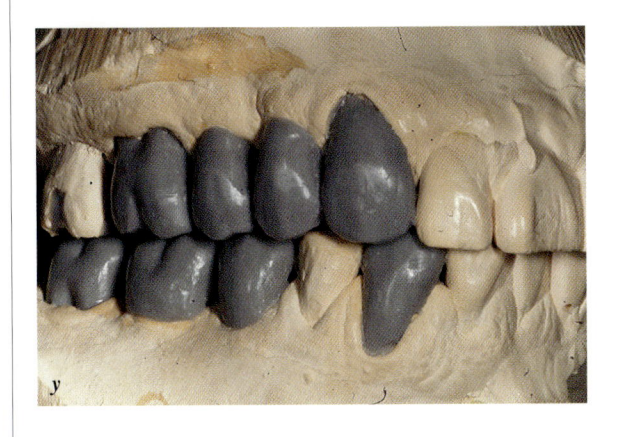

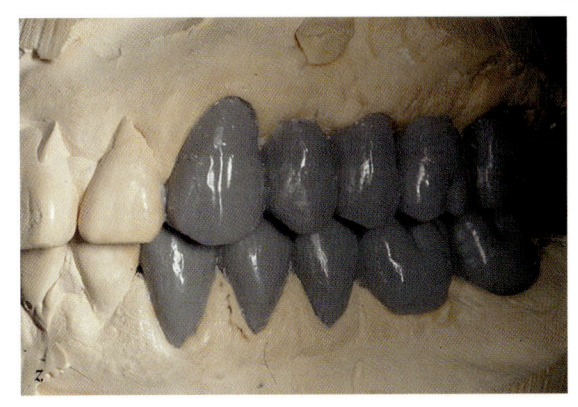

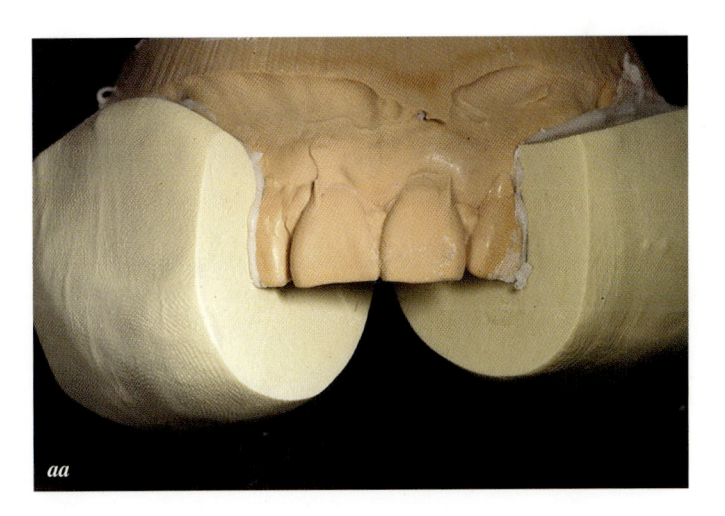

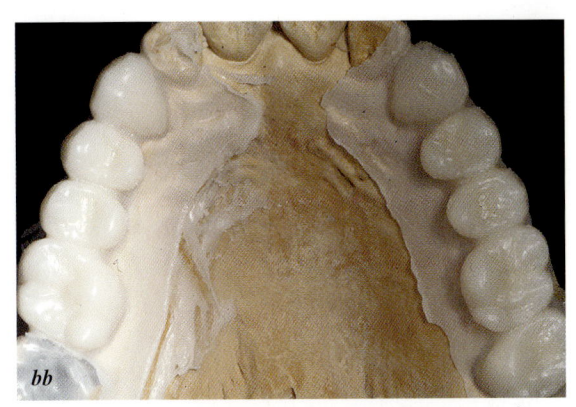

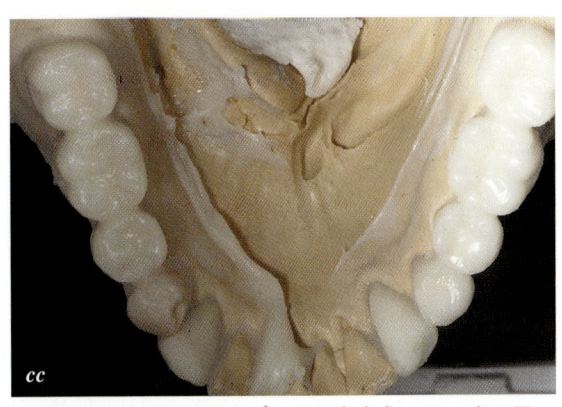

図 15y〜cc　前頁の模型の支台歯にワックスアップし，それをシリコーンパテでインデックスをとり，ワックスアップ流蝋後，bb のようにコーピング上にインデックスを介し，レジンにて歯冠外形をつくる．

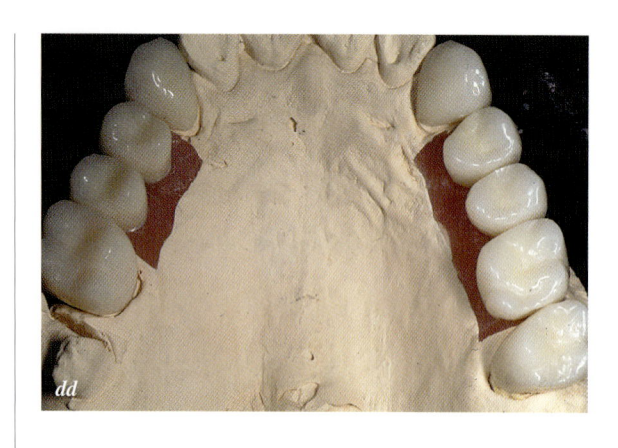

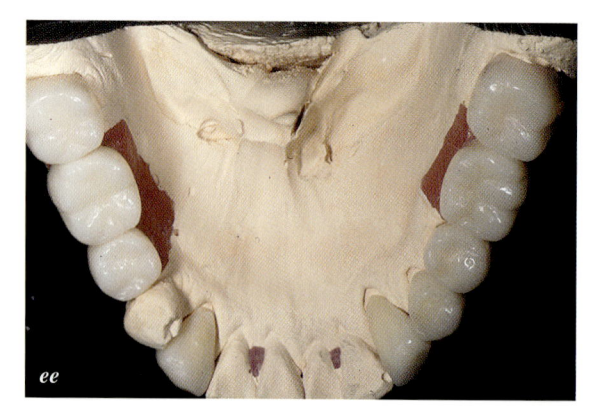

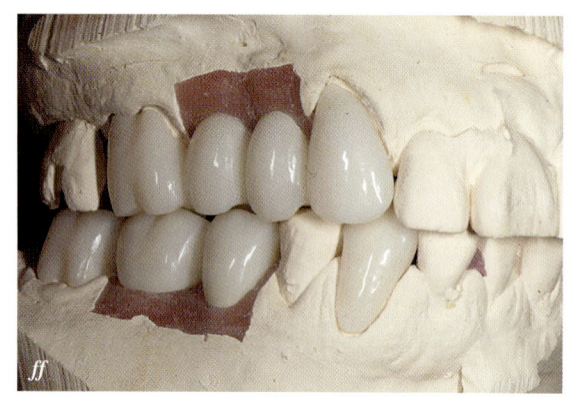

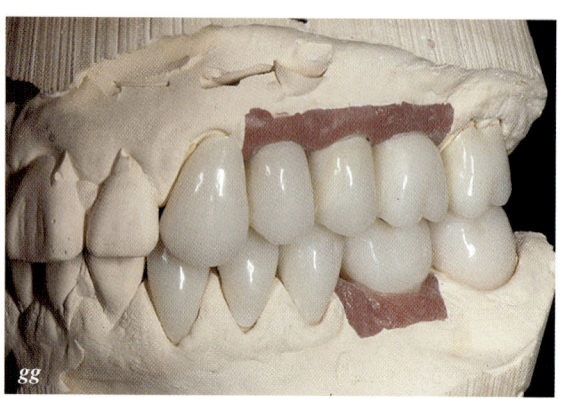

PART 4　補綴製作編

図15dd〜gg　コーピング上にレジンにより歯冠外形を作成したプロビジョナルレストレーションの完成である．

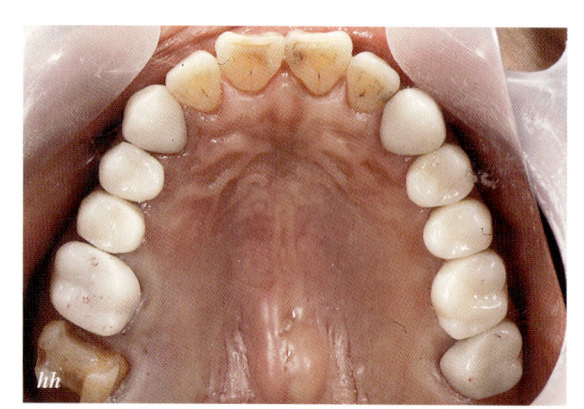

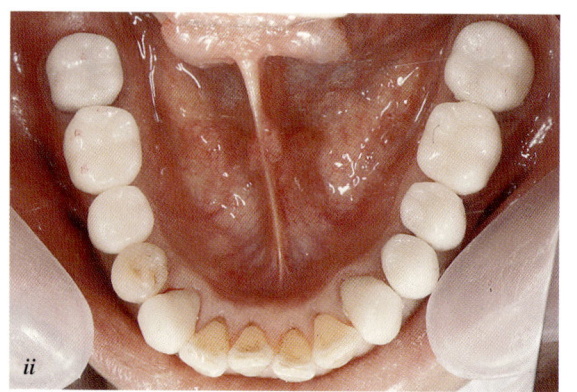

口腔内に試適する

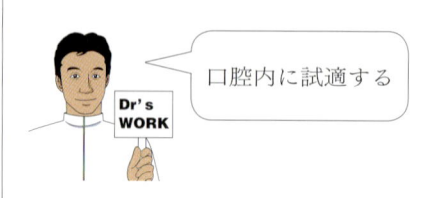

Dr's WORK

図15hh, ii　プロビジョナルレストレーションを一定期間装着し，形態的な審美的要素，発音，咀嚼などの機能的要素，清掃機能，プラーク付着などの生物学的要素を観察する．

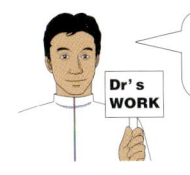

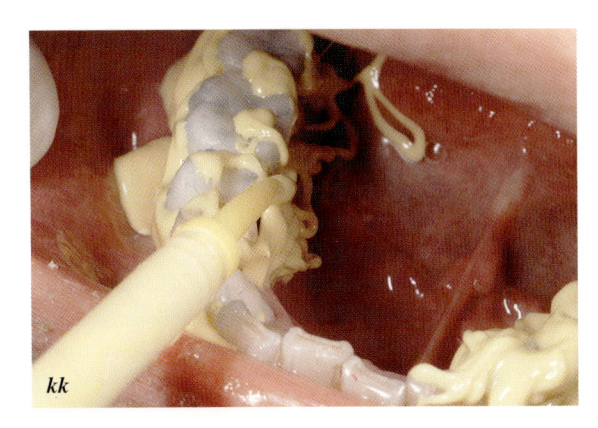

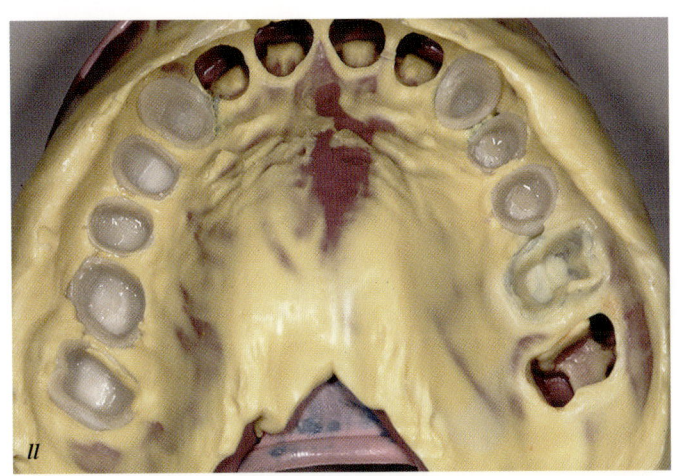

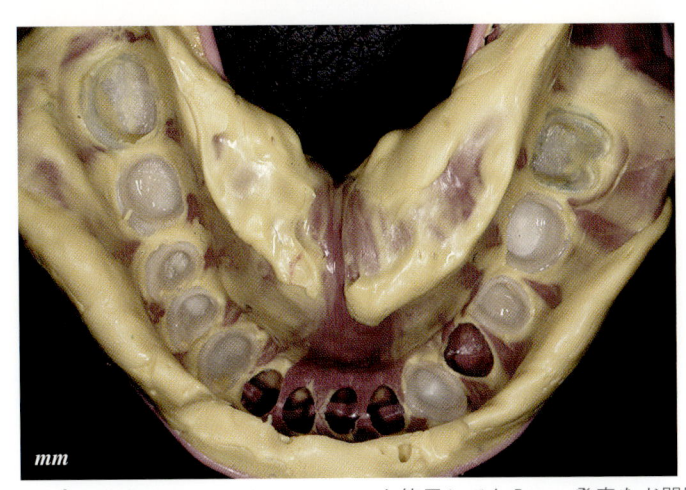

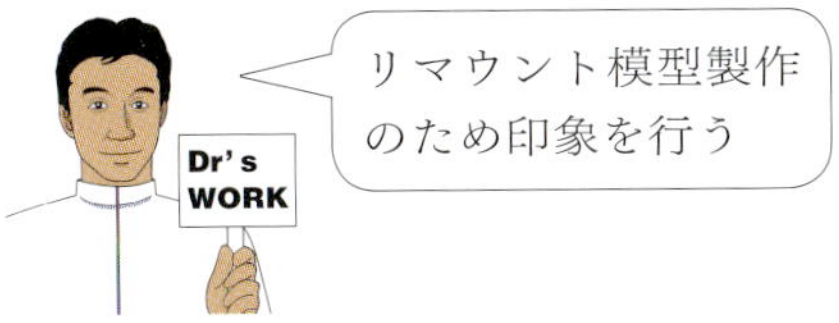

ダイレクトプレス法(パウダーフリーテクノロジー)

リマウント模型製作のため印象を行う

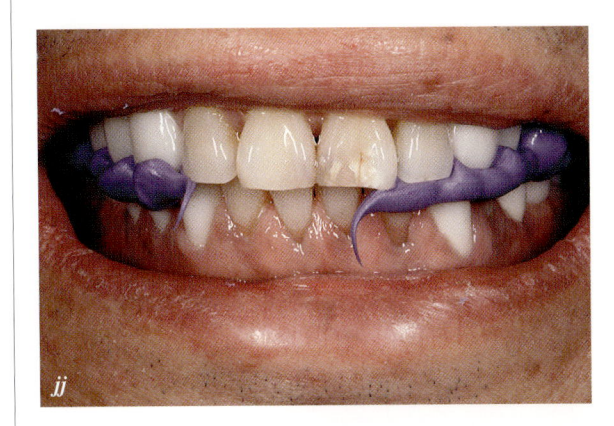

図 15jj〜mm　一定期間このプロビジョナルレストレーションを使用してもらい，発音など問題がなければこのようにピックアップ印象を行う．

95

PART 4　補綴製作編

> コーピング上にプレスセラミックを流し込む
> DT's WORK

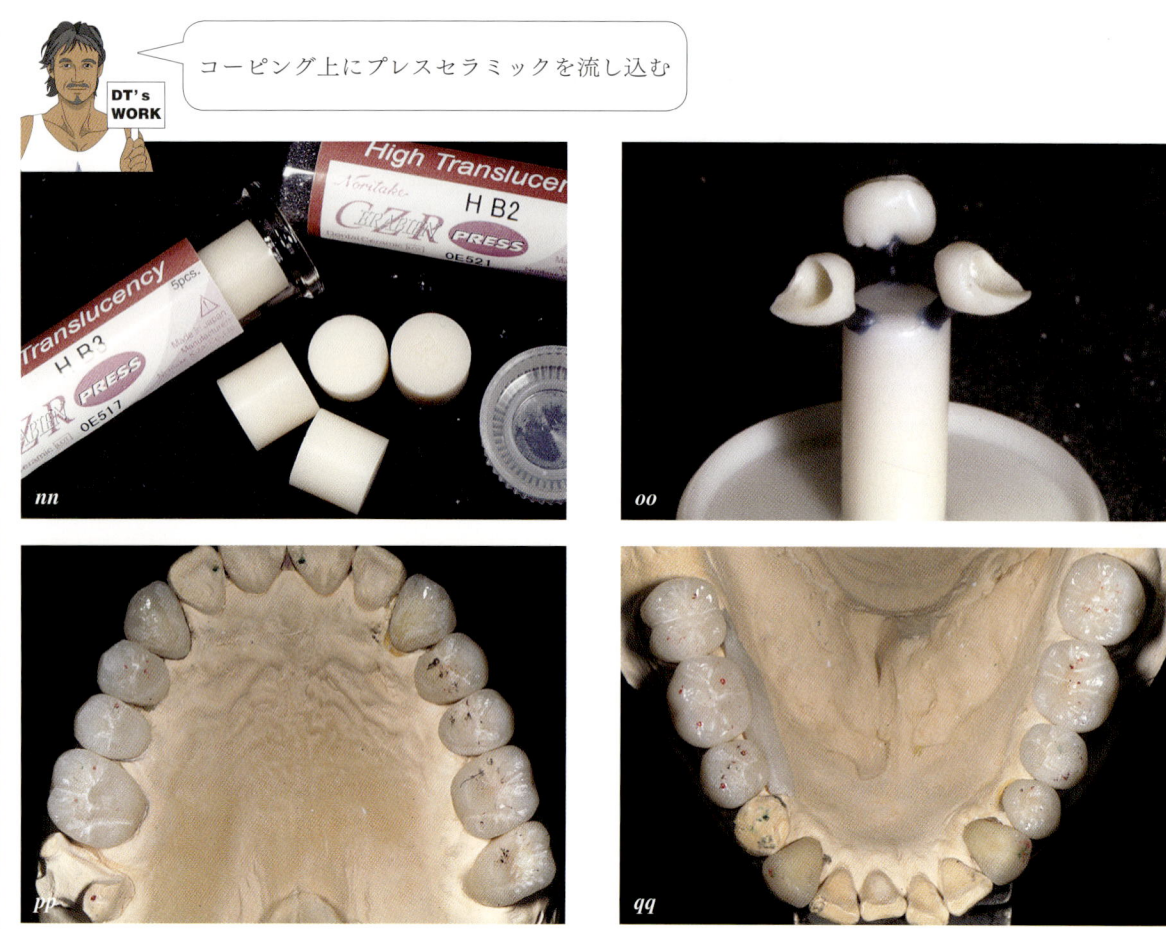

図 15nn〜qq　コーピング付きプロビジョナルレストレーションを埋没し，プレスセラミックにより，歯冠外形をレジンからセラミックに変換する．このような行程を経ることで，プロビジョナルレストレーションで一定期間煮詰めた形態をそのままセラミックに変換することが可能となる．　→P135・マテリアル㉓

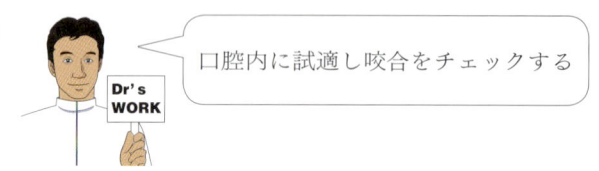

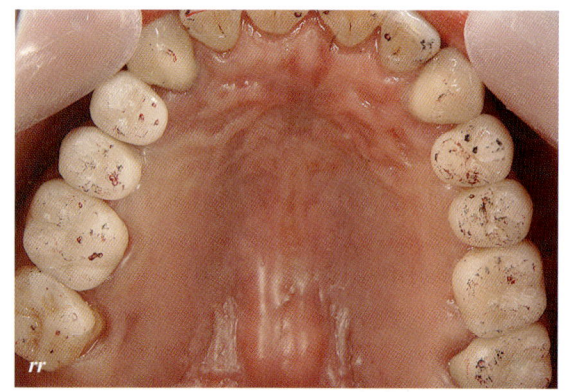

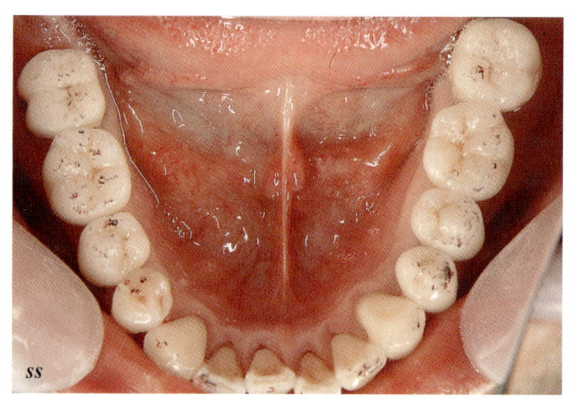

> 口腔内に試適し咬合をチェックする
> Dr's WORK

図 15rr, ss　口腔内に装着直後の咬合接触状態．この手法をとることで，ほとんど調整なくここまで咬合接触を得ることが可能である．

ダイレクトプレス法（パウダーフリーテクノロジー）

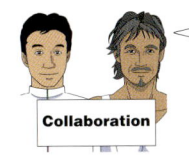

最終の色調を Dr・DT ともチェックしながらステイニングしていく

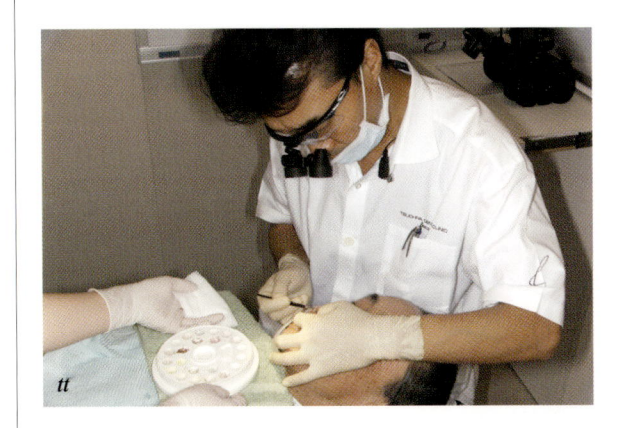

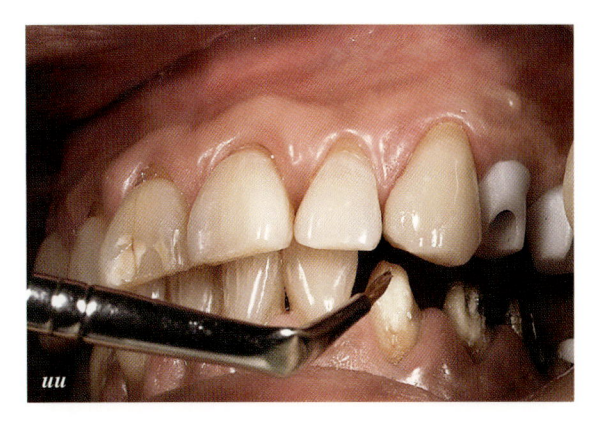

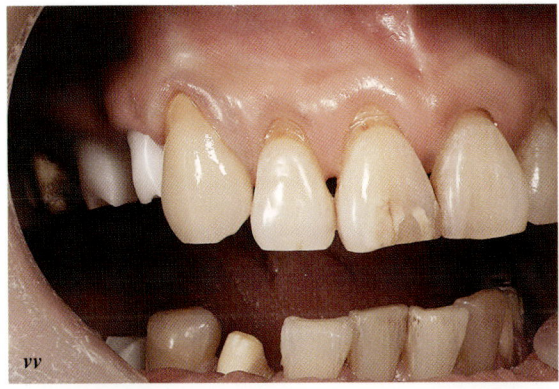

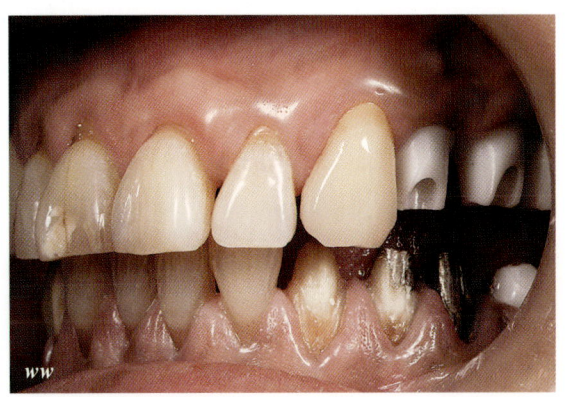

Collaboration

図 15tt〜ww　色調の調整（ステイニング）は歯科医師，歯科技工士の立ち会いのもと，ダブルチェックしながら行うことが大切である．

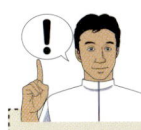

　患者の補綴物に対する希望はさまざまである．本症例は発音等の機能的改善の希望が大きかったため，臼歯部においてもアバットメントのレベルから天然歯に模倣した歯根形態を付与させる必要があった．その上に，コーピングを含めたプロビジョナルレストレーションを製作することにより，患者の機能的な希望を満足させる形態的イメージをつかむことができる．この形態を，歯科技工士とのコラボレーションにより最終補綴物へと精緻に模倣させるテクニックが，このダイレクトプレス法（パウダーフリーテクノロジー）である．

PART 4　補綴製作編

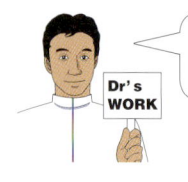

できあがった最終補綴を口腔内に試適する

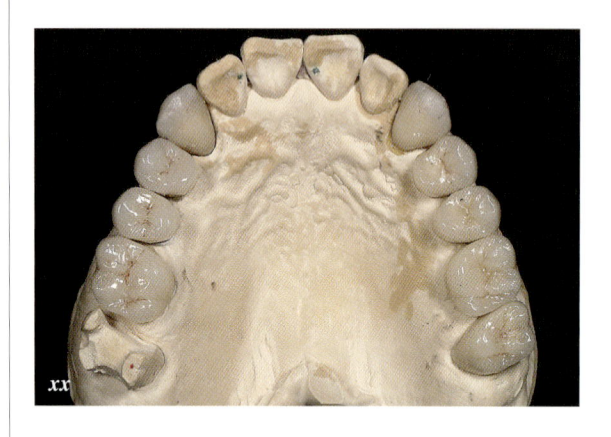

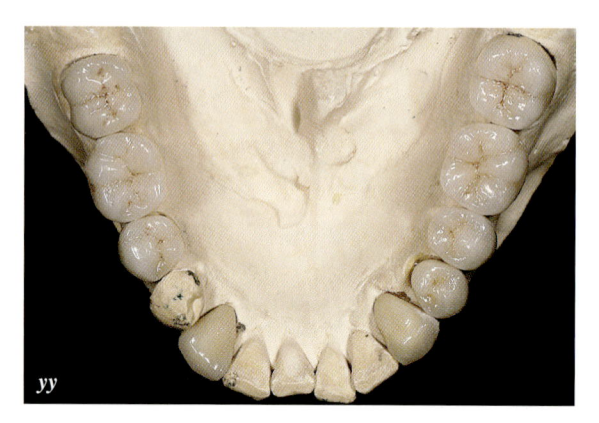

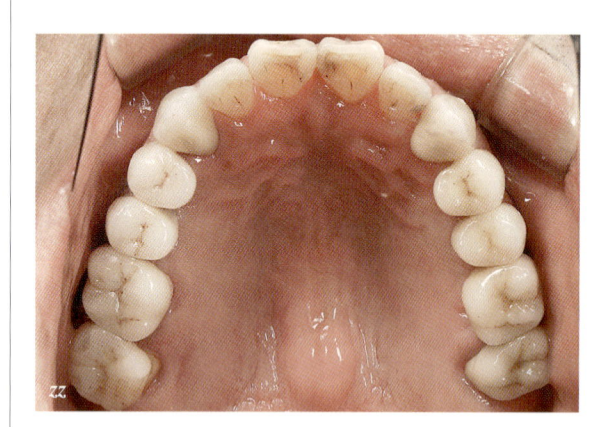

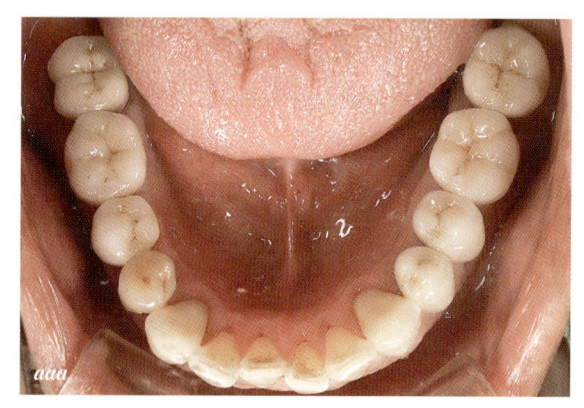

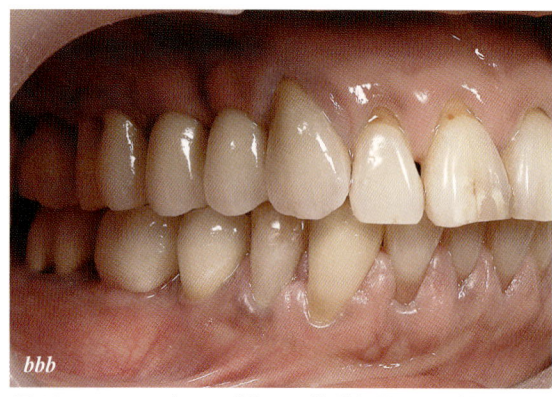

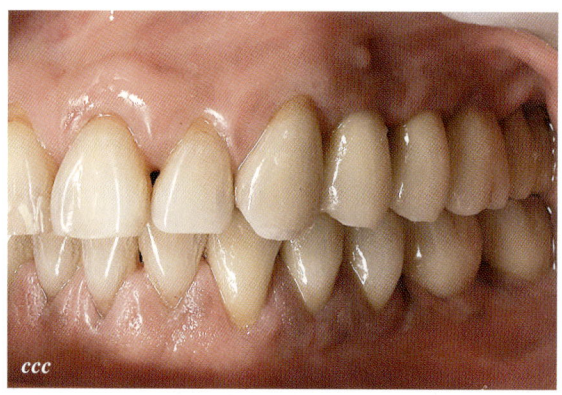

図15xx〜ccc　グレーズ後の最終補綴物および装着時．形態・色調とも調和しており，インプラント補綴とは思えない審美性および機能性を獲得した．

ダイレクトプレス法（パウダーフリーテクノロジー）

歯周治療後のイレギュラーな歯冠形態を生物学的要求に合わせて適切につくる場合

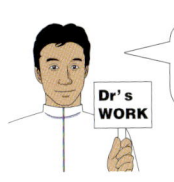

中等度の歯周炎に対しハイジーンコントロールを考慮したプロビジョナルレストレーションを製作する

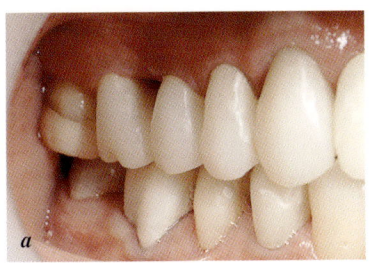

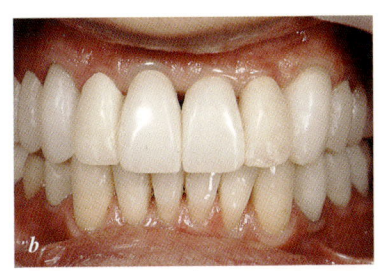

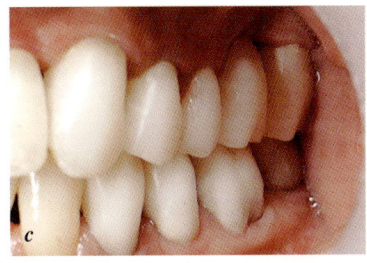

図 16a〜c　中等度歯周病患者の歯周補綴ケースである．6｜近心頬側根の抜根，｜6は抜歯，｜5 6 7 ブリッジ．下顎大臼歯においては，根分岐部がわずかに露出しており，プラークコントロールを良好にする補綴形態を付与させることが不可欠である．

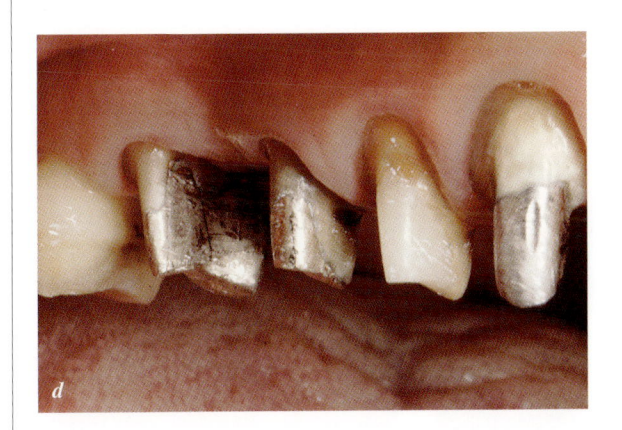

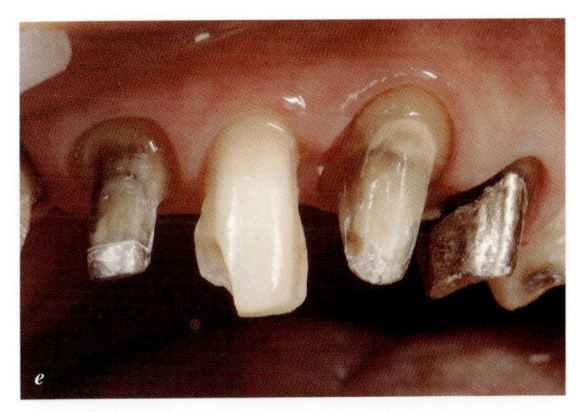

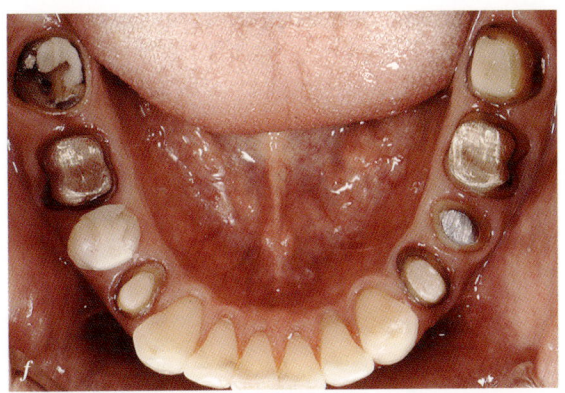

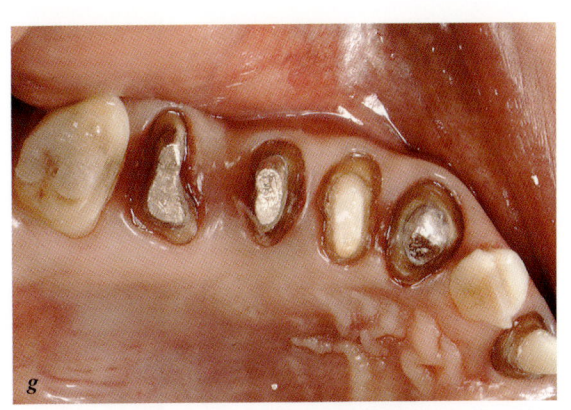

図 16d〜g　最終印象時の口腔内所見．このようにイレギュラーな支台歯形態の場合，良好な最終補綴物の形態を付与するのは難しい．

PART 4 　補綴製作編

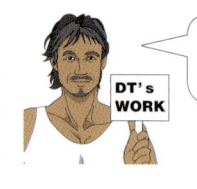

ワックスアップからコーピングを製作する

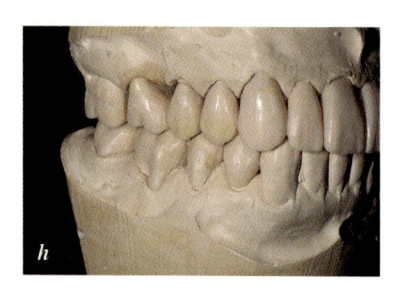

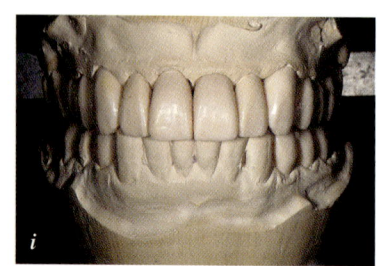

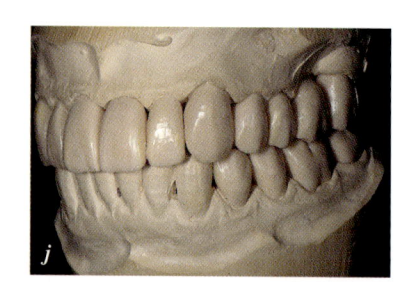

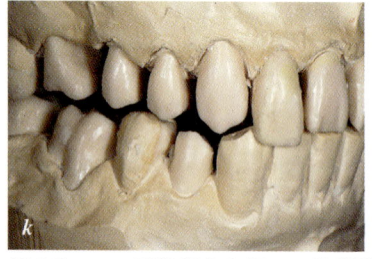

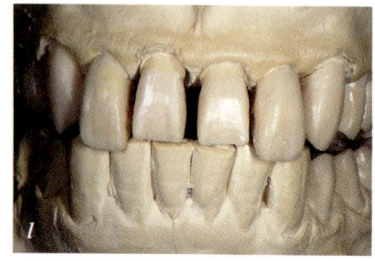

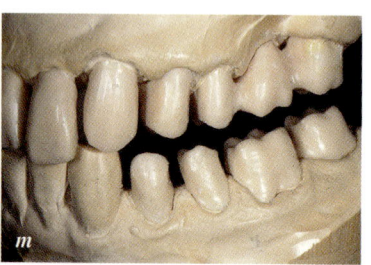

図16h〜m　最終印象を行い，作業模型上でワックスアップし，可及的に現在のプロビジョナルレストレーションの形態を模倣して歯冠外形を製作する．シリコーンパテにより歯冠外形のインデックスをとり，そこからワックスをカットバックしてコーピングのデザインをイメージする．

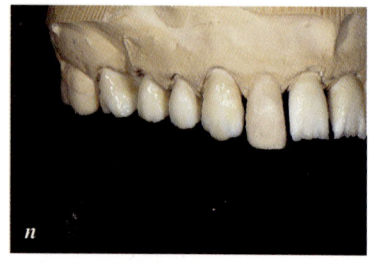

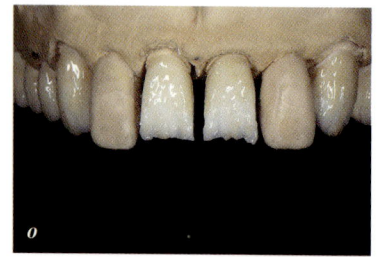

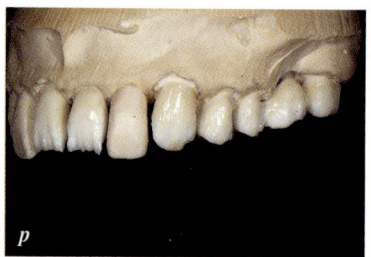

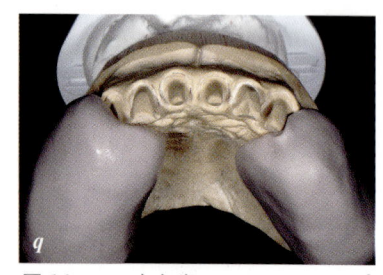

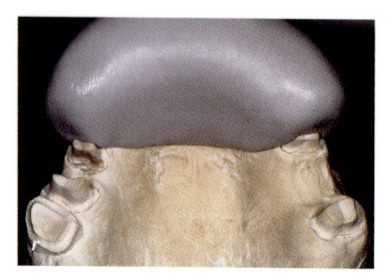

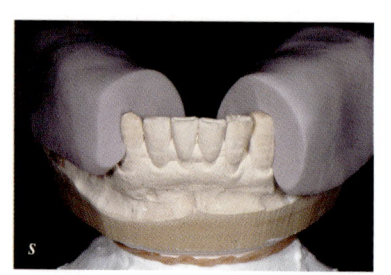

図16n〜p　完成したジルコニアコーピングにステイニングを施して，解剖学的な色調に合わせる．

図16q〜s　支台歯にワックスアップを行い，それをシリコーンパテによりオーバー印象しておく．

100

ダイレクトプレス法（パウダーフリーテクノロジー）

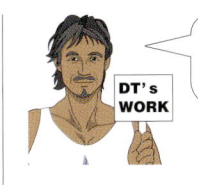

コーピング上にレジンを流し込む

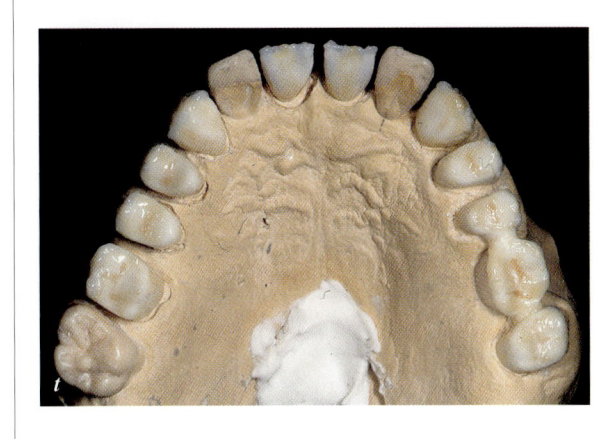

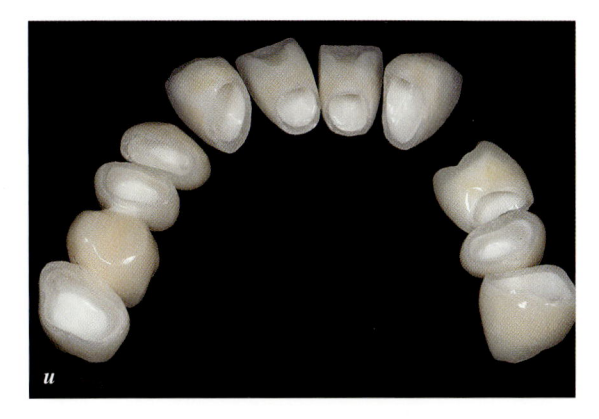

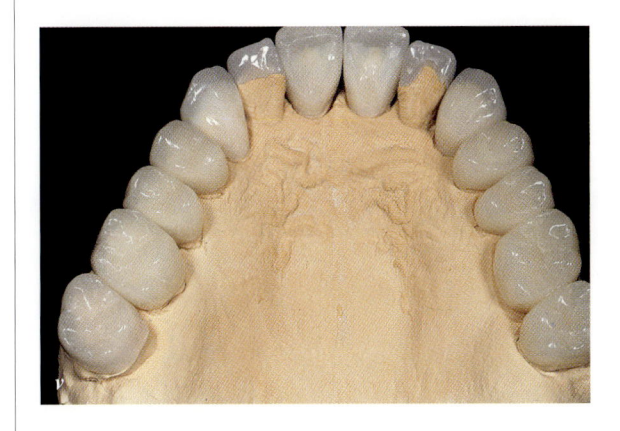

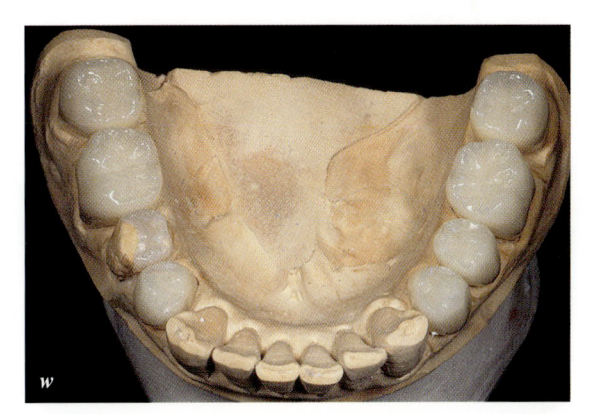

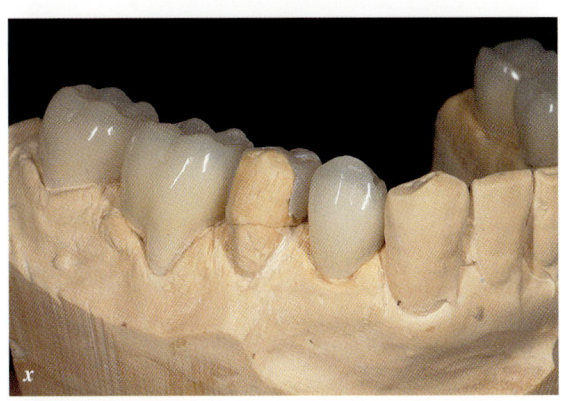

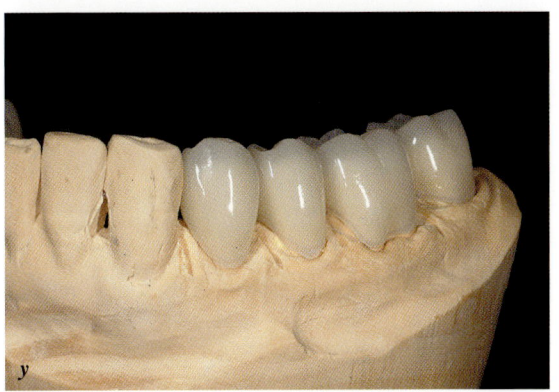

図 16t〜y　そのシリコーンパテを介して，ジルコニアコーピング上にレジンをウォッシュし，図 16v のようなコーピング上にレジンで歯冠外形をつくり，プロビジョナルレストレーションを製作した．

PART 4　補綴製作編

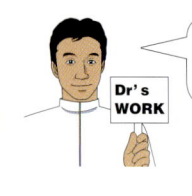

> プロビジョナルレストレーションを試適する

Dr's WORK

図 *16z〜bb*　一定期間プロビジョナルレストレーションを装着し，良好な状態を保てるかを確認する．

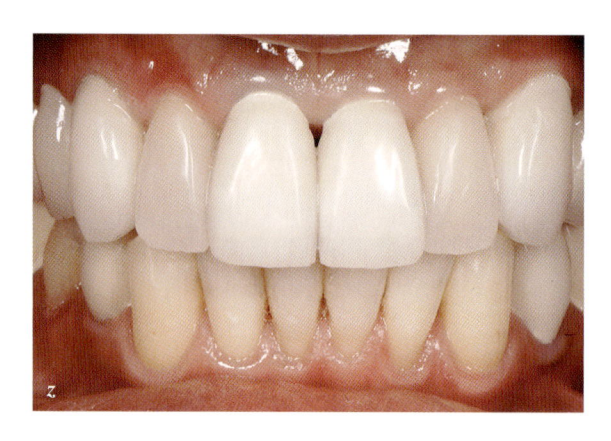

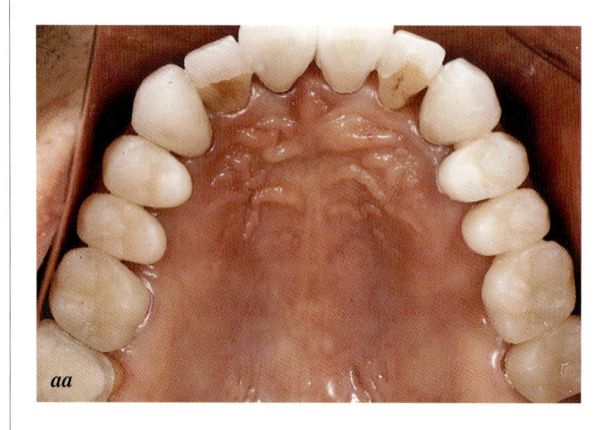

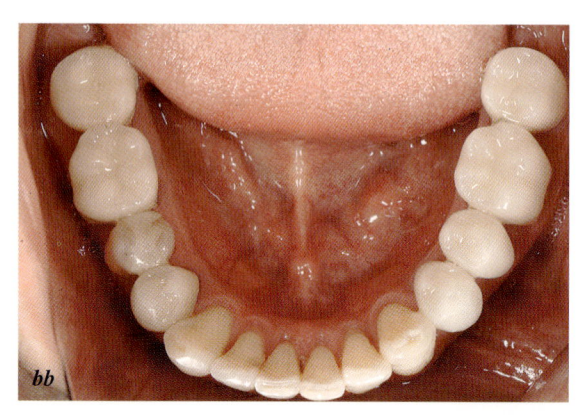

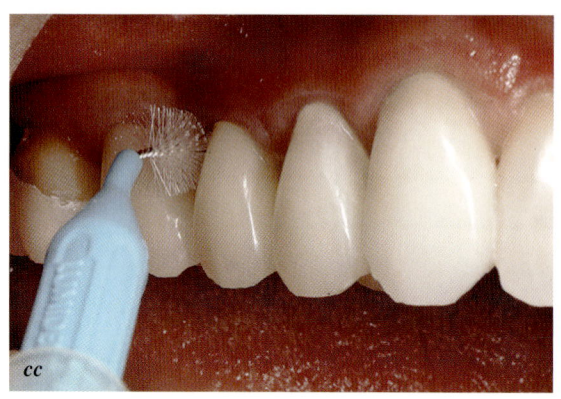

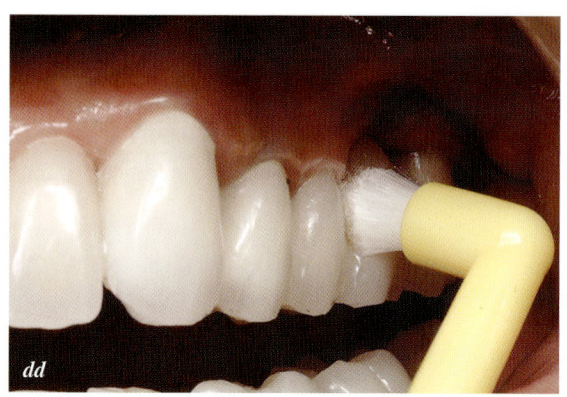

図 *16cc, dd*　このような歯周補綴の場合，生物学的要素を満足させるため口腔内清掃状態のチェックは必要不可欠である．

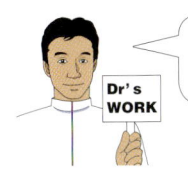

ダイレクトプレス法（パウダーフリーテクノロジー）

リマウント模型を製作する

Dr's WORK

図 **16ee〜gg** 一定期間患者にこのプロビジョナルレストレーションを使用してもらった後，ピックアップ印象をしてリマウント模型を製作する．

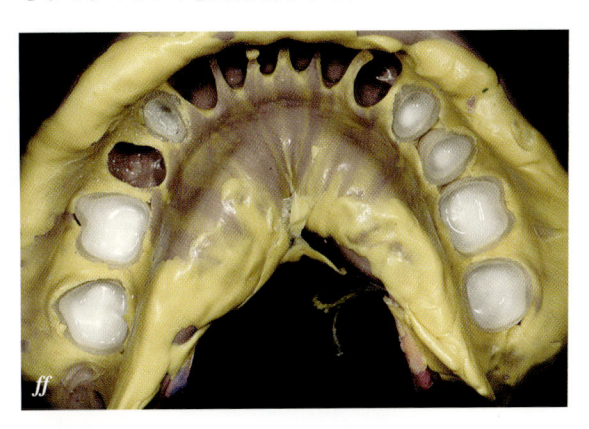

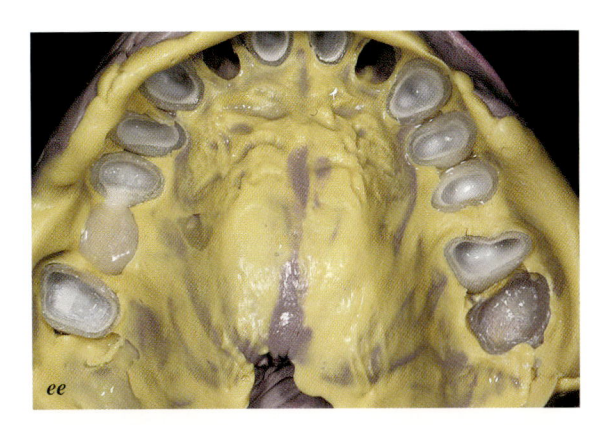

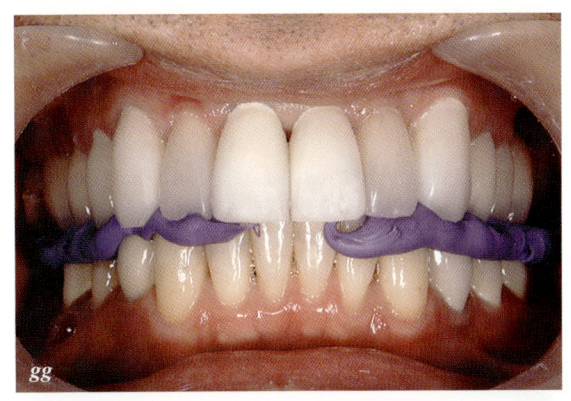

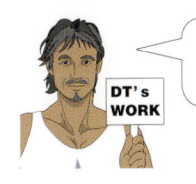

ee

ff

gg

コーピング上にセラミックをプレスする

DT's WORK

図 **16hh〜jj** そのプロビジョナルレストレーションを埋没し，プレスセラミックによりレジンをセラミックに変換する．

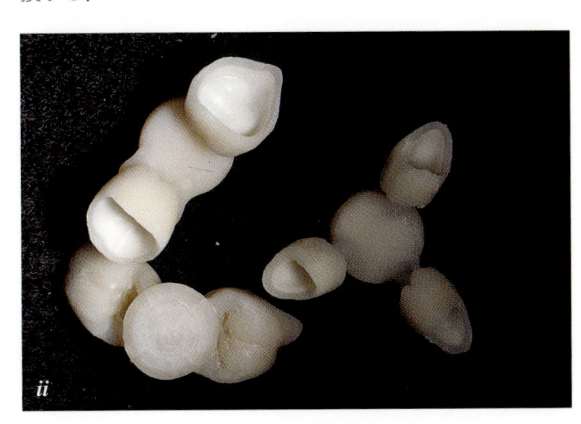

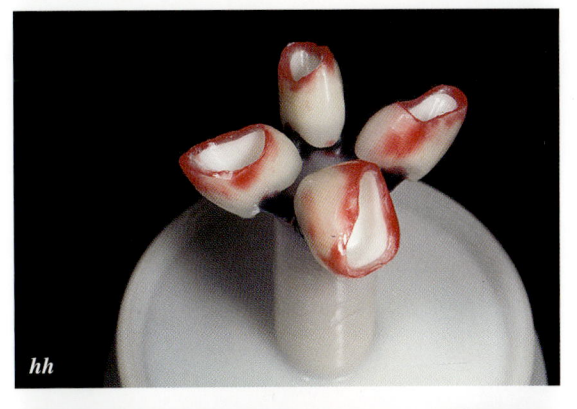

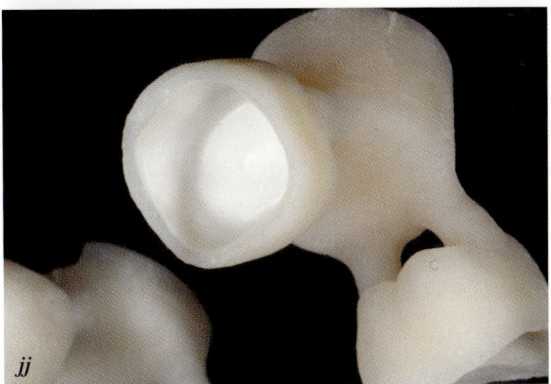

hh

ii

jj

103

PART 4　補綴製作編

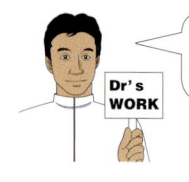

できあがった補綴を装着する

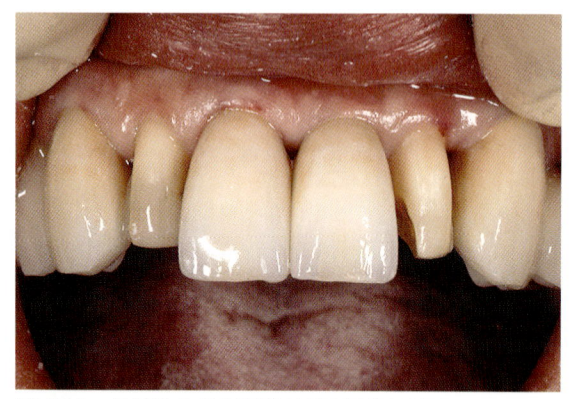

Dr's WORK

図 *16kk*　最終的な色調調整は歯科医師が行う．

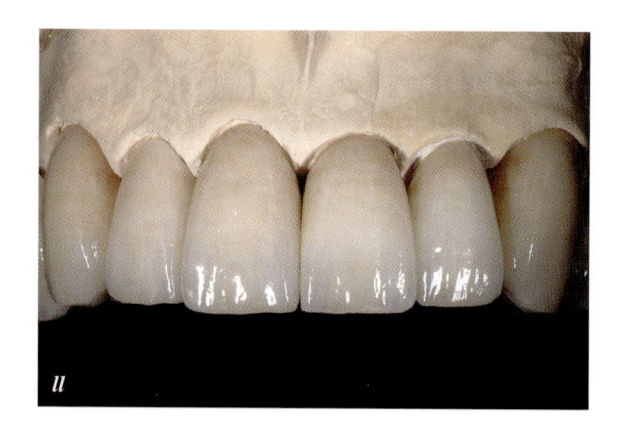

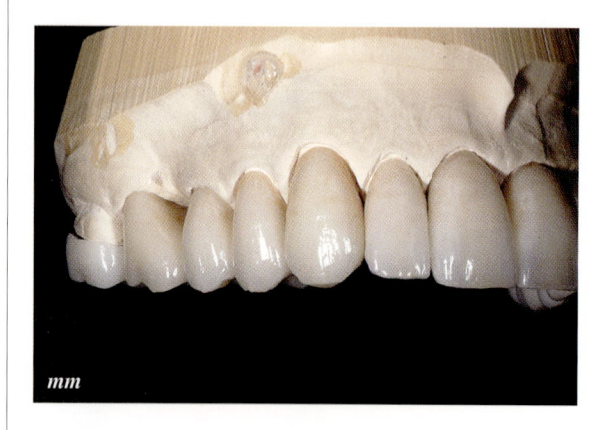

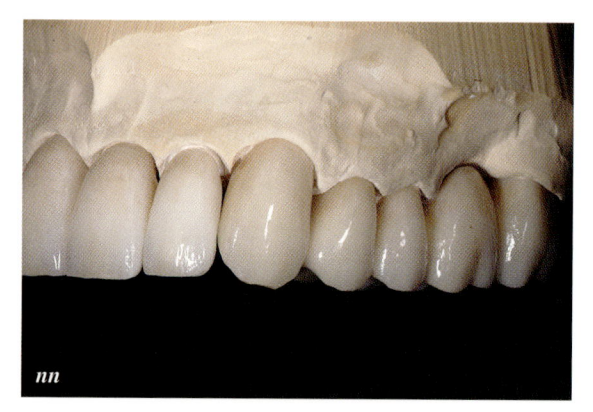

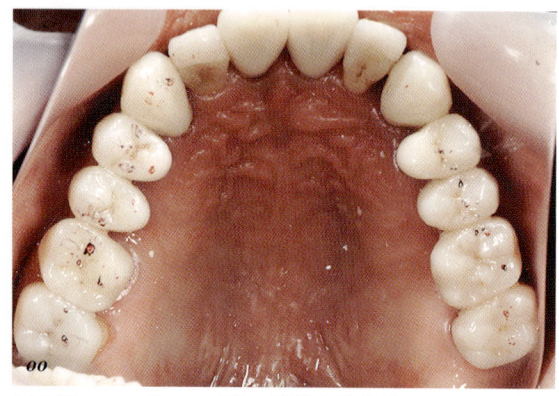

ll

mm

nn

oo

pp

図 *16ll〜pp*　グレーズ後の状態と装着後．

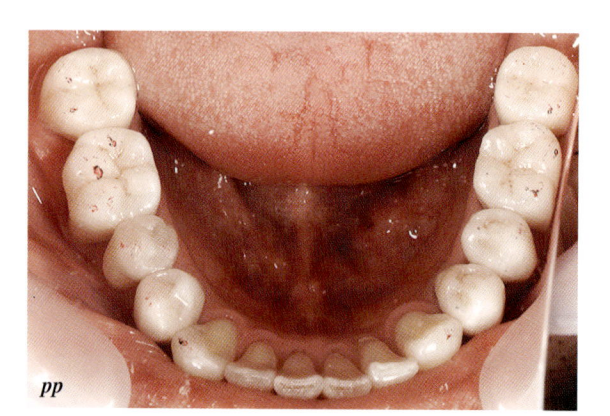

104

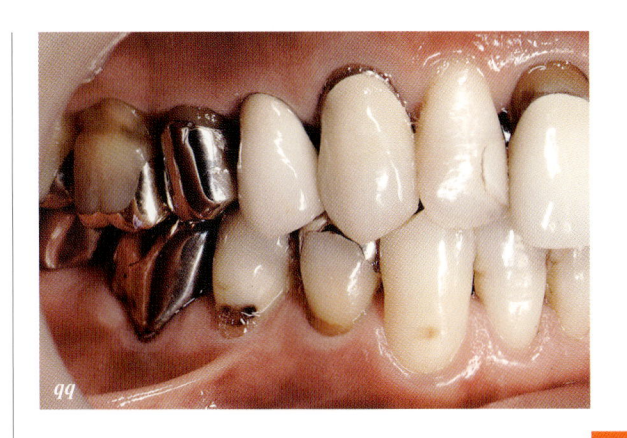

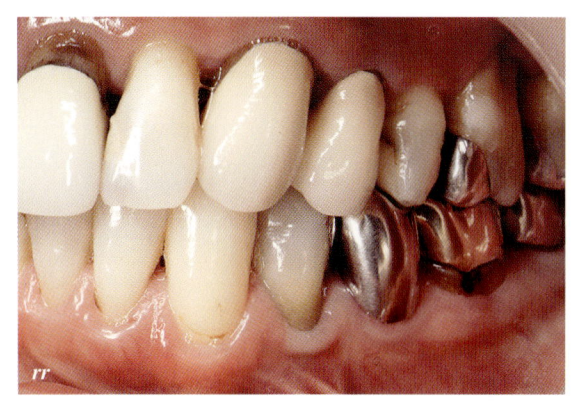

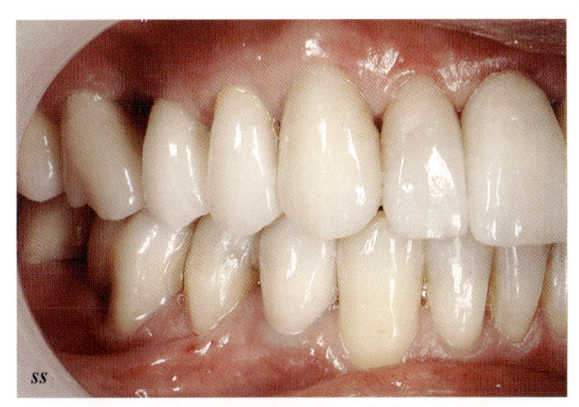

ダイレクトプレス法(パウダーフリーテクノロジー)

図16qq〜tt　左右側方面観の術前・術後の比較.

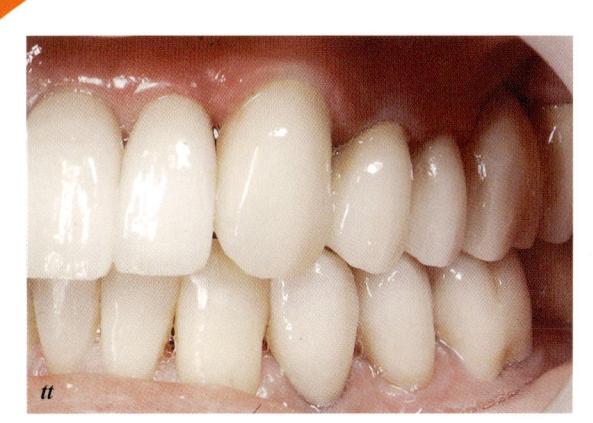

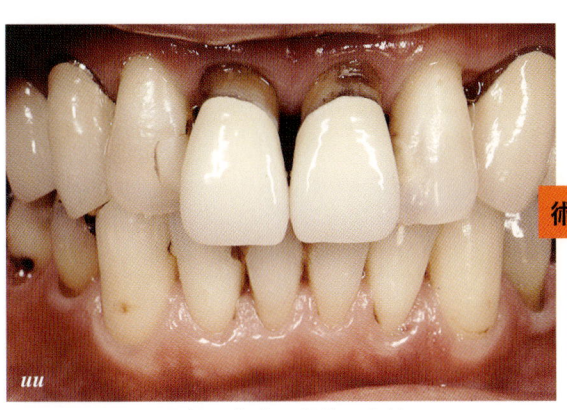

図16uu〜vv　正面観の術前・術後の比較.

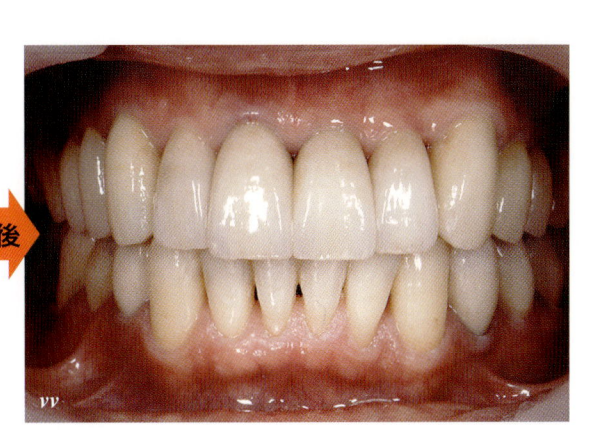

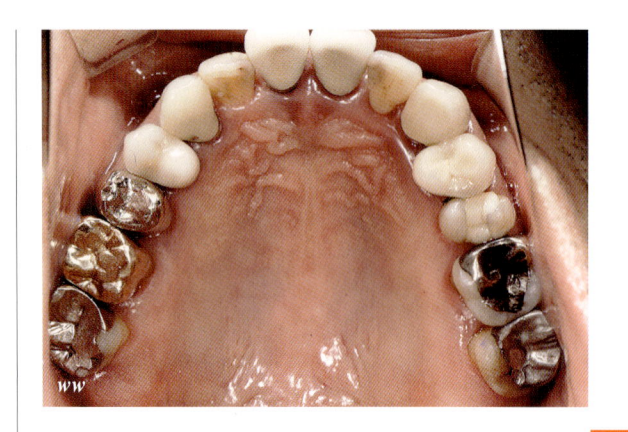

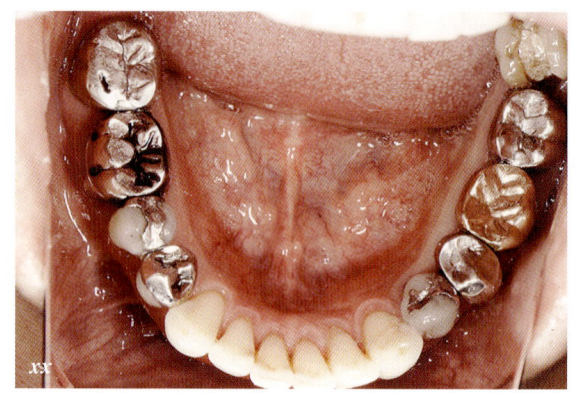

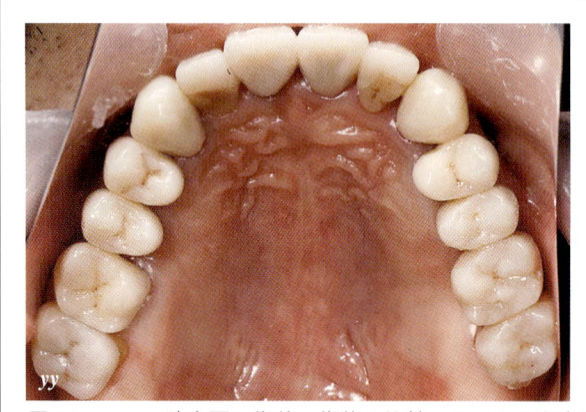

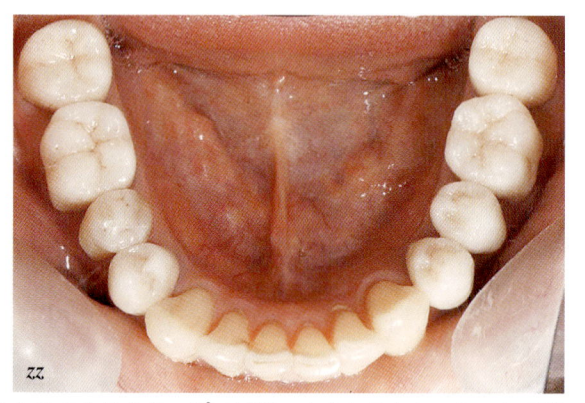

PART 4　補綴製作編

図16ww〜zz　咬合面の術前・術後の比較．このような方法をとることにより，プロビジョナルレストレーションで煮詰めた情報を精密に最終補綴物に置換することが可能である．

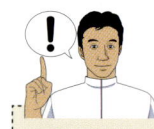

　本症例のように，比較的進行した歯周病に対し，ヘミセクションおよび根分岐部へのマネジメント，ポンティック基底面など，ハイジーンコントロールを重視する場合においても，プロビジョナルレストレーションでハイジーンコントロールを評価した後，そのプロビジョナルレストレーションの形態を最終補綴物に模倣させるテクニックとしても有効である．

アナトミカル・シェイディング・コンセプト

精密置換の実際

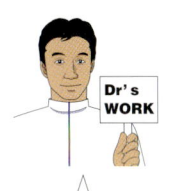

抜歯後，ソケットプリザベーションを行う

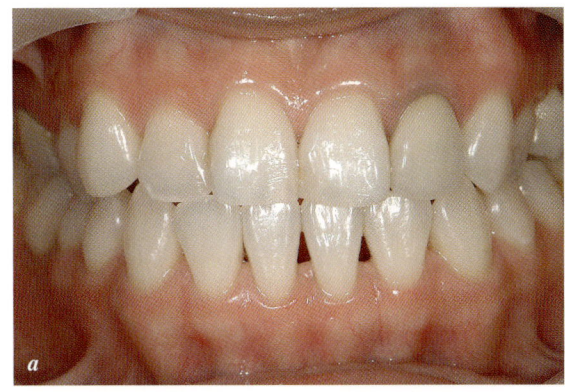

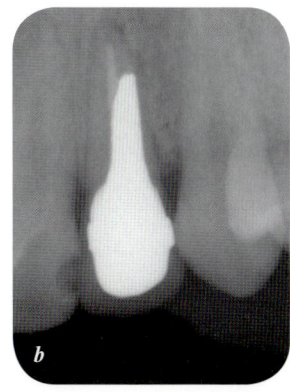

図 17a, b　患者は|2 の色調および前歯部クラウディングの改善を求めて来院．エックス線をみるとダウエルコアがパーフォレーションしており保存不可能と考え，インプラントを適用することにした．非常に歯肉が薄く難しいケースである．

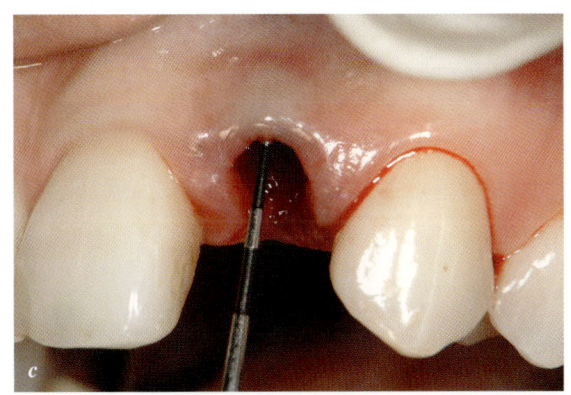

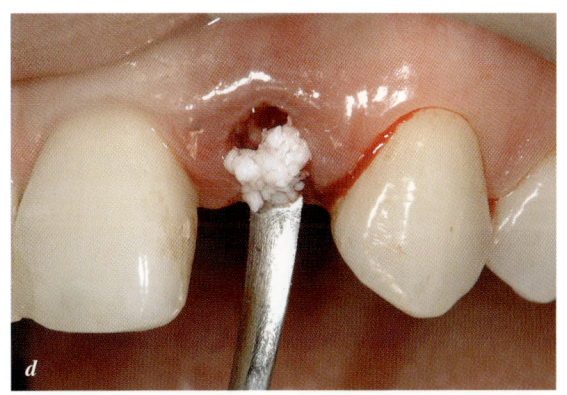

図 17c, d　慎重に抜歯をし，唇側の骨壁があることを確認して，ソケットプリザベーションのために補填材を抜歯窩に填入する．

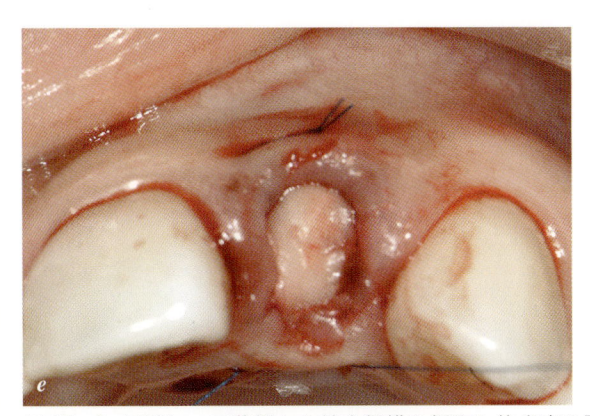

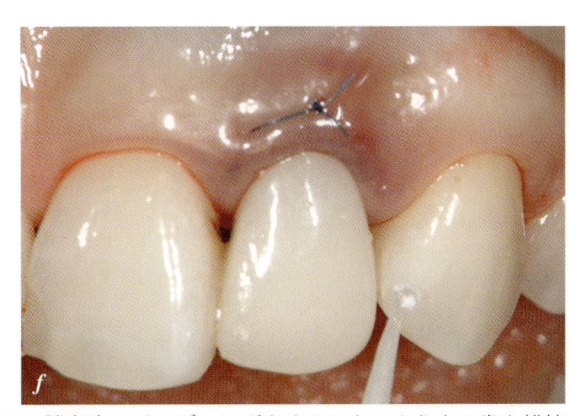

図 17e, f　同時に，口蓋側から結合組織を採取し抜歯窩を覆う．隣在歯にボンディングをすることにより人工歯を維持安定させる．

PART 4　補綴製作編

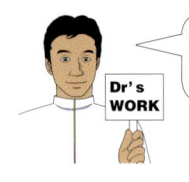

CAD／CAM によりインプラントポジションをシミュレーションする

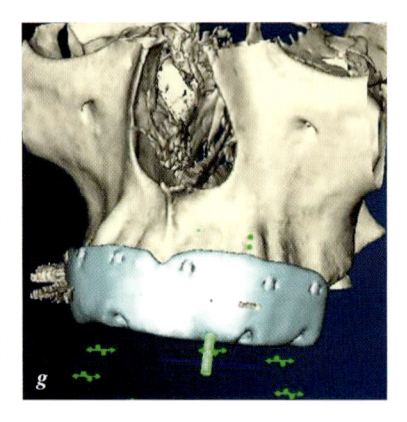

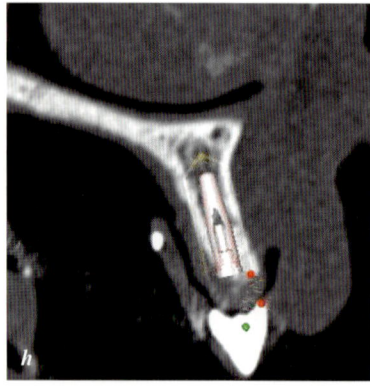

図 **17g, h**　十分な治癒を待ち，ソケットプリザベーションにより骨幅が確保されたことを CT で確認して，CAD/CAM によりシミュレーションを行い，フラップレスにてインプラントを埋入する．

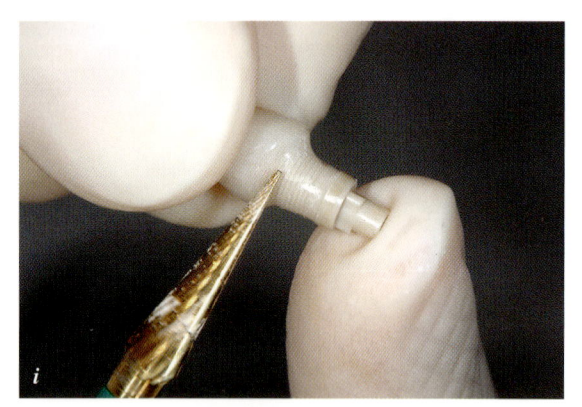

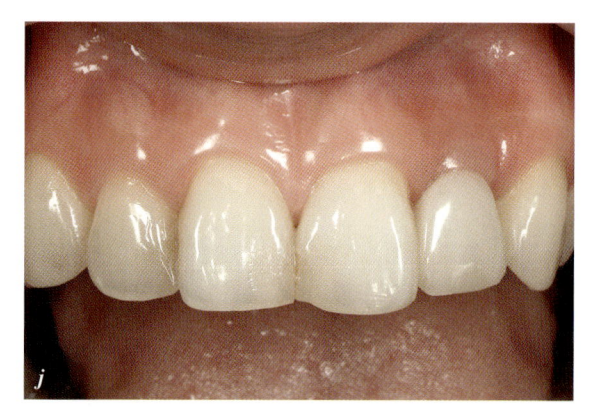

図 **17i, j**　同時に，あらかじめ製作されたプロビジョナルレストレーションを調整しながら口腔内に装着する．

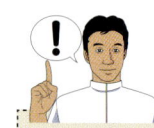

　基本的に歯肉が安定していないので，フレンジトップからの立ち上がりの歯肉には極力プレッシャーを与えない．ヒーリングアバットメントのようにナローな状態にしておき，ある程度歯肉が成熟してきたら少しずつ膨らませながらカントゥアをつけてスカルプティングを行う．

アナトミカル・シェイディング・コンセプト

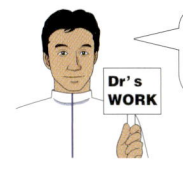

Dr's WORK　アバットメントをカスタムメイドしコーピングをベニアの支台歯形態に模倣する

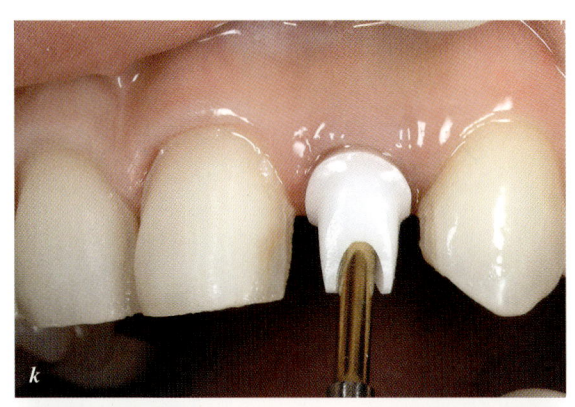

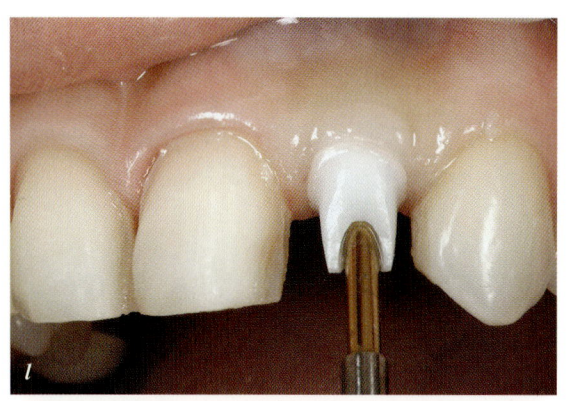

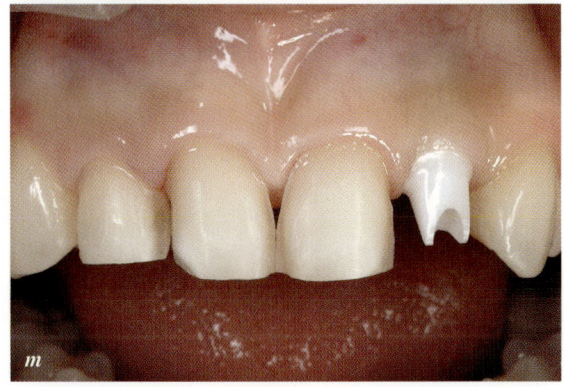

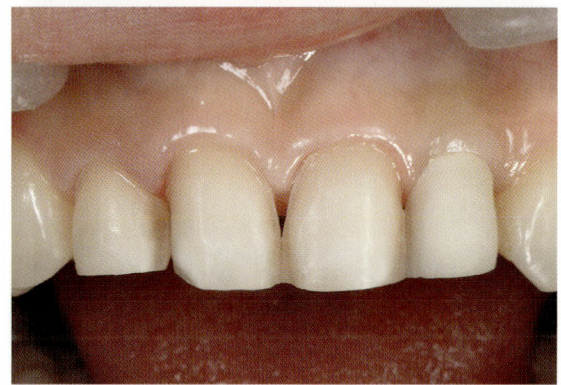

図17k〜m　歯肉の成熟を待ってから，最終アバットメントを装着する．密着させるために歯肉内縁を圧迫させ貧血帯を起こさせる．それが5分で図17mのように戻ってくれば適切な圧を与えているという確認となる．

図17n　アバットメント上につくられたジルコニアコーピングを，反対側の側切歯のようなベニアの支台歯形態に模したポーセレンをプレスにより製作し，このように試適している．

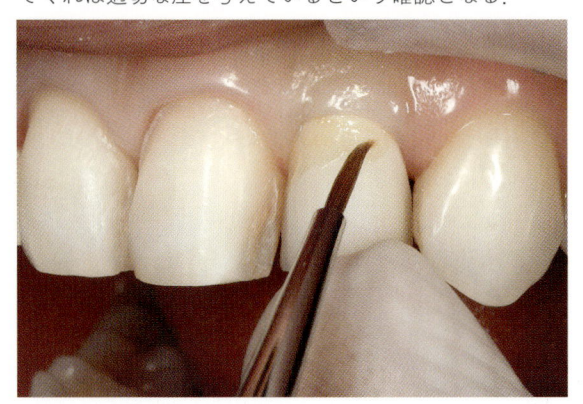

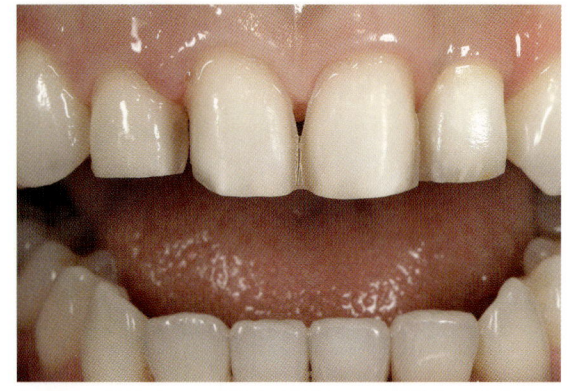

図17o　口腔内で反対同名歯にあわせるようにステイニングをしている．

図17p　ステイニングをしてグレーズが終わったところのジルコニアコーピング．このようにして4前歯を同じ色調でベニア製作をすれば，4前歯とも違った支台歯形態でありながら最終的にはきれいな色調になる（アナトミカル・シェイディング・コンセプト）．

PART 4　補綴製作編

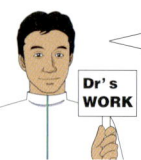

補綴製作用の模型でベニアとクラウンを完成させる

図 17q〜t　できあがった模型からベニア製作のためのリフラクトリーダイを製作し，4前歯にベニアの製作を行う．

最終補綴物を装着する

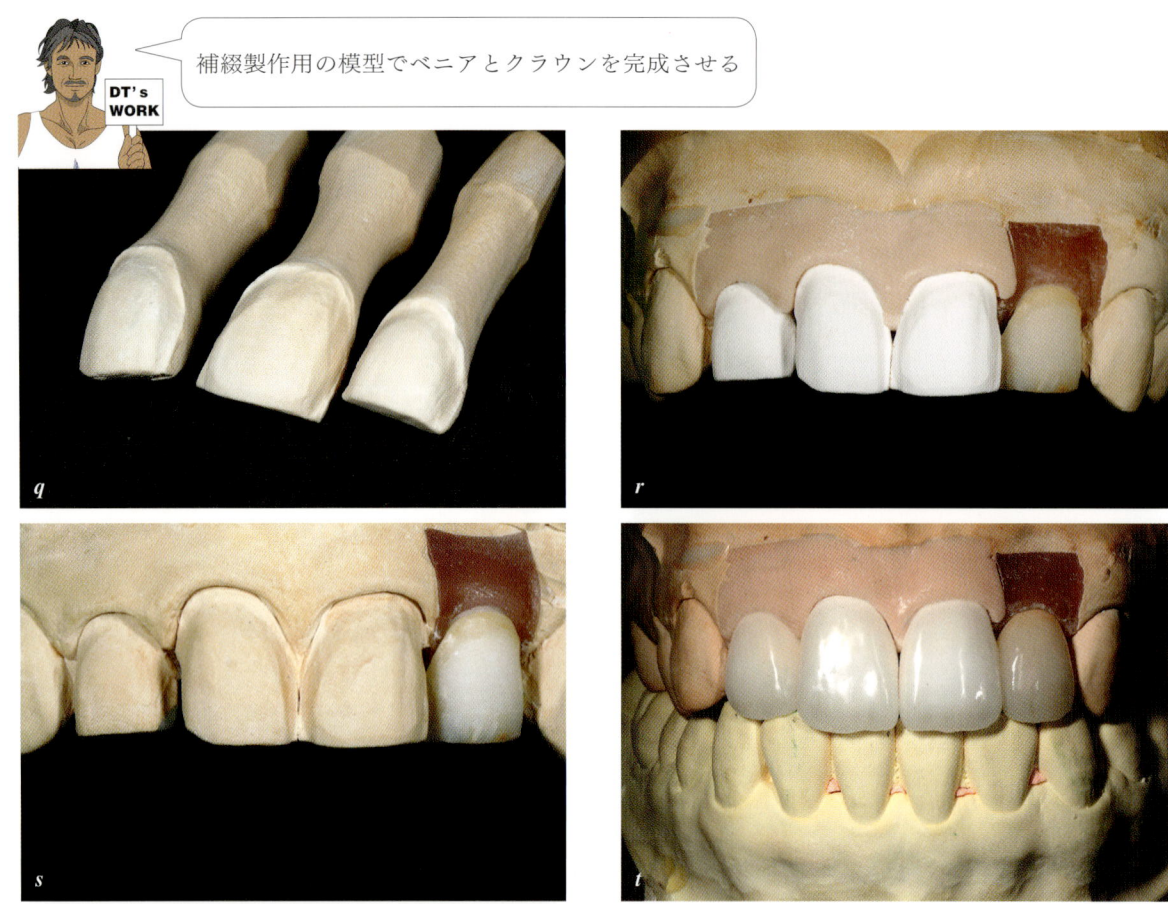

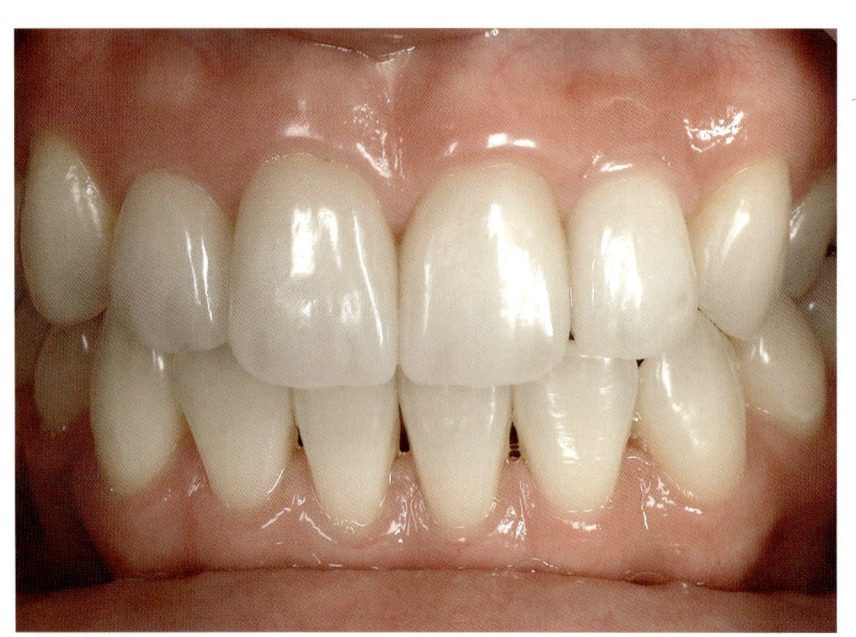

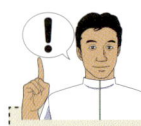

図 17u　口腔内に装着したところ．2|の歯頸レベルと色調の改善に注目．

支台歯にしても歯根形態にしても，まったく異なる天然歯とインプラントの補綴に対し，最終的に本症例のようにベニアの支台歯レベルで解剖学的にエナメル質と象牙質と同じ色調を与えることにより，歯科技工士が最終補綴物の色を簡便に合わせることが可能である．

PART 5

インプラント補綴編

ティッシュスカルプティング
カスタムインプレッションコーピングの製作法
インプラント補綴&ラミネートベニア

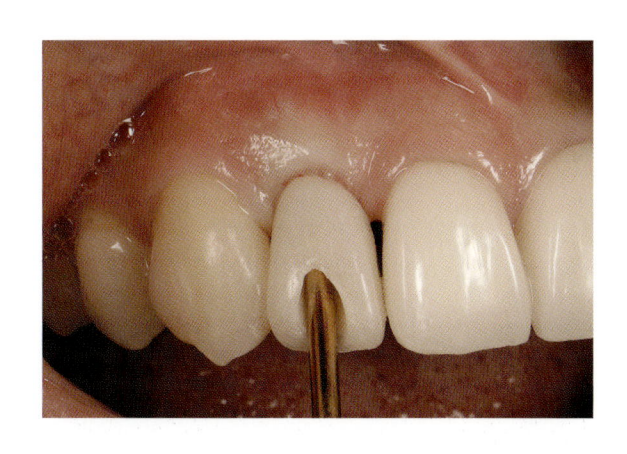

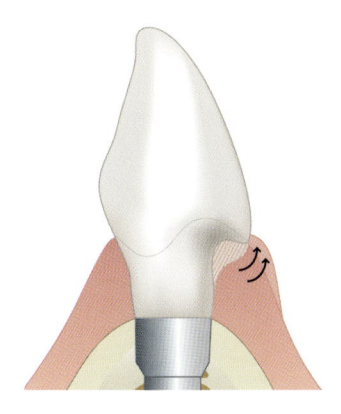

ティッシュスカルプティング

周囲組織をコントロールする

　前歯部などの審美領域において、インプラントの上部構造を他の天然歯と同調させるためには、周囲組織のコントロール（ティッシュスカルプティング）が不可欠である。しかしながら、それは症例により異なり、その成否は歯科医師の細かな手技により左右される。大切なことは、そのティッシュスカルプティングが行えるだけの十分な周囲組織が存在することである。

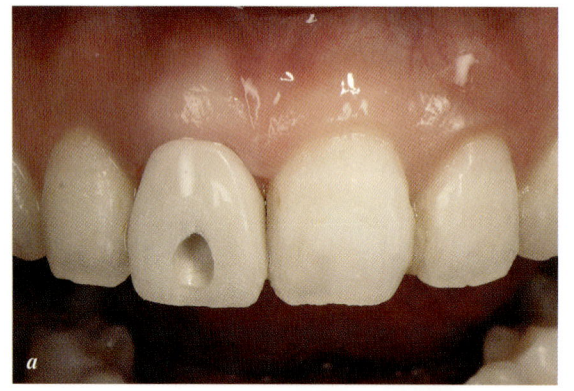

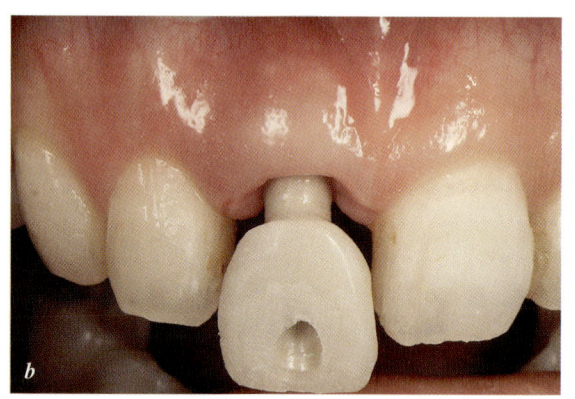

図 18a, b　インプラント二次手術後，上部構造は可及的にレスカントゥアにし、歯肉の退縮をあらかじめ防いでおく．

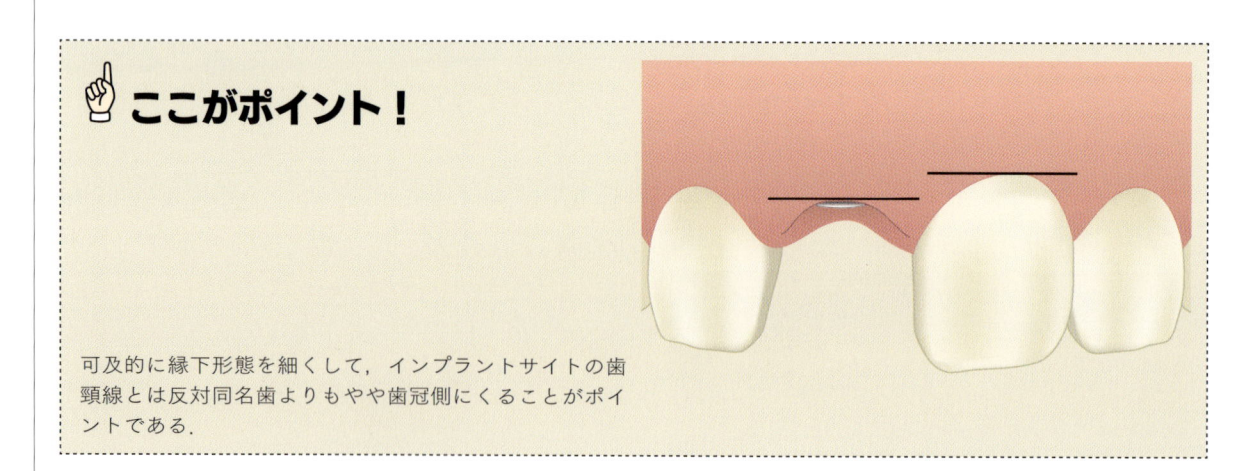

ここがポイント！

可及的に縁下形態を細くして、インプラントサイトの歯頸線とは反対同名歯よりもやや歯冠側にくることがポイントである。

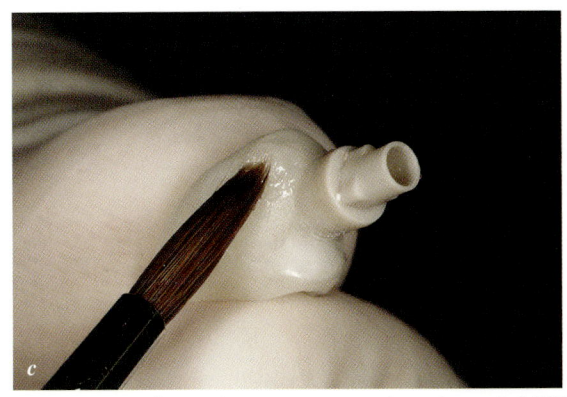

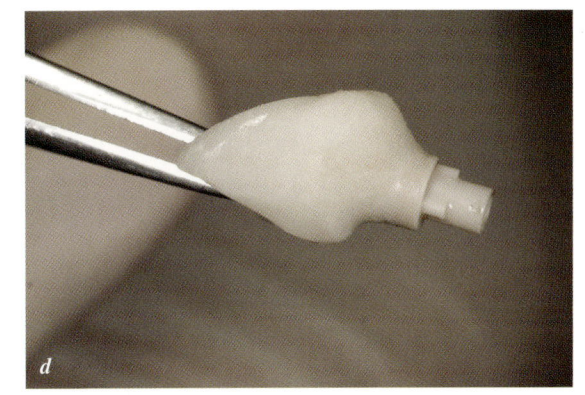

図18c,d　サブジンジバルカントゥアをレジンにより形態修正し，歯肉のティッシュカルプティングの準備をする．

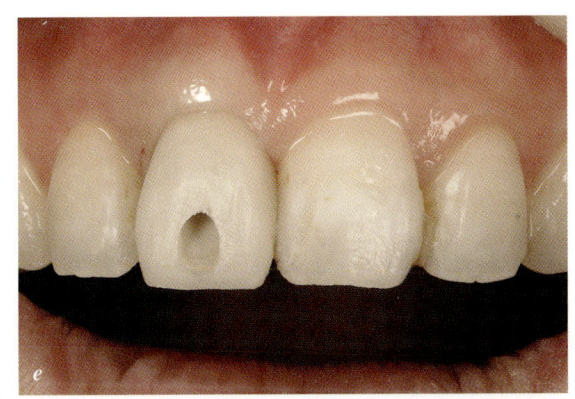

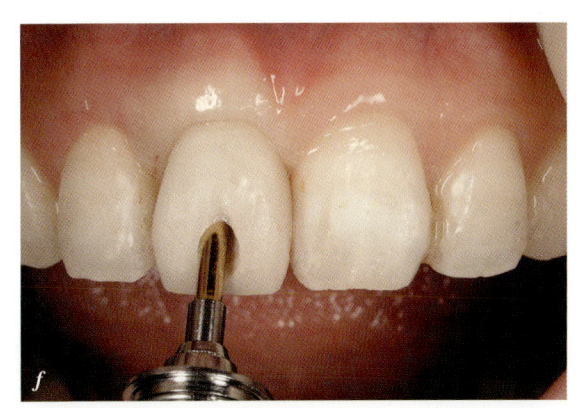

図18e,f　クラウンを装着し，歯肉を圧迫しながらその貧血帯と歯肉の退縮具合を精査する．

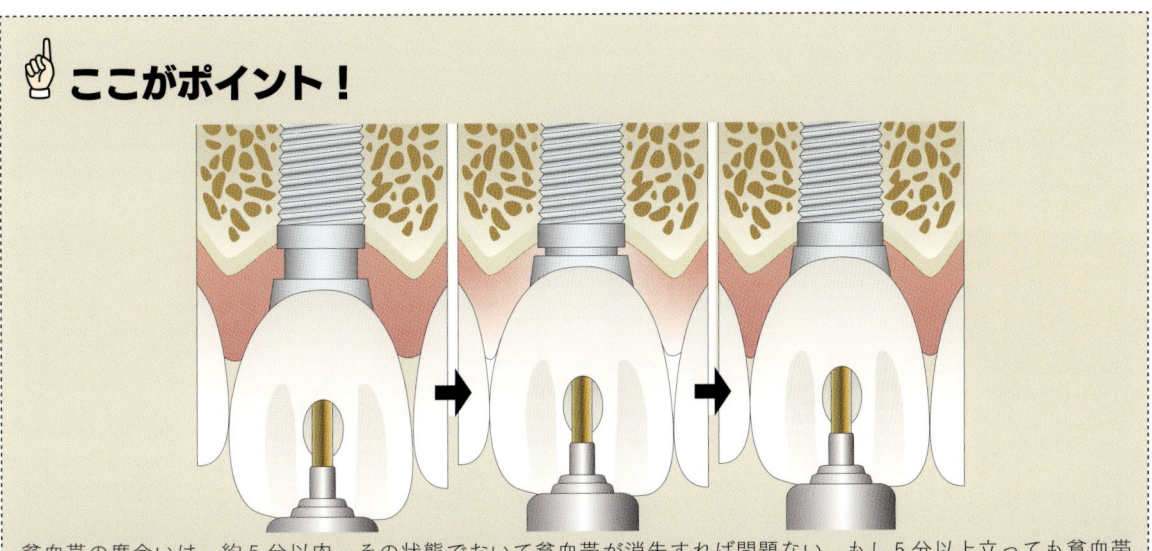

ここがポイント！

貧血帯の度合いは，約5分以内．その状態において貧血帯が消失すれば問題ない．もし5分以上立っても貧血帯がいっこうに戻らなければ，サブジンジバルカントゥアの調整をすべきである．その後に，スクリューリテイン式のプロビジョナルレストレーションにしておくといいだろう．

PART 5　インプラント補綴編

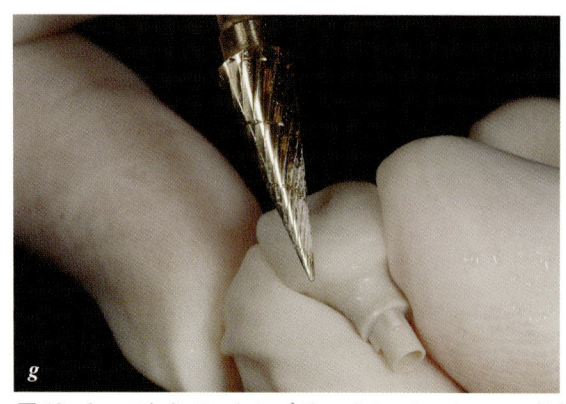

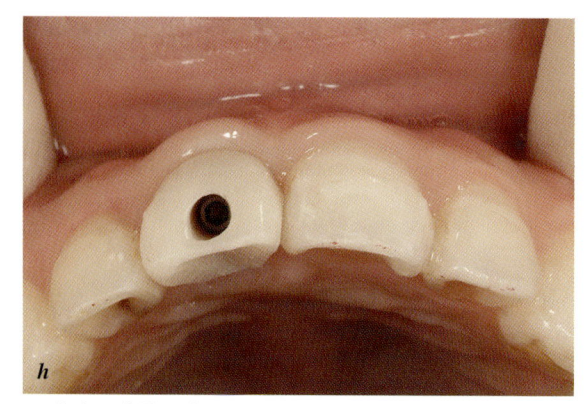

図18g, h　できあがったサブジンジバルカントゥアの状態．この歯肉の豊隆に注目．

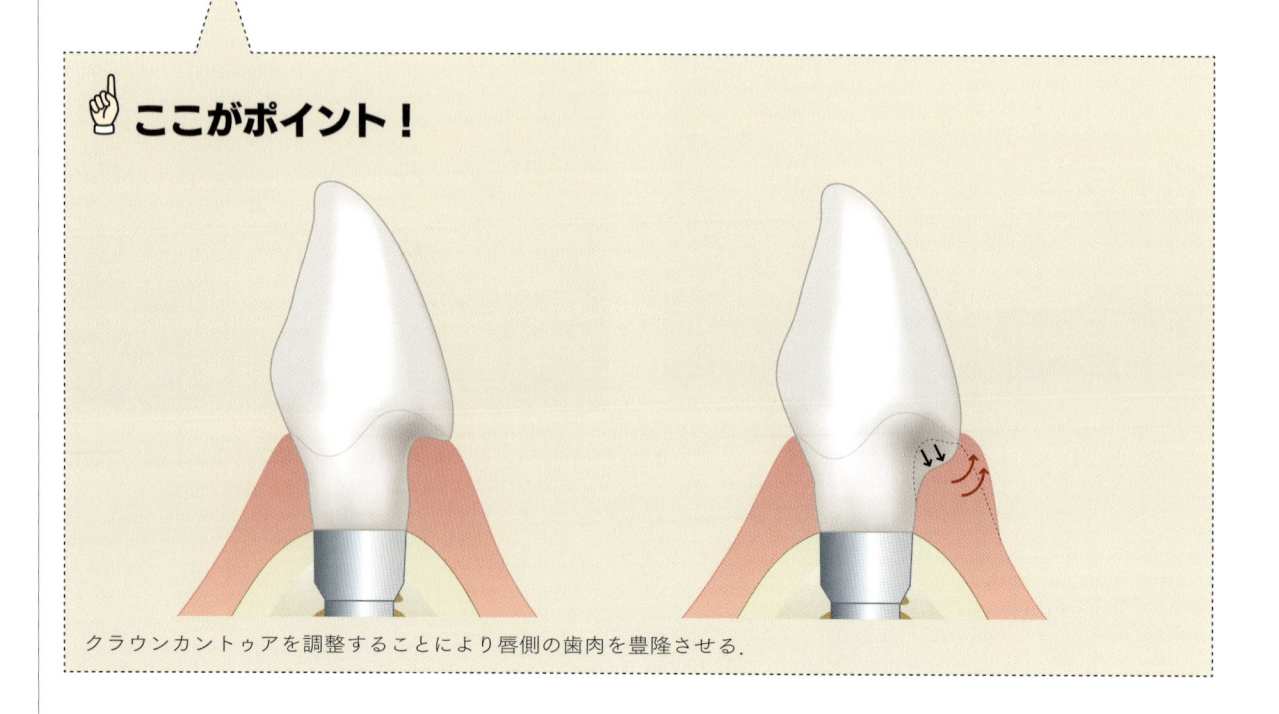

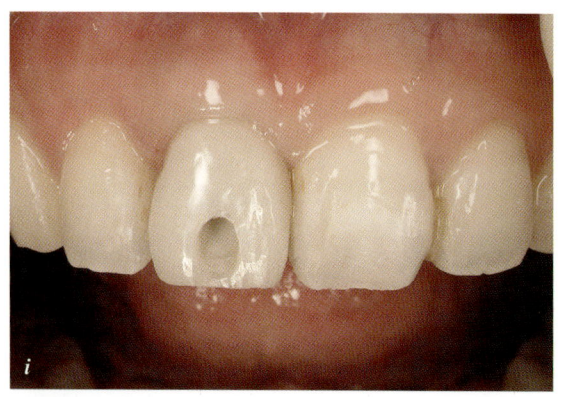

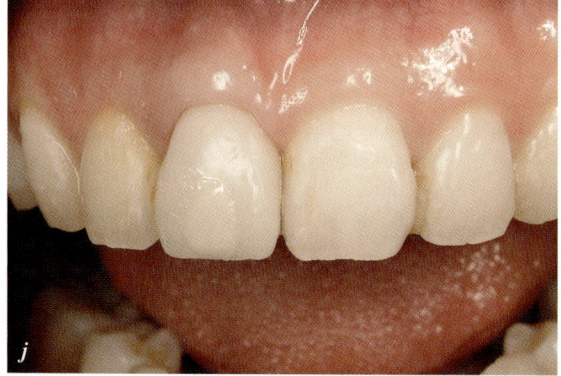

👆 ここがポイント！

クラウンカントゥアを調整することにより唇側の歯肉を豊隆させる．

図18i, j　プロビジョナルレストレーションを装着して一定期間をおき，周囲組織の反応をみる．

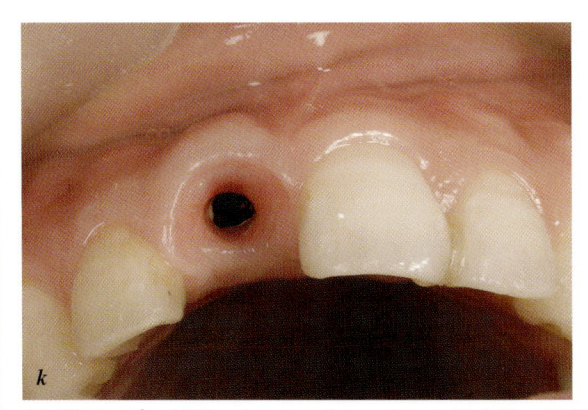

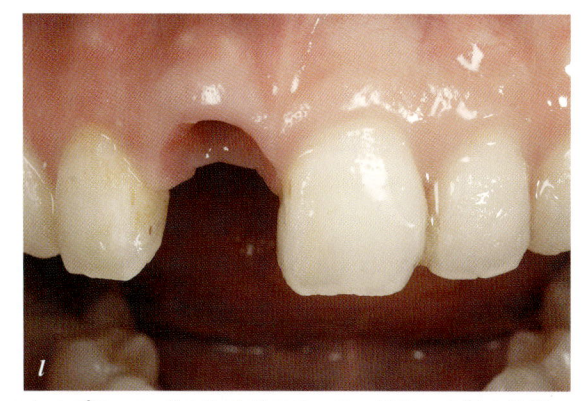

図 18k, l　プロビジョナルレストレーション除去時．見事にスカルプティングの効果がでている．歯肉の内縁の炎症の有無も確認する．

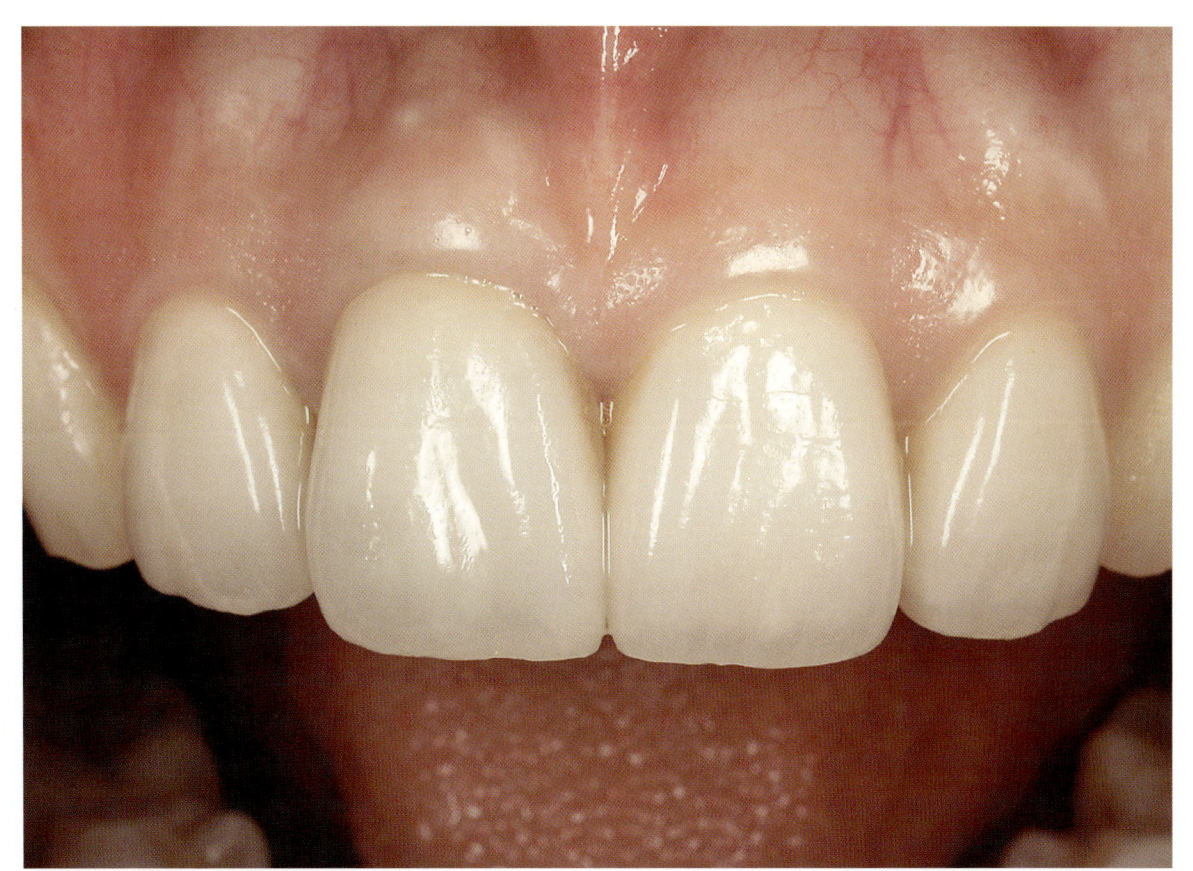

図 18m　最終補綴物装着時．

ティッシュスカルプティング

PART 5　インプラント補綴編

カスタムインプレッションコーピングの製作法

ティッシュスカルプティングから印象採得までの実際

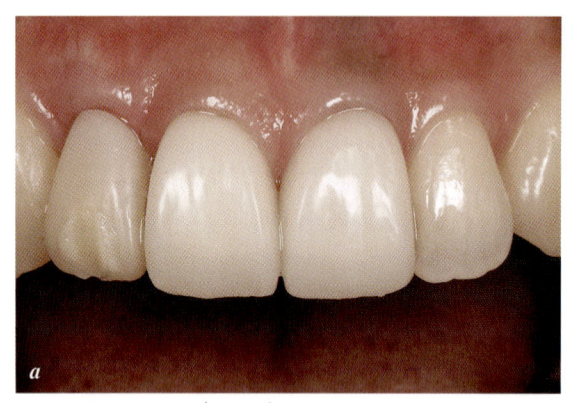

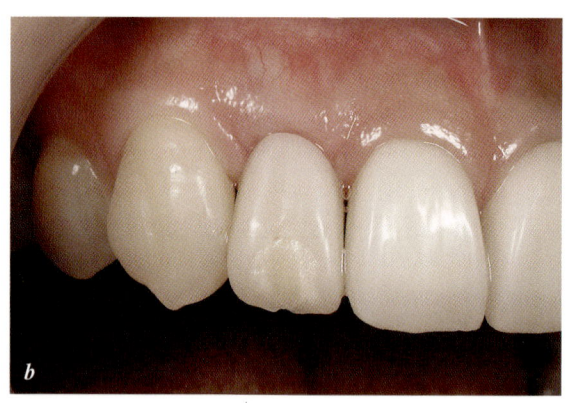

図 19a, b　p.53で1|1のプロビジョナルレストレーションの調整を行ったケース．2|のインプラントにおけるカスタムインプレッションコーピングを行う．

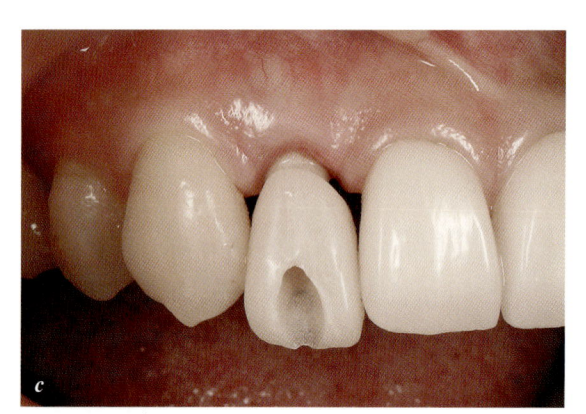

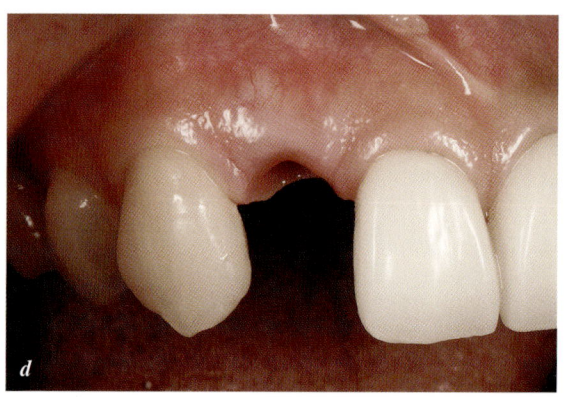

図 19c, d　2|のプロビジョナルレストレーションを外したところ．歯頸線の位置が，両隣在歯のそれよりもやや歯冠側にあることがわかる．

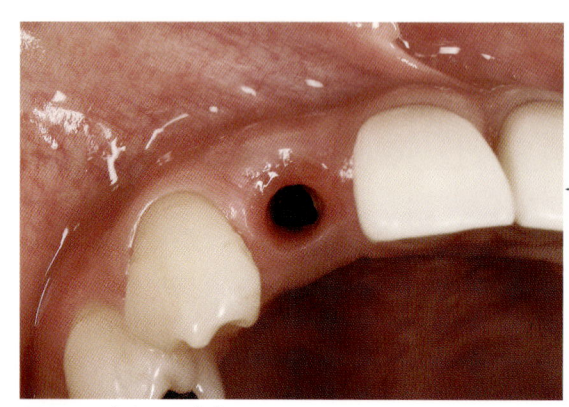

図 19e　咬合面の状態．

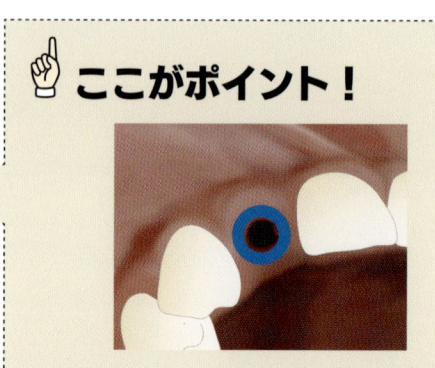

ここがポイント！

インプラントホール周囲組織とプロビジョナルレストレーションが接する界面は，青色で示すような円状になっている．

カスタムインプレッションコーピングの製作法

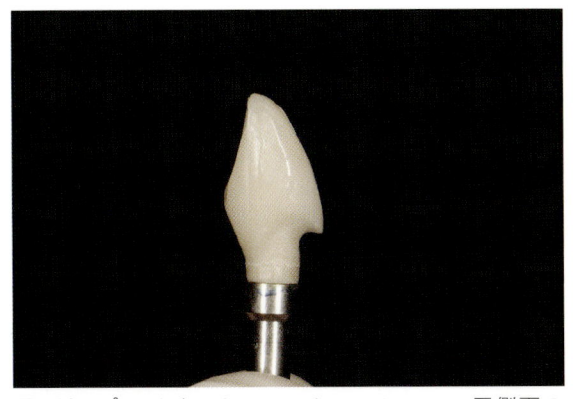

図19f　プロビジョナルレストレーション．唇側面のマージン付近の形態がリッジタイプであることに注目．

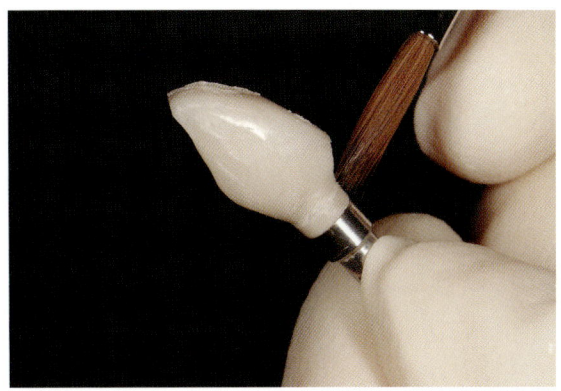

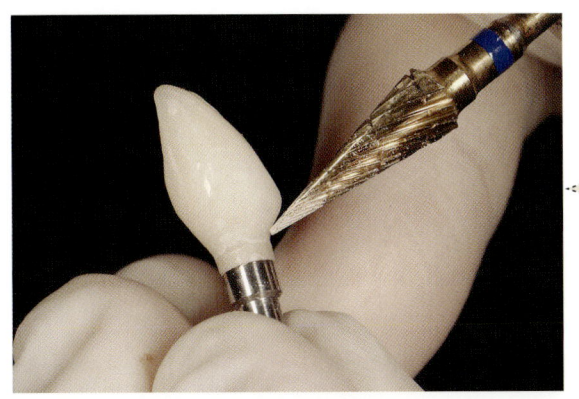

図19g　筆積みによりレジンを盛りカントゥアを調整する．

図19h　KTバーでカントゥアを調整する．

ここがポイント！

ティッシュスカルプティングを行う．

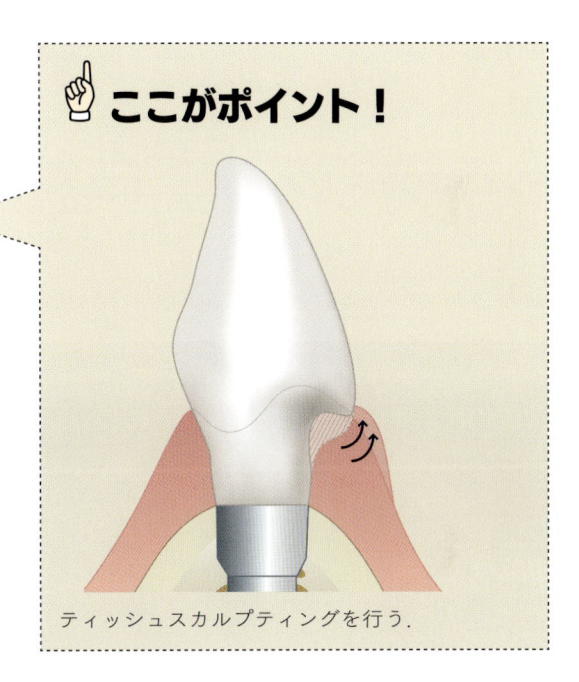

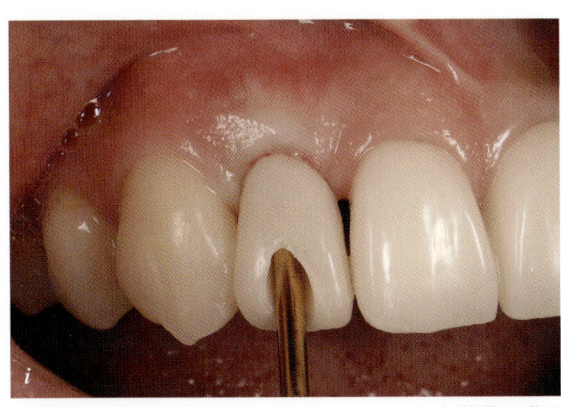

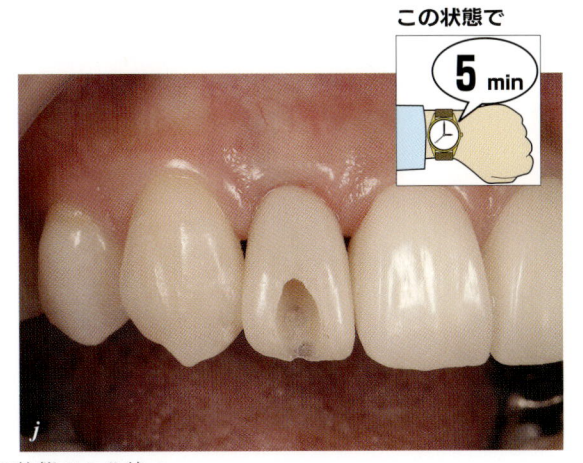

この状態で 5 min

図19i, j　プロビジョナルレストレーションを装着し貧血帯の状態で5分待つ．

117

PART 5　インプラント補綴編

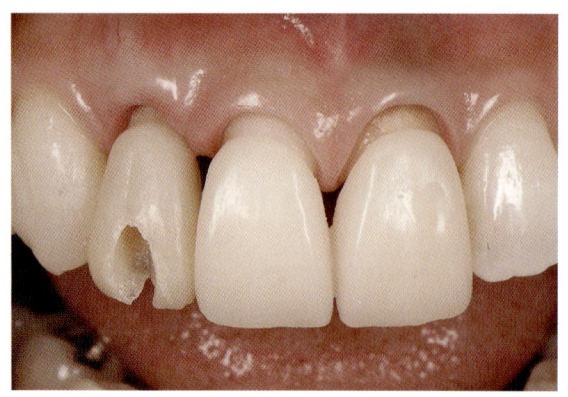

図19k　十分なティッシュスカルプティングを施した後，最終印象に入る．

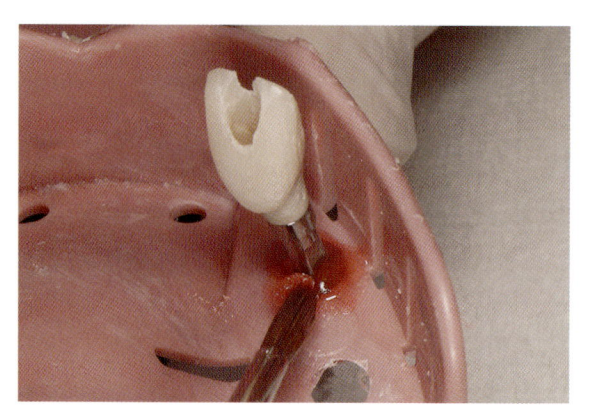

図19l　インプラントのプロビジョナルレストレーションをレプリカに連結し，レジントレーに固定する．
→P135・マテリアル㉒

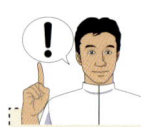

> トレーにしっかりとレプリカを固定しないと，その後，プロビジョナルレストレーションを外しレプリカにインプレッションコーピングを接続する際，レプリカが回転してしまい，思わぬズレが生じることがあるので注意を要する．

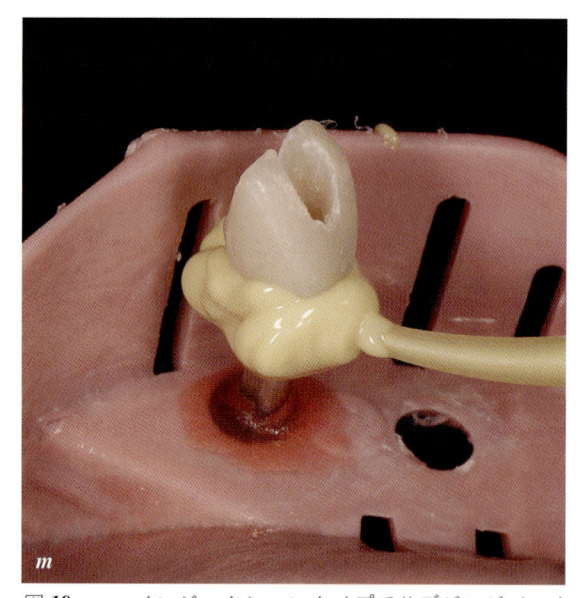

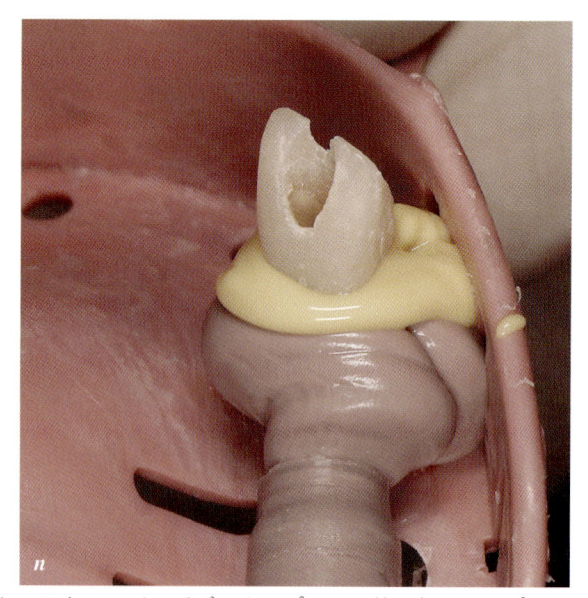

図19m, n　インジェクションタイプでサブジンジバルカントゥアを，ヘビーボディタイプでその他の部分やレプリカを埋めていく．　→P135・マテリアル⑲⑳

118

カスタムインプレッションコーピングの製作法

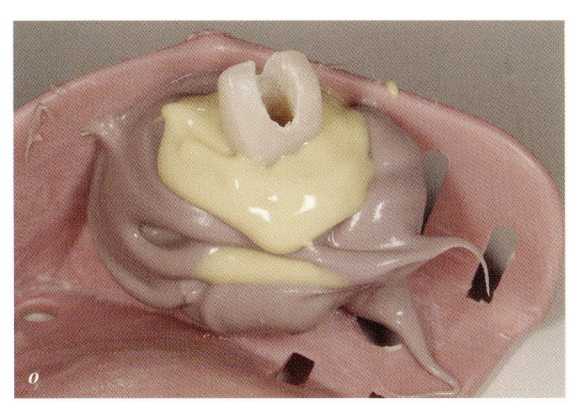

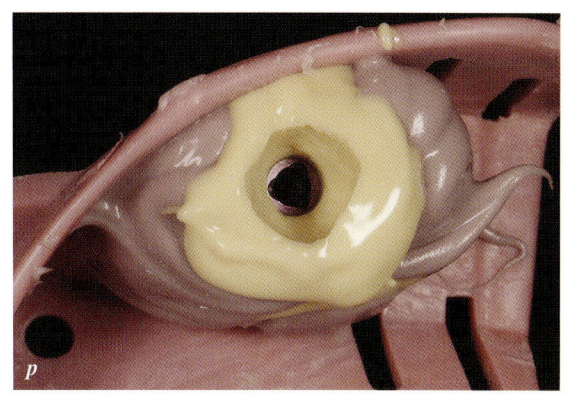

図19o, p　硬化の後，プロビジョナルレストレーションをレプリカから外すと，レプリカ上のサブジンジバルカントゥアが正確に印象された状態がわかる．

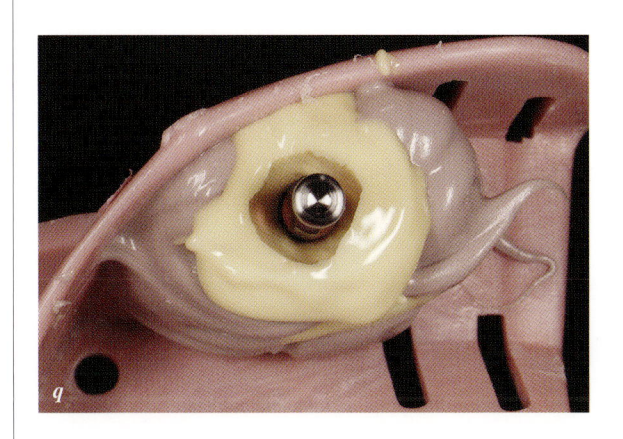

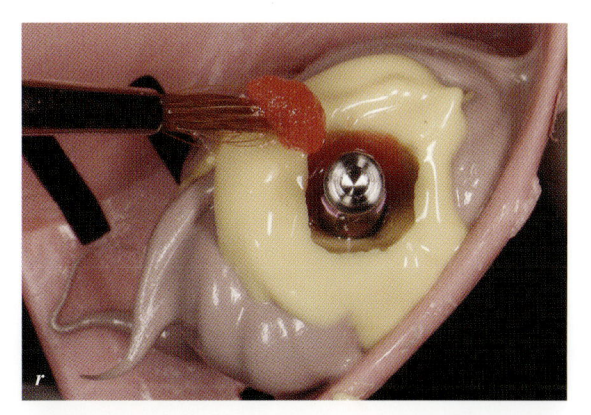

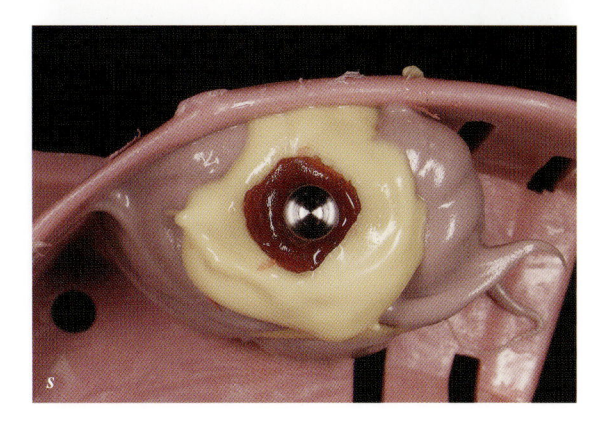

図19q～s　レプリカにインプレッションコーピングを連結し，残ったスペースにパターンレジンを填入し，サブジンジバルカントゥアの形態をインプレッションコーピングに付与する．　➡P135・マテリアル㉒

119

PART 5　インプラント補綴編

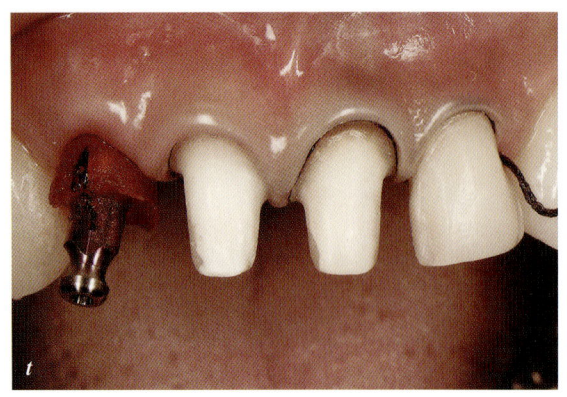

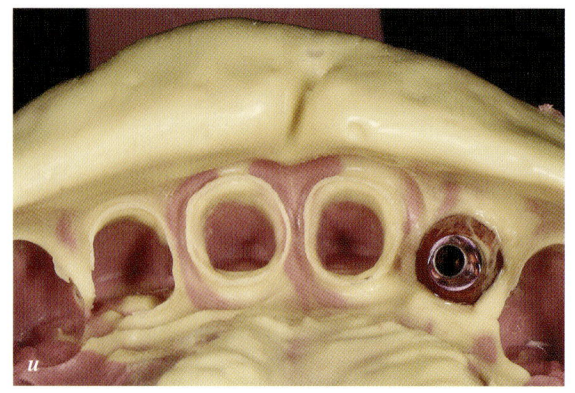

図 *19t, u*　レジン硬化後，取り出して実際の口腔内のインプラントに接続すると，周囲組織はそのインプレッションコーピングに過不足なく調和する．それを取り込みながら天然歯とともに印象採得を行う．

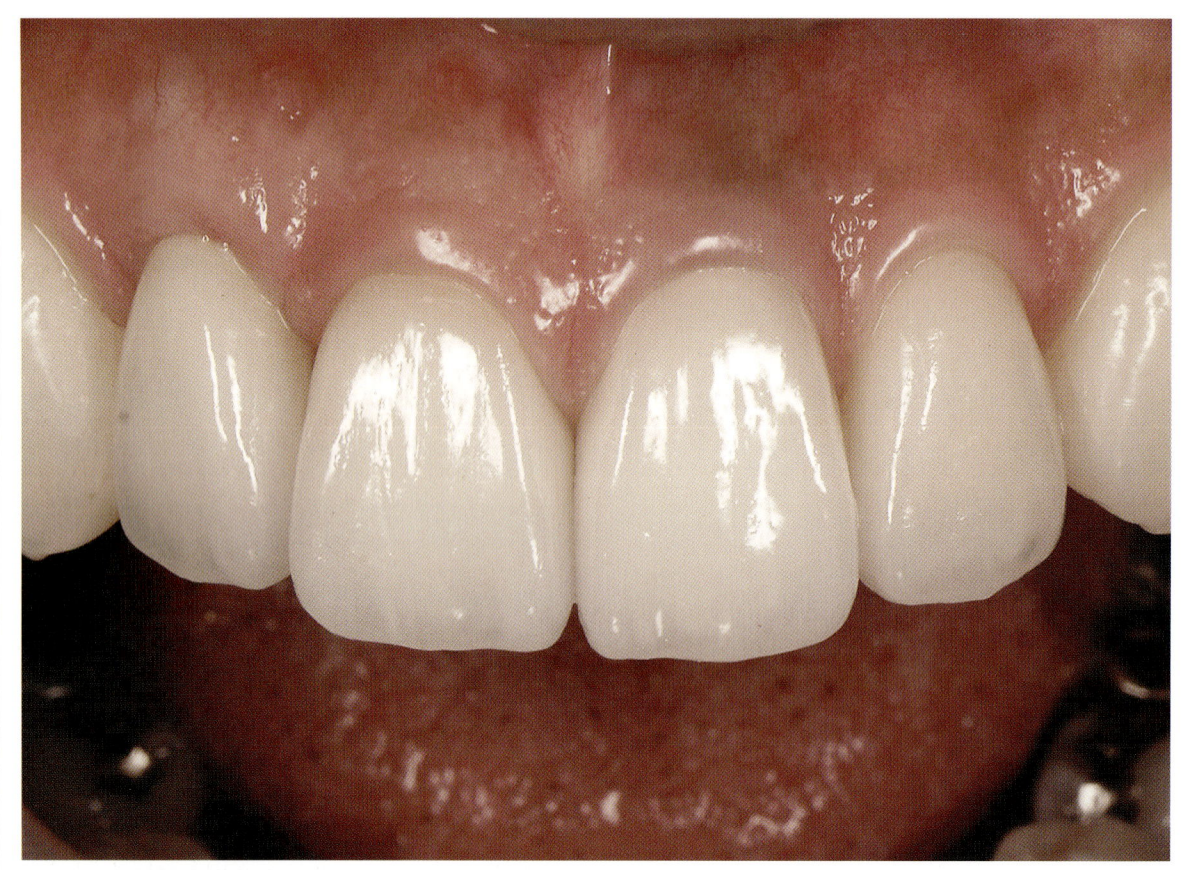

図 *19v*　最終補綴物装着時．

カスタムインプレッションコーピングの製作法

■ ケニス・ハインズ・テクニック

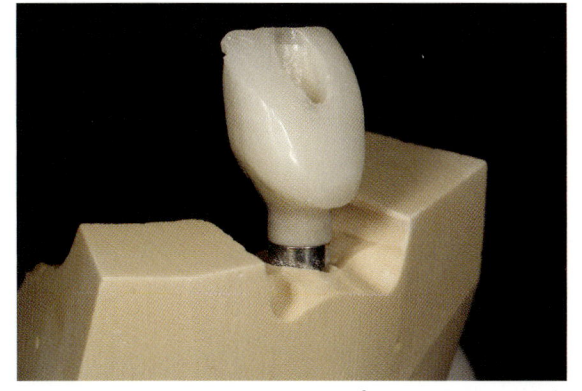

図20a　あらかじめつくられたレプリカを埋没した石膏に，口腔内で仕上げたプロビジョナルレストレーションを連結させる．

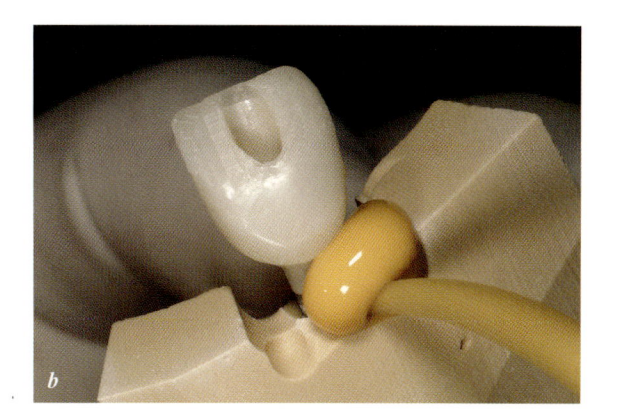

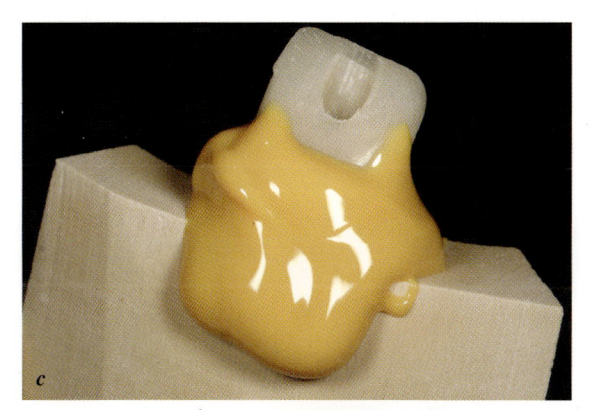

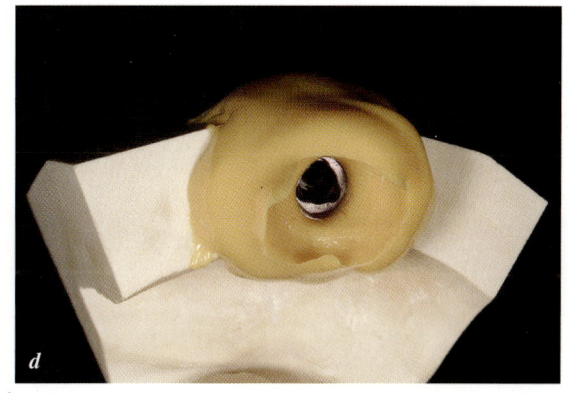

図20b〜d　インプラントの周囲組織の形態をつくりあげたプロビジョナルレストレーションを正確に印象することによって形を印記させる．　➡P135・マテリアル⑲⑳

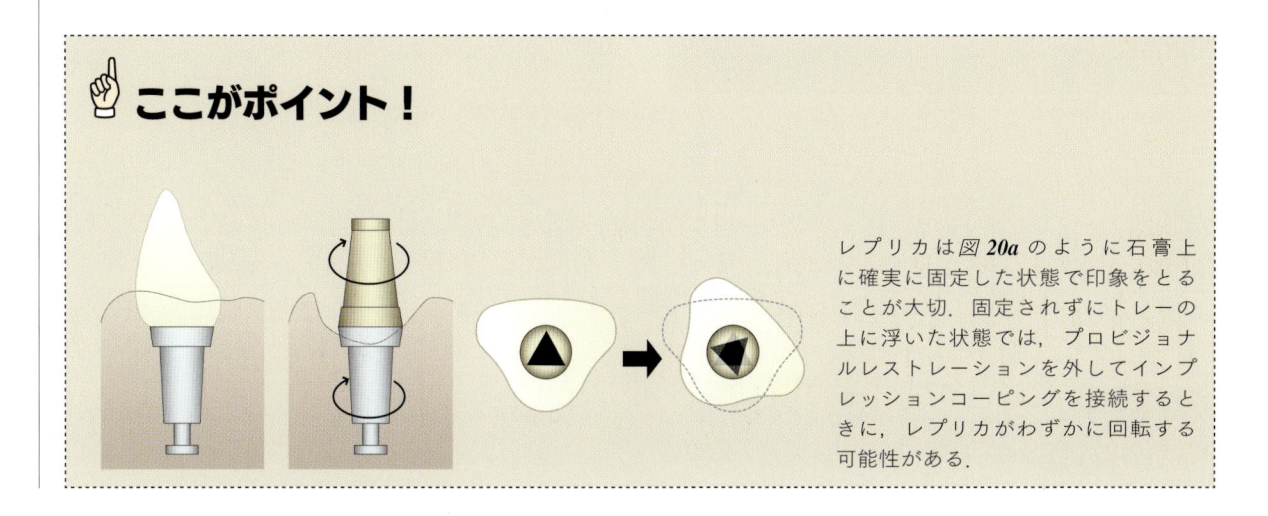

👆 ここがポイント！

レプリカは図20aのように石膏上に確実に固定した状態で印象をとることが大切．固定されずにトレーの上に浮いた状態では，プロビジョナルレストレーションを外してインプレッションコーピングを接続するときに，レプリカがわずかに回転する可能性がある．

121

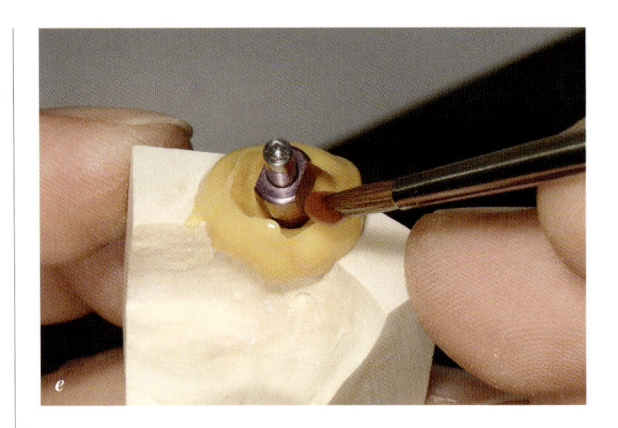

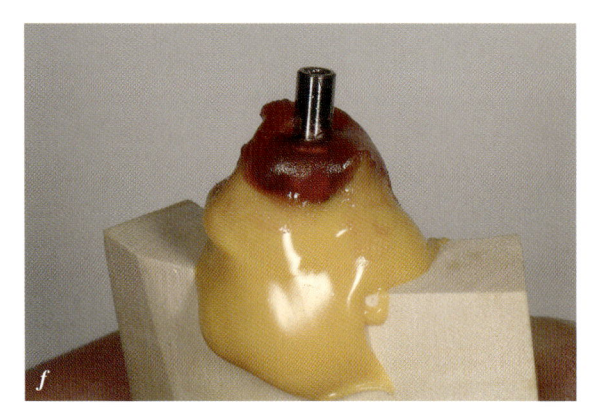

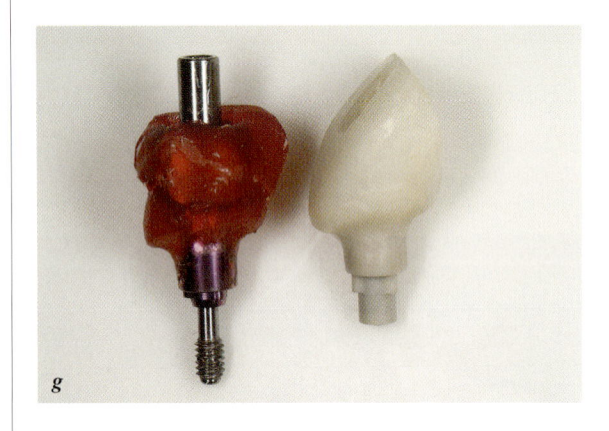

PART 5　インプラント補綴編

図20e〜g　接続したインプレッションコーピングの周囲のギャップにパターンレジンを填入してプロビジョナルレストレーションと同じ形態の縁下組織を印象コーピングにもつくりあげる．→P135・マテリアル㉒

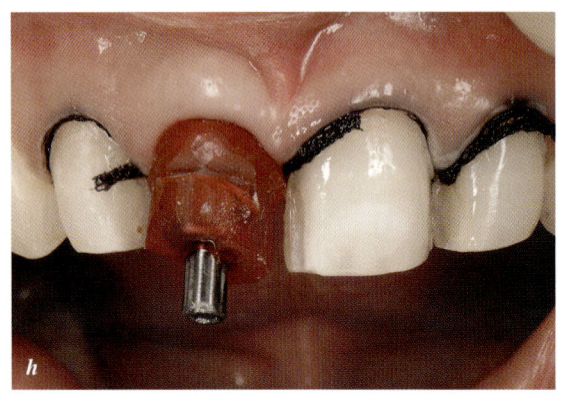

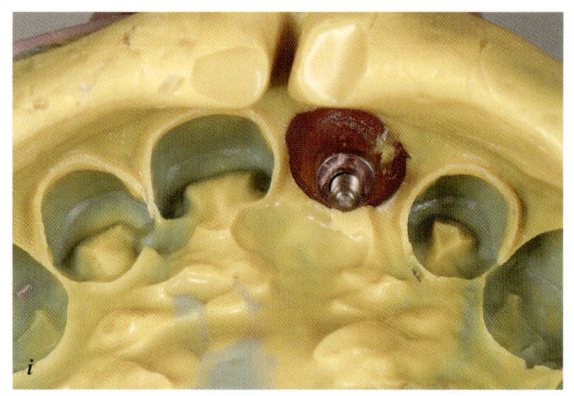

図20h, i　できあがったカスタムインプレッションコーピングを口腔内に装着し印象をとる（ケニス・ハインズ・テクニック）．

インプラント補綴&ラミネートベニア

ケースプレゼンテーション

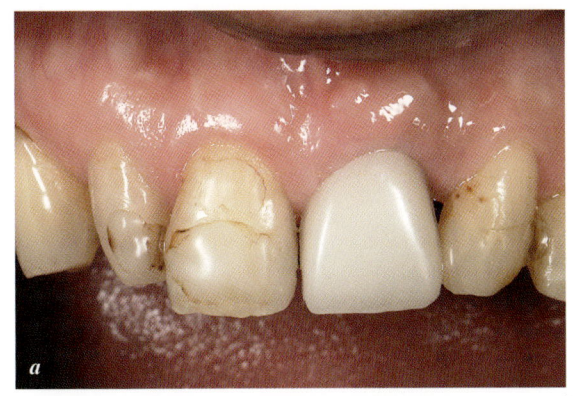

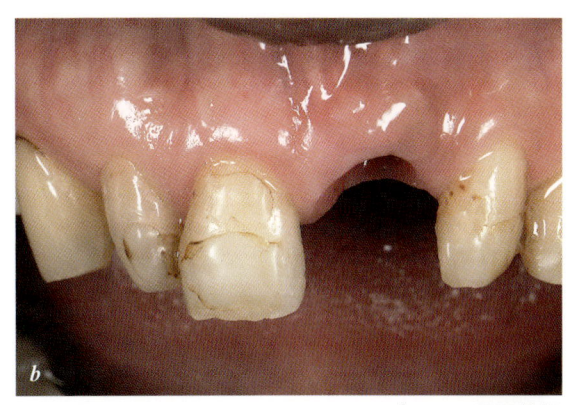

図 21a, b　二次手術後，軟組織の治癒を待ちながら，プロビジョナルレストレーションによりインプラント周囲軟組織のスカルプティングを行っているところ．

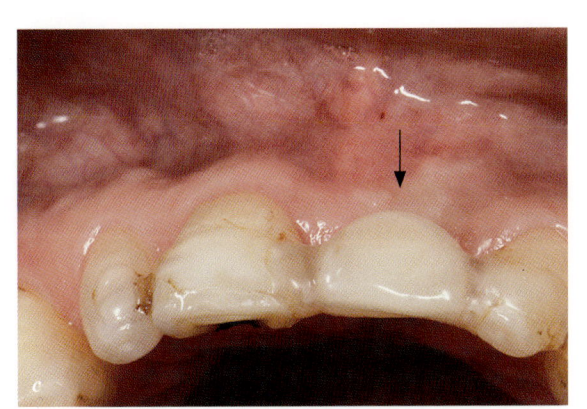

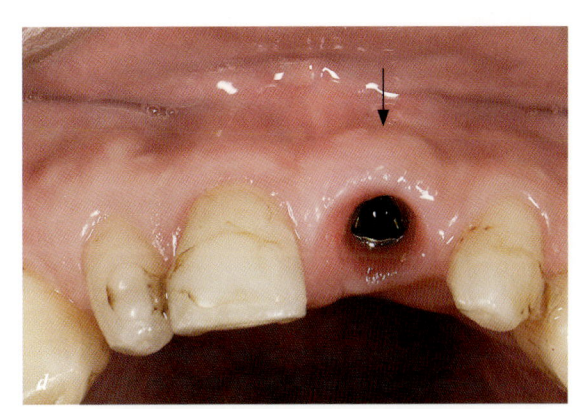

図 21c, d　このように，硬・軟組織の再生により，十分なインプラント周囲組織を確保することが重要である．術前とスカルプティング後の唇側歯肉カントゥアの違い（矢印）に注目．

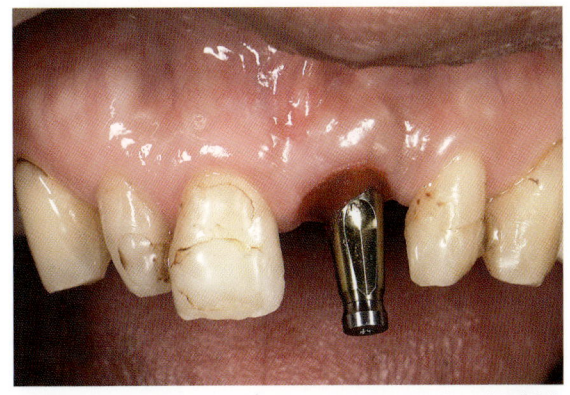

図 21e　カスタムインプレッションコーピングを製作し，口腔内に装着したところ．

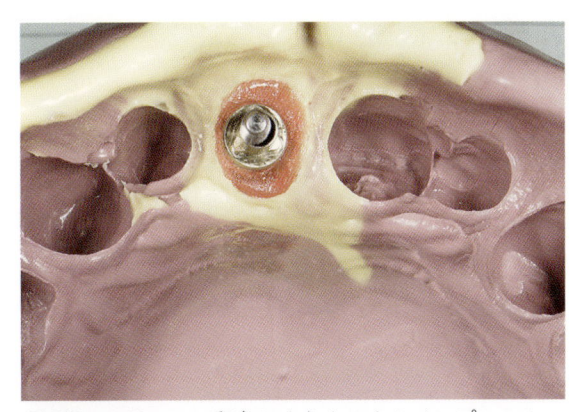

図 21f　シリコーン印象によりカスタムインプレッションコーピングを取り込み印象する．

PART 5　インプラント補綴編

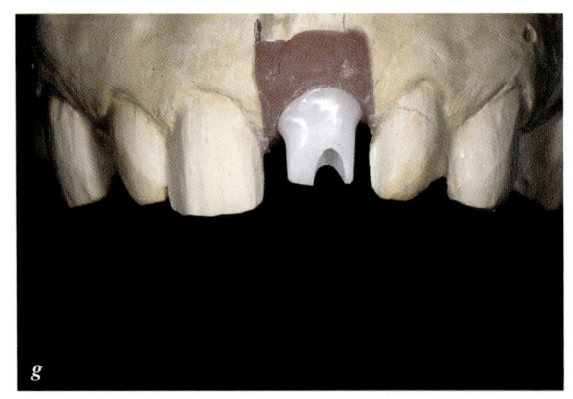

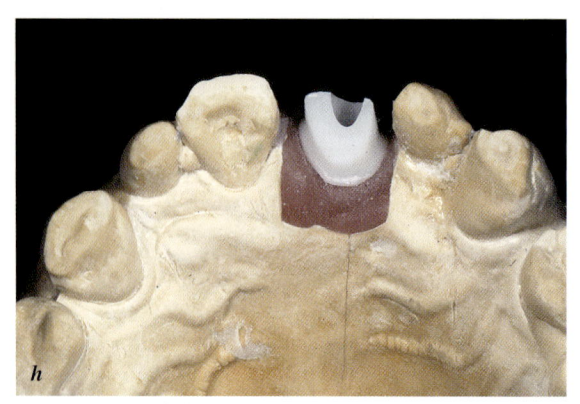

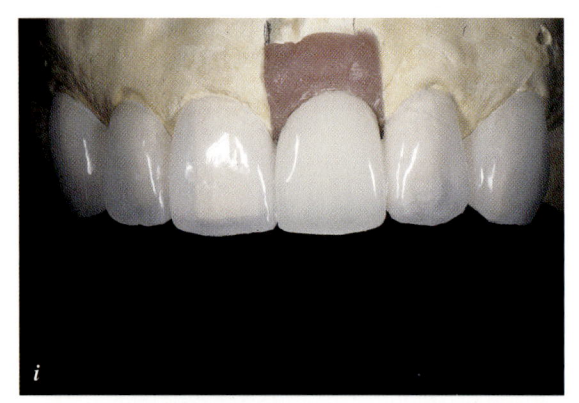

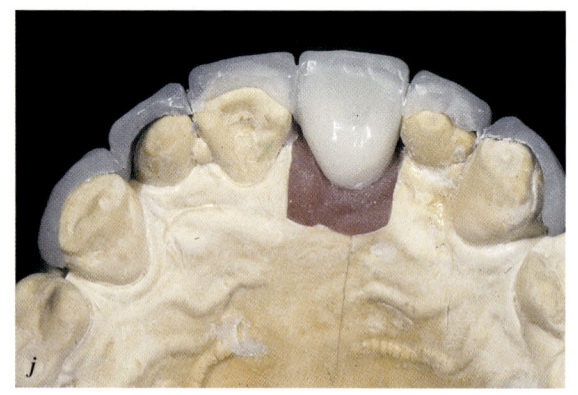

図21g, h　正確に写し取られた歯肉周囲の形態を，プロセラシステムにより忠実に再現されたアバットメント．

図21i, j　本症例では，インプラント上部構造以外はラミネートベニアとすることから，あらかじめプロビジョナルレストレーションを製作している．

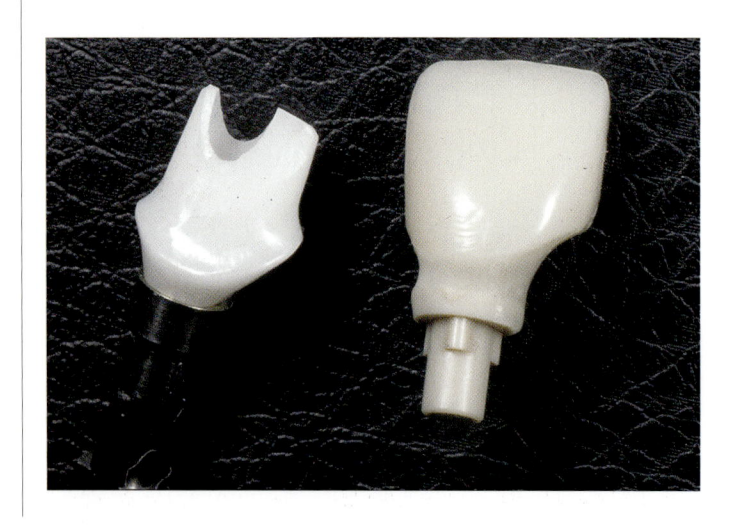

図21k　スカルプティングしながら製作したプロビジョナルレストレーションとプロセラアバットメントの形態比較．
➡P135・マテリアル㉑

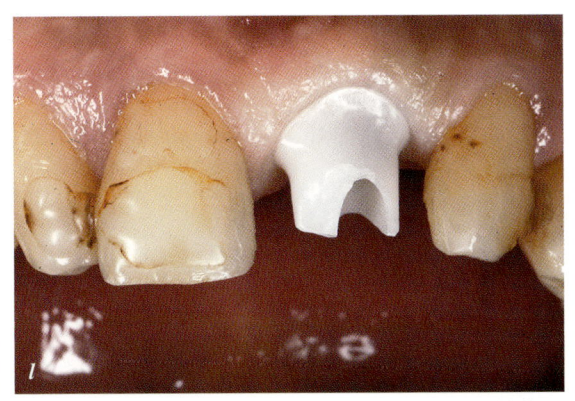

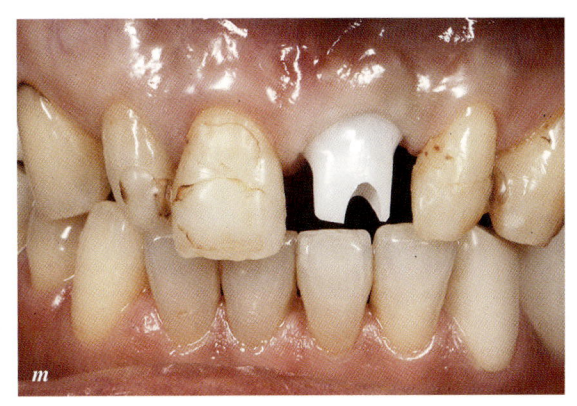

図21l, m　口腔内にジルコニアアバットメントを装着したところ.

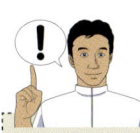

装着直後，周囲組織の色調がやや貧血帯が約5分ほどで色調が戻れば問題ない．しかしながら，マージンの設定位置を浅くすると，マージンが露出することもあるので，カントゥアとマージンの設定位置を慎重に決定することが必要である．

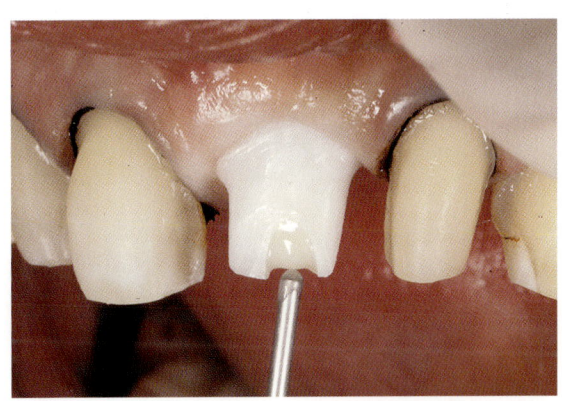

図21n　アクセスホールをシリコーン製充填物およびコンポジットレジン（フロータイプ）で充填する．

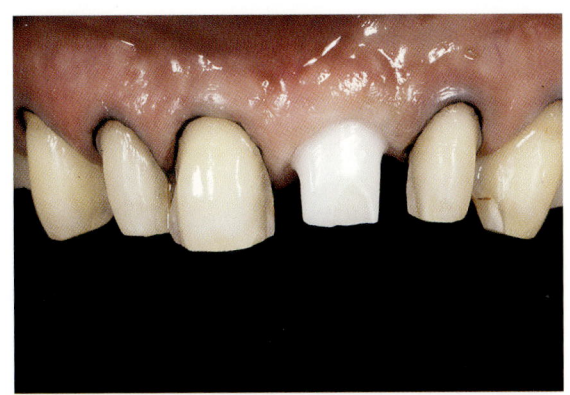

図21o　3 2 1|2 3 の天然歯にラミネートベニアの支台歯形成が終了したところ．

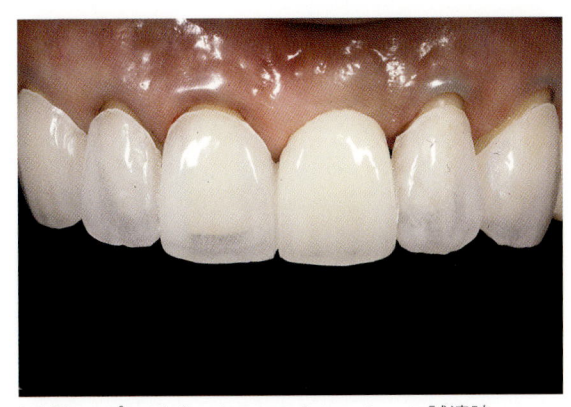

図21p　プロビジョナルレストレーション試適時．

PART 5　インプラント補綴編

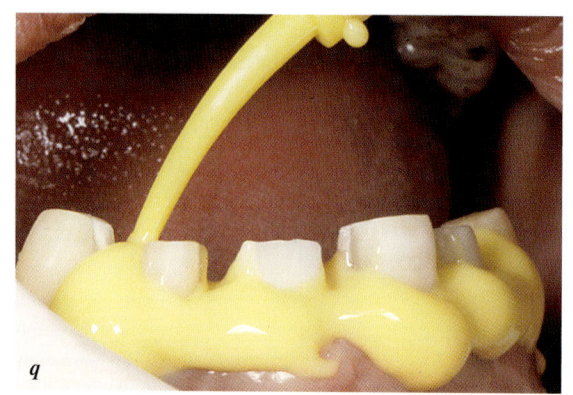

図21q, r　作業用模型の印象採得を行う．

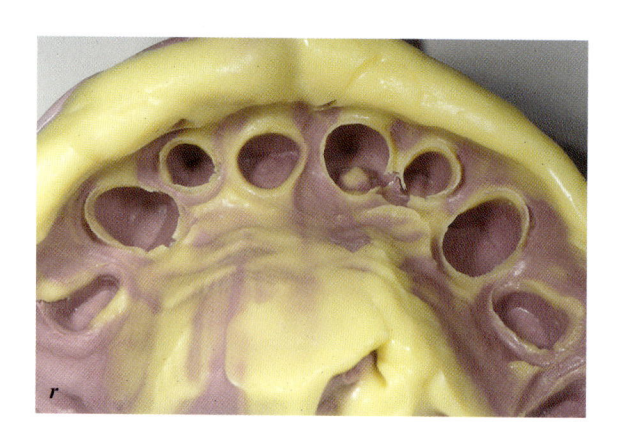

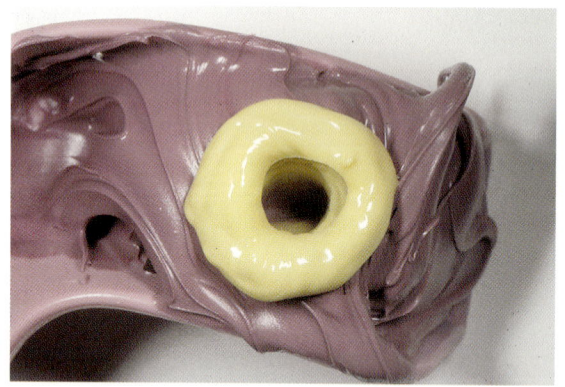

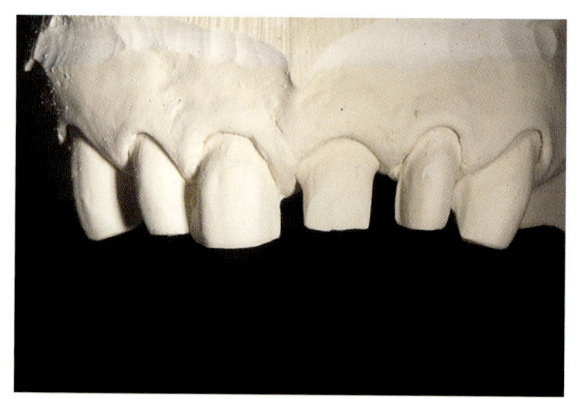

図21s　同時にインプラントアバットメントのダイ模型も別に採得する．

図21t　できあがった作業用模型．

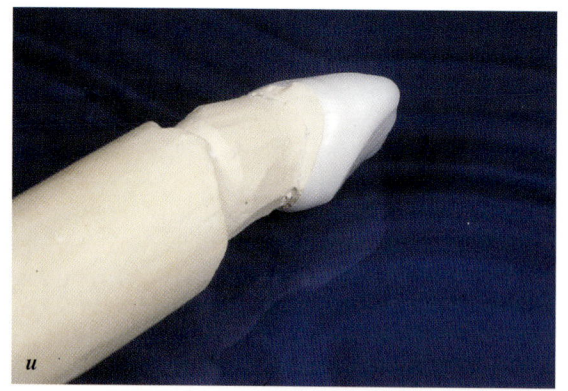

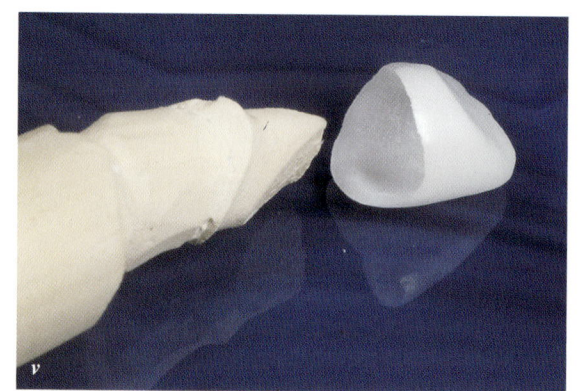

図21u, v　インプラントの補綴物を製作するためのジルコニアコーピングを先に製作する．

インプラント補綴&ラミネートベニア

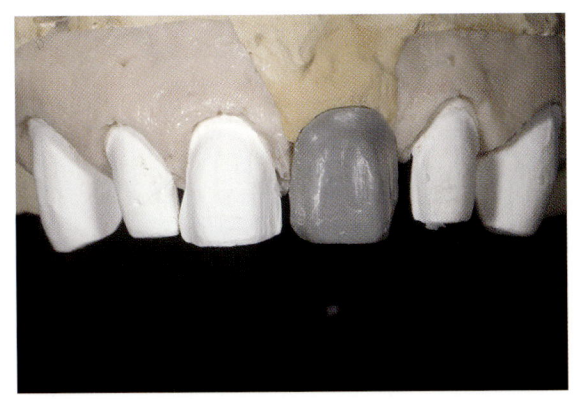

図21w リフラクトリーをつくり，ジルコニアコーピング上にラミネートベニアの支台歯形態をしたワックスアップを行う．

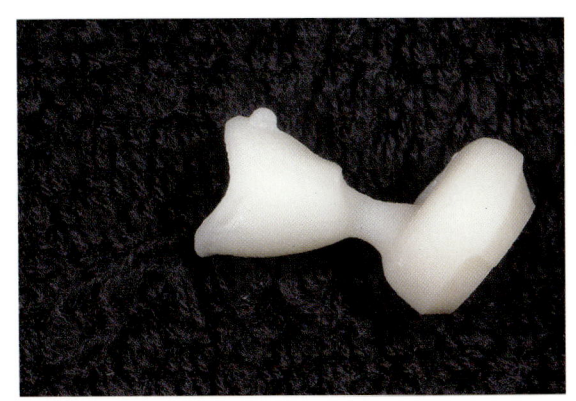

図21x できたワックスアップをプレスセラミックによりセラミックに置き換える．

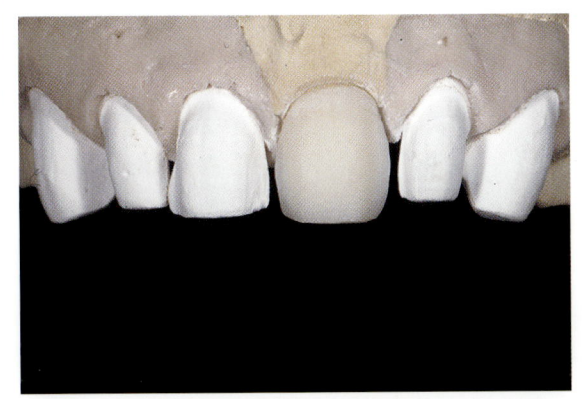

図21y コーピング上にプレスされたラミネートベニアとしての支台歯形態を完成させる．

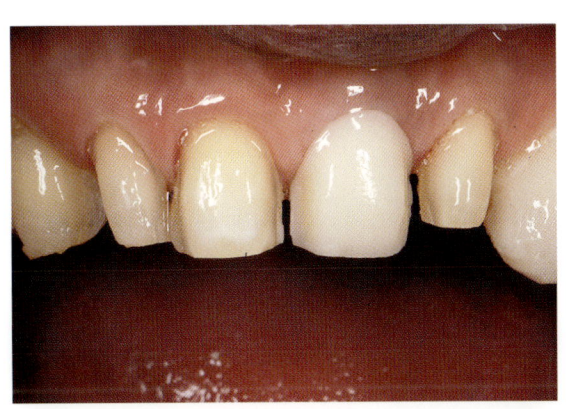

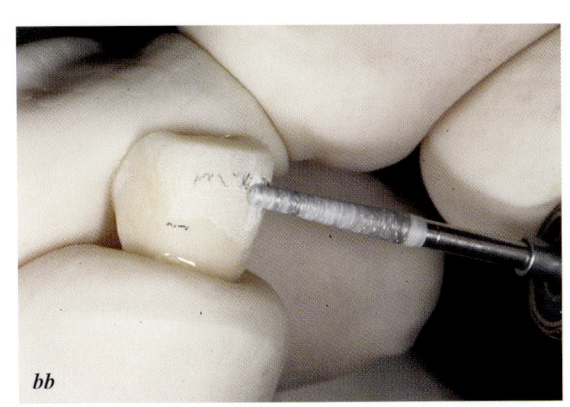

図21z できあがったプレスコーピングを口腔内に試適したところ．

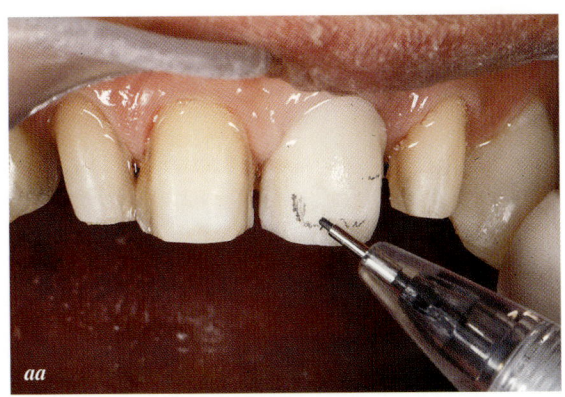

図21aa, bb 同名対称歯の支台歯形態を参考にしながら修正を行う．

PART 5　インプラント補綴編

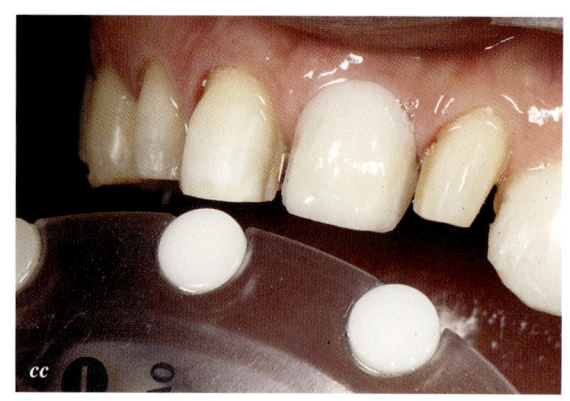

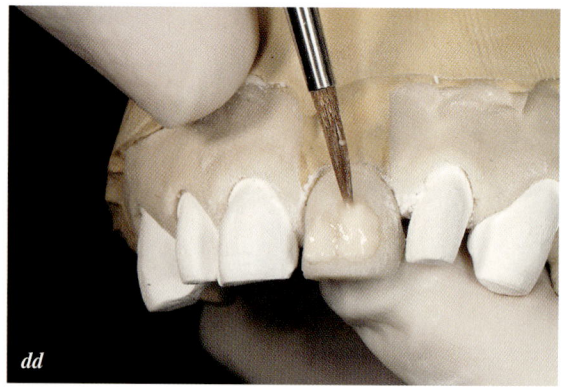

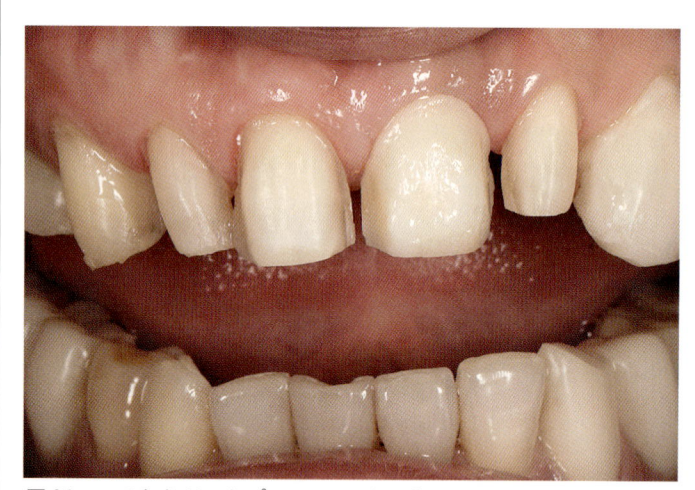

図21cc, dd　同時に色調においても，同名対称歯の天然歯支台歯の歯にあわせてスライニングする．

図21ee　できあがったプレスコーピング．

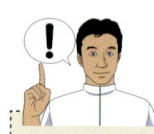

> 図21oのように両中切歯においてまったく相違した支台歯の環境から，最終補綴物を審美的に合わせる手法として，このような支台歯レベルから形態および色調を合わせて最終修復物となるラミネートベニアを同一条件で製作すれば，審美的にも満足いく結果となる（アナトミカル・シェイディング・コンセプト）．

インプラント補綴&ラミネートベニア

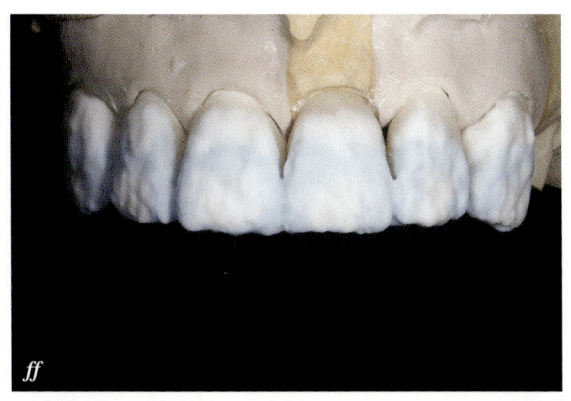

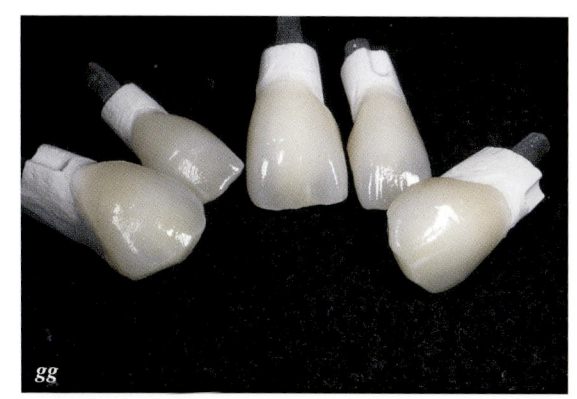

図21ff, gg　6本同時に同条件でラミネートベニアの築盛を行った．

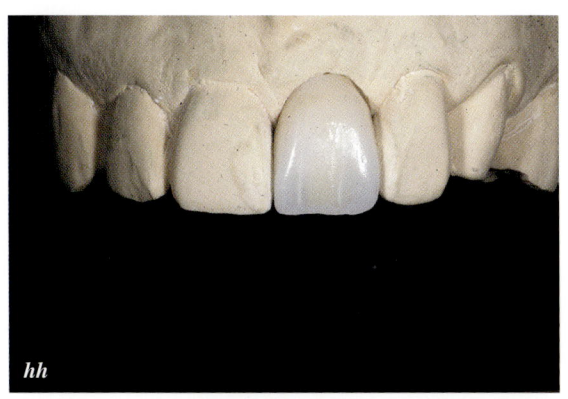

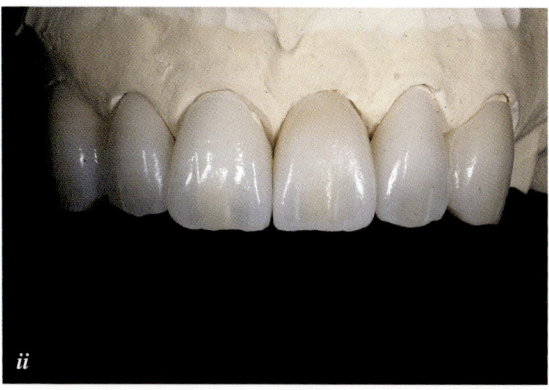

図21hh, ii　PART 4「補綴製作編」で述べたように，スキップモデルを製作し，顔面の正中と補綴物の正中を一致させる．

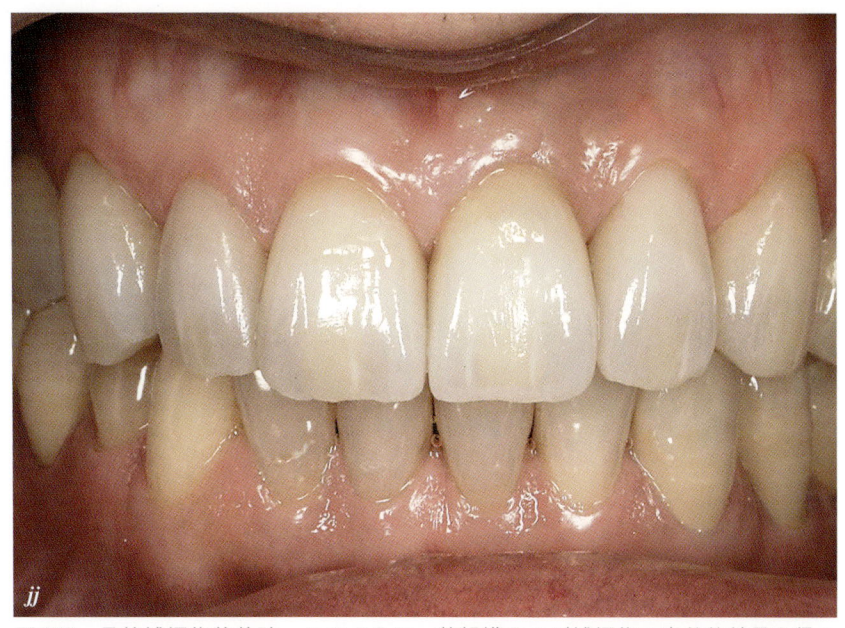

図21jj　最終補綴物装着時．このように，軟組織および補綴物の審美的結果を得ることができた．

参考文献

1. Chiche GJ, Pinault A. Ethetics of anterior fixed prosthodontics. Chicago:Quintessence, 1994.
2. Cohen M(編). インターディシプリナリー治療計画 改訂版．プリンシプル，デザイン，インプリメンテーション．東京：クインテッセンス出版，2010.
3. Fradeani M, Barducci G. Esthetic rehabilitation in fixed prosthodontics. Volume 1:Esthetic analysis:A systematic approach to prosthetic treatment. Chicago:Quintessence, 2004.
4. Goldstein RE. Esthetics in Dentistry. Hamilton：BC Decker, 1998.
5. Hinds KF. Custom impression coping for an exact registration of the healed tissue in the esthetic implant restoration. Int J Periodontics Restorative Dent 1997 Dec：17(6)：584-591.
6. Kois JC, Spear FM. Periodontal prosthesis: creating successful restorations. J Am Dent Assoc 1992 Oct；123(10)：108-115.
7. Magne P. Bonded porcelain restorations. Chicago：Quintessence, 2002.
8. Rufenacht CR. Fundamentals of esthetics. Chicago：Quintessence, 1990.
9. Seibert JS, Cohen DW. Periodontal considerations in preparation for fixed and removable prosthodontics. Dent Clin North Am 1987 Jul；31(3)：529-555.
10. Shavell HM. Mastering the art of tissue management during provisionalization and biologic final impressions. Int J Periodontics Restorative Dent 1988；8(3)：24-43.
11. Spear FM, Kokich VG, Mathews DP. Interdisciplinary management of anterior dental esthetics. J Am Dent Assoc. 2006 Feb；137(2)：160-169.
12. Tarnow DP, Magner AW, Fletcher P. The effect of the distance from the contact point to the crest of bone on the presence or absence of the interproximal dental papilla. J Periodontol 1992 Dec；63(12)：995-996.
13. Winter RR. Interdisciplinary treatment planning：why is this not a standard of care? J Esthet Restor Dent 2007；19(5)：284-288.
14. 伊藤公一，岩田健男，小谷田仁．審美歯科．臨床基本テクニック．東京：クインテッセンス出版，1994.
15. 茂野啓示，小濱忠一，土屋賢司(編)．補綴臨床別冊／ボンディングレストレーション．2002.
16. 桑田正博．金属焼付ポーセレンの理論と実践—クラウン・ブリッジ製作のために．東京：医歯薬出版，1989.
17. 土屋賢司．審美性の確保．歯科医療 1998；12(3)：29-36.
18. 土屋賢司．前歯部の審美修復を再考する．the Quintessence 1999；18(7)：39-47.
19. 土屋賢司．インターディシプリナリーチームアプローチ．Quintessence dent IMPLANT 2001.
20. 土屋賢司．修復治療における審美回復へのエッセンス．the Quintessence 2001；20(7)：46-54, 20(8)：46-55.
21. 土屋賢司．歯冠修復物を必要としない生物学的歯冠修復治療．歯科技工 2002；30(11)：1355-1368.
22. 土屋賢司．順序立てた診査・診断と設計により歯冠修復物をMinimal Interventionとして活かした2症例．歯科技工 2002；30(12)：1503-1516.
23. 土屋賢司，土屋覚，植松厚夫．座談会① 高度な審美修復のためにチェア・ラボ間で何が行なわれているか(オールセラミックス編)．QDT別冊 YEAR BOOK 2002：14-45.
24. 土屋賢司，土屋覚(編)．歯科技工別冊／ラミネートベニアテクニック．2003.
25. 土屋賢司，土屋覚．Interdiscplinary dentofacial therapy. QDT 2003；28(3)：3-7.
26. 土屋賢司，土屋覚．診査・診断を重視した審美修復．QDT 2004；29(6)：3.
27. 土屋賢司．コンポジットレジンおよびラミネートベニアによる審美修復．補綴臨床 2005；38(1)：7-13.
28. 土屋賢司．オベイトポンティックの長期経過報告とその考察．the Quintessence 2005；24(7)：167-172.
29. 土屋賢司，瀬戸延泰，千葉豊和．歯冠修復治療における基本原則を理解する．補綴臨床 2006；39(5)：496-506.
30. 土屋賢司．Advanced Technique for Severe Case．チェアサイドにおけるレストレーションワークス．[1]支台歯形成．the Quintessence 2009；28(10)：52-59.
31. 土屋賢司．Advanced Technique for Severe Case．チェアサイドにおけるレストレーションワークス．[2]プロビジョナルレストレーション．the Quintessence 2009；28(11)：115-120.
32. 土屋賢司．Advanced Technique for Severe Case．チェアサイドにおけるレストレーションワークス．[3]印象採得．the Quintessence 2009；28(12)：81-86.
33. 土屋賢司．包括的治療戦略．修復治療成功のために．東京：医歯薬出版，2010.
34. 宮下邦彦．カラーアトラス．X線解剖学とセファロ分析法．東京：クインテッセンス出版，1986.
35. 山﨑長郎，本多正明．臨床歯周補綴．東京：第一歯科出版，1990.
36. 山﨑長郎，本多正明．臨床歯周補綴Ⅱ．東京：第一歯科出版，1992.
37. 山﨑長郎．審美修復治療．複雑な補綴のマネージメント．東京：クインテッセンス出版，1999.
38. 山﨑長郎(監修)．歯科臨床のエキスパートを目指して．Vol.1 コンベンショナルレストレーション．東京：医歯薬出版，2004.
39. 山﨑長郎(監修)．歯科臨床のエキスパートを目指して．Vol.2 ボンディッドレストレーション．東京：医歯薬出版，2006.
40. 山﨑長郎．エステティッククラシフィケーションズ．複雑な審美修復治療のマネージメント．東京：クインテッセンス出版，2009.

索引

あ

- アイランド　20, 25
- アクセンチュエイテッドシャンファー　15
- アナトミカル・シェイディング・コンセプト　128
- アバットメント　89, 90
- アンダーカット　18, 24, 35
- 一次圧排（糸）　62, 64
- 印象採得　62, 68
- ウォッシュ　38, 46, 50, 51, 54
- エキスカベータ　10
- SJCD バー　16
- エンブレジャー　43, 58, 59
- オーバーハング　10
- オールセラミッククラウン　21, 28

か

- カスタムインプレッションコーピング　116, 122, 123
- 間接法　34, 45
- クラウンカントゥア　9, 52
- クリアランス　19, 22, 27
- KT バー　43, 52, 56, 59, 117
- ケニス・ハインズ・テクニック　122
- コーピング　94, 100
- 咬合面コア　46

さ

- サブジンジバルカントゥア　113
- J シェイプ　20, 25, 26, 49
- 軸面　16
- 支台歯形成　14, 22
- 歯肉圧排　62
- シャンファー　14, 15
- ショルダー　14
- シリコーン印象材　35
- シリコーンパテ　35, 41, 93, 100, 102
- シングルコードテクニック　62
- スキップモデル法　78, 79
- スロープドショルダー　21, 22, 28
- 精密置換　78

た

- ダイレクトプレス法　88
- ダブルコードテクニック　62
- 中心窩　19
- 直接法　34
- テーパー　18, 22
- ティッシュスカルプティング　113, 118
- トリミング　52, 56

な

- 二次圧排（糸）　62, 65

は

- パイロットグルーブ　16, 17, 18, 19, 22, 23, 24
- パウダーフリーテクノロジー　88
- ファインバー　21, 28
- フィニッシュライン　14, 15, 21, 22, 28
- プロビジョナルレストレーション　34, 35, 40, 41, 43, 44, 45, 46, 47, 48, 50, 51, 52, 53, 54, 56, 57, 58
- 辺縁隆線　44

ま

- マージン　14
- マージンフィニッシュ　14
- メタルクラウン　21
- メタルセラミッククラウン　21, 28

や

- 遊離エナメル　20

ら

- ラウンデッドショルダー　21, 22, 25, 28, 49
- リフラクトリーダイ　80, 110
- リマージング　48, 53
- ロールコットン　35, 41

わ

- ワックスアップ　41, 47, 86, 87, 89, 93, 100, 102

付録

■ 著者おすすめ＆本書で使用したマテリアル一覧

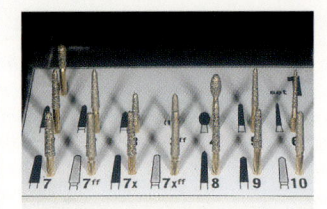

1 バーセット

SJCD バー
問合先：
(有)バイオテックジャパン

耐久性がよく，切れ味も抜群．あらゆる修復処置に対応できるセットが揃っている．

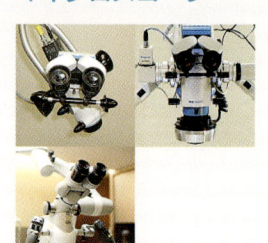

2 マイクロスコープ

デンタ300／ユニバーサ300
問合先：(株)ヨシダ

OPMI PROergo
問合先：(株)ジーシー
　　　　白水貿易(株)

当院で使用しているマイクロスコープ．より細やかで精密な作業を行う際に活躍する．

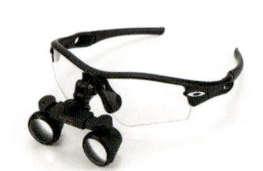

3 拡大鏡

サージテル
問合先：(株)オーラルケア

オークレーの眼鏡を使用しているため，軽く，ファッション性にも富んでいる．現在，瞳孔間距離および作業距離を測り，眼鏡のレンズに埋め込み式のオリジナル製品もつくっており，より軽さが増した．

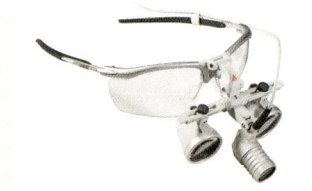

4 ルーペ

ハイネ双眼ルーペ
問合先：(株)茂久田商会

フォーカス深度が深く，視野が明るく広い．新世代のルーペである．

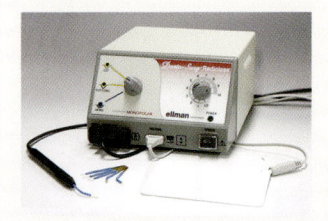

5 高周波メス

ellman デントサージ
製造販売元：(株)エルマン-ジャパン・エィジア
問合先：(株)日本歯科商社

リマージング時，印象時などに歯肉内縁をトリミングする際，繊細なタッチでよく切れ，細かな処置には使いやすい．

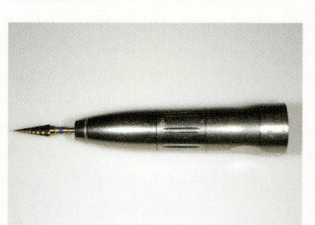

6 エンジン

ストレートタイプエンジン
問合先：シロナデンタルシステムズ(株)

プロビジョナルレストレーションのトリミングは繊細な手技を必要とする．その際に高トルクでブレの少ないエンジンを使うことが重要であり，その点でこの製品は優れている．

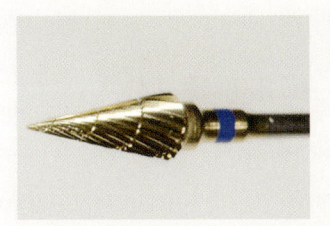

Recommend Instruments

7 カーバイトバー

KT バー
製造元：Horico 社（独）
問合せ：(株)茂久田商会

角度も削りやすく，先端も限りなく細い設計になっており，このバーで「つぎが最終研磨」という状態まで形成できる．

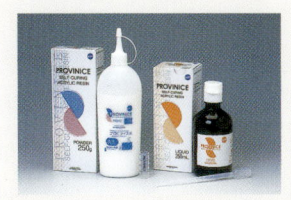

8 常温重合レジン　　接着用レジンセメント

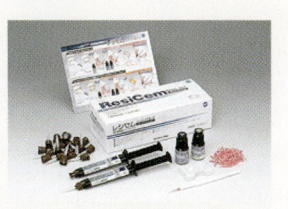

プロビナイス（左）／レジセム（右）　　問合先：(株)松風

比較的フローがあり，ウォッシュ時にあふれたレジンを一塊で取れるため便利である．

接着力が大幅に増した，脱離の頻度がもっとも少ないセメントである．

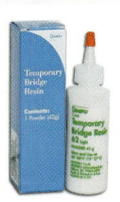

9 レジン材料

テンポラリーブリッジレジン
問合先：Caulk 社

フローが非常によいレジンであるため，ウォッシュの際に浮き上がりが少ない．なおかつ硬化後は非常に硬くなるため，トリミング時のマージン付近の破折が少ない．

10 レジン築盛

絵筆
問合先：フィード(株)

ウォッシュの際，レジンの筆盛りに使用している．毛先が非常に細く，細かな盛り足しに向いている．

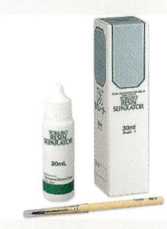

11 歯科用分離材

トクソーレジンセパレーター
問合先：
(株)トクヤマデンタル

筆者は主にプロビジョナルレストレーションのウォッシュの際，分離材として使用している．ウォッシュ後の面荒れが少なく，操作性にも富んでいる．

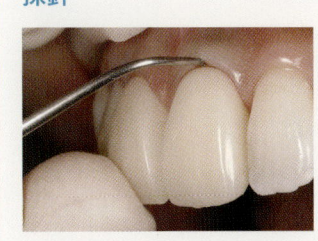

12 探針

探針(3A)
問合先：ヒューフレディ・ジャパン(株)

通常の探針よりも先端がシャープで細いため，補綴物のマージンチェックに最適である．

付録

13 仮着用透明セメント

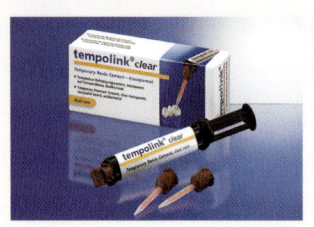

テンポリンク
問合先：(株)茂久田商会

ベニア系の薄いプロビジョナルレストレーションを仮着するのに，色調が変化せず，たいへん有利である．

14 ファイバーコア

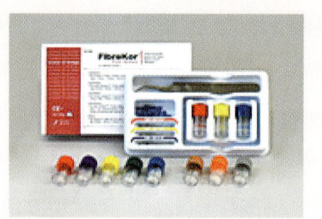

ファイバーコアポストシステム
問合先：ペントロンジャパン(株)

3種類の太さがあり，それぞれの根管の太さに合わせて使用する．ファイバーに富んでおり，高弾力でありながら強度もある．

15 歯肉圧排糸

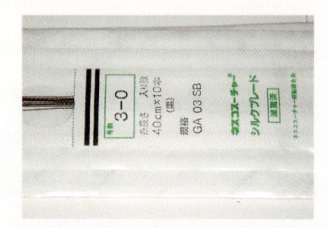

ネスコスーチャー®シルクブレード
問合先：アルフレッサファーマ(株)

一次圧排糸の下のポケット底に圧排糸がほつれて残ってしまうと，歯肉の炎症を惹起してしまうため，ほつれない糸を使用する(筆者は3-0を使用)．

16 歯肉圧排糸

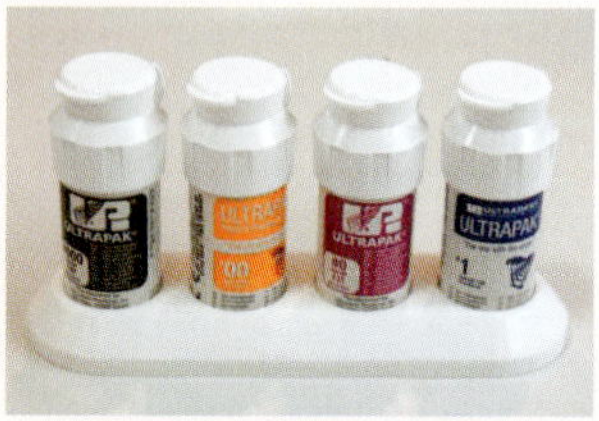

ウルトラパックコード
問合先：ULTRADENT JAPAN(株)

「000(スリーゼロ)」という，一次圧排糸よりも比較的太い糸を使用している．使用前に4〜5分TDゼット・ゼリーに浸しておくことがポイント．

17 歯肉圧排糸

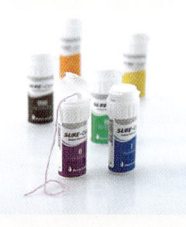

シュアーコード
問合先：(株)ヨシダ

6種類の太さがあり，筆者は主に000(スリーゼロ)を使用している．止血剤との馴染みもよく，歯肉溝に容易に挿入できる．

18 口腔内局所止血剤

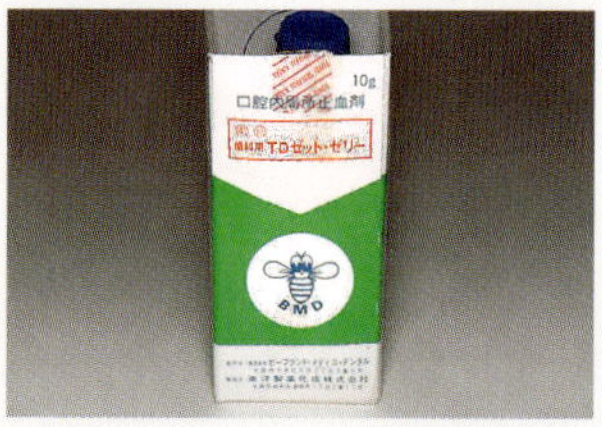

歯科用TDゼット・ゼリー
問合先：(株)ビーブランド・メディコーデンタル

ゲル状になっているため圧排糸に染み込みやすい．止血作用と歯肉の収斂作用があるため，二次圧排糸を除去した際に出血がなく，歯肉も引き締まってくる．

Recommend Instruments

19 超親水性シリコン印象材

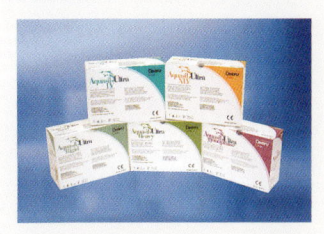

アクアジル
問合先：
デンツプライ三金(株)

非常に親水性がよく，歯肉溝のなかに印象材が入りやすい．ボディとインジェクションの馴染みもよく，面荒れも少ない．

20 印象材　　　　接着用レジンセメント

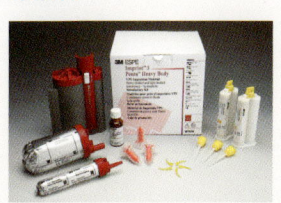

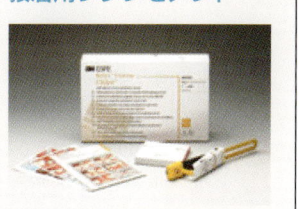

3M ESPE Imprint™3 Impression Material(左)／ユニセム(右)
問合先：スリーエムヘルスケア(株)

非常にフローが高く，またインジェクションタイプとヘビーボディタイプとの相性がよい．硬化後は非常に硬くなるため，寸法の変形が少なく再現性も高い．

セメント自体にエッチング処理効果のある材料を使っており，支台歯へのエッチング処理が不要である．初期硬化時，セメントを容易に除去しやすい．

21 プロセラ

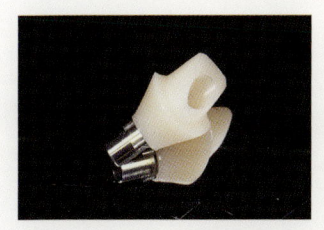

プロセラシステム
問合先：ノーベル・バイオケア・ジャパン(株)

インプラント上部構造を製作するにあたり，より天然歯に近いアバットメントを製作することが可能となる．

22 パターン用常温重合レジン

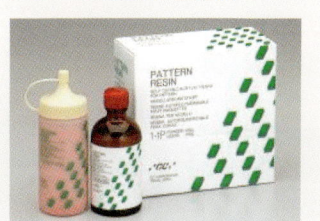

パターンレジン
問合先：(株)ジーシー

重合収縮が比較的少なく，レジン築盛のハンドリングもよい．

23 歯科用陶材

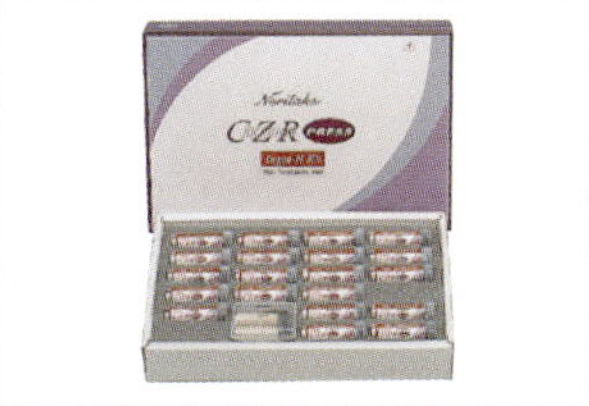

セラビアン ZR プレス
問合先：(株)ノリタケデンタルサプライ

プレス温度が1,000℃近くと，プレス素材としては通常よりも高いため，他の陶材にも対応できる．

24 歯科加圧成形用セラミックス

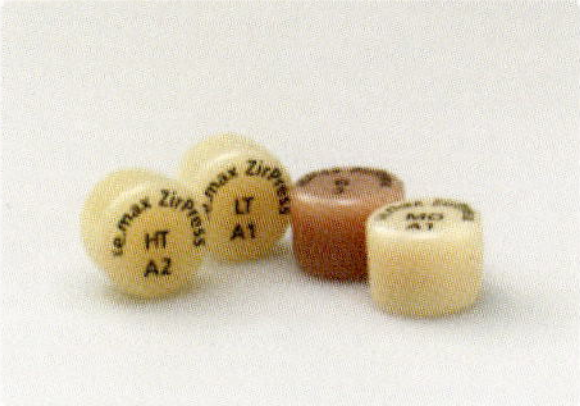

IPS e.max ジルプレス
問合先：Ivoclar Vivadent(株)

プレス温度が900℃前後で摩耗性が天然歯に近いため，天然歯に対して非常にやさしい素材である．

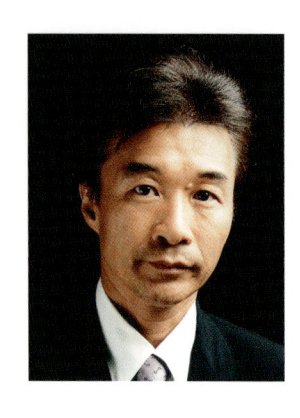

著者略歴　土屋賢司（つちや・けんじ）

1984年　日本大学歯学部卒業
1989年　東京都千代田区にて土屋歯科クリニック開業
2003年　同区内にて土屋歯科クリニック＆works移転・開設

所属学会：日本顎咬合学会・指導医，日本歯周病学会・会員
　　　　　　日本補綴歯科学会・会員，日本口腔インプラント学会・会員
　　　　　　日本歯科審美学会・会員
スタディグループ：
　　　　　　SJCDインターナショナル・常任理事，東京SJCD・顧問，OJ・常任理事

イラストレイテッド 歯冠修復 アドバンステクニック
―ハンズオンで学ぶ製作ステップの勘所：天然歯＆インプラント―

2011年3月10日　第1版第1刷発行
2012年10月10日　第1版第2刷発行

著　　者　　土屋　賢司

発 行 人　　佐々木　一高

発 行 所　　クインテッセンス出版株式会社
　　　　　　東京都文京区本郷3丁目2番6号　〒113-0033
　　　　　　クイントハウスビル　電話 (03)5842-2270(代表)
　　　　　　　　　　　　　　　　　　 (03)5842-2272(営業部)
　　　　　　　　　　　　　　　　　　 (03)5842-2275(ザ・クインテッセンス編集部)
　　　　　　web page address　http://www.quint-j.co.jp/

印刷・製本　サン美術印刷株式会社

©2011　クインテッセンス出版株式会社　　　　禁無断転載・複写
Printed in Japan　　　　　　　　　　　　　　落丁本・乱丁本はお取り替えします
　　　　　　　　　　　　　　　　　　　　　　ISBN978-4-7812-0187-0　C3047

定価は表紙に表示してあります